Heide Hasskerl

Gesundheit aus dem eigenen Garten

Stocker

Heide Hasskerl

Gesundheit

aus dem eigenen Garten

Leopold Stocker Verlag
Graz – Stuttgart

Umschlaggestaltung:
DSR Werbeagentur Rypka GmbH, 8143 Dobl/Graz, www.rypka.at
Titelbild: Bild oben: Getty Images (Foto Stock 4B)
Bild unten: istockphoto (Foto: Olaf Schmitz)
Kärtchen: Billy Alexander (SXC)

Bildnachweis: Gaigg: S. 41 o., S. 78, S. 119, S. 131, S. 164; Hanreich: S. 40; Kummert: S. 101, Lorenz: S. 58, S. 185; Pirc: S. 151; Sheldunov: S. 33, S. 103; Zemanek: S. 39 (2x), S. 98, S. 103, S.136.
Die restlichen Bilder wurden freundlicherweise von der Autorin zur Verfügung gestellt.

Bibliografische Information der Deutschen Nationalbibliothek
Die Deutsche Nationalbibliothek verzeichnet diese Publikation in der Deutschen Nationalbibliografie; detaillierte bibliografische Daten sind im Internet unter http://dnb.d-nb.de abrufbar.

Hinweis: Dieses Buch wurde auf chlorfrei gebleichtem Papier gedruckt. Die zum Schutz vor Verschmutzung verwendete Einschweißfolie ist aus Polyethylen chlor- und schwefelfrei hergestellt. Diese umweltfreundliche Folie verhält sich grundwasserneutral, ist voll recyclingfähig und verbrennt in Müllverbrennungsanlagen völlig ungiftig.

Auf Wunsch senden wir Ihnen gerne kostenlos unser Verlagsverzeichnis zu:
Leopold Stocker Verlag GmbH
Hofgasse 5 / Postfach 438
A-8011 Graz
Tel.: +43 (0)316/82 16 36
Fax: +43 (0)316/83 56 12
E-Mail: stocker-verlag@stocker-verlag.com
www.stocker-verlag.com

ISBN 978-3-7020-1353-0

Layout und Repro: DSR Werbeagentur Rypka GmbH, 8143 Dobl/Graz
Druck: Druckerei Theiss GmbH., A-9431 St. Stefan

Inhalt

Danksagung

Natürlich möchte und muss ich mich bei meinen Eltern bedanken. Einen ähnlich prägenden Einfluss haben aber auch die zahlreichen Bücher ausgeübt, die ich lesen durfte. Also danke ich den Menschen, die mich das Lesen lehrten, und den Menschen, die mir beigebracht haben, das Gelesene zu verstehen, umzusetzen, anzuwenden. Ebenso möchte ich den vielen klugen Menschen von Herzen danken, die ihr Wissen in Büchern bewahrt, niedergeschrieben und weitergegeben haben.

Nicht zuletzt danke ich meinem Verleger, Herrn Mag. Wolfgang Dvorak-Stocker, der nun bereits zum dritten Mal mein Wissen um die Natur in einem Buchkörper hat Gestalt annehmen lassen.

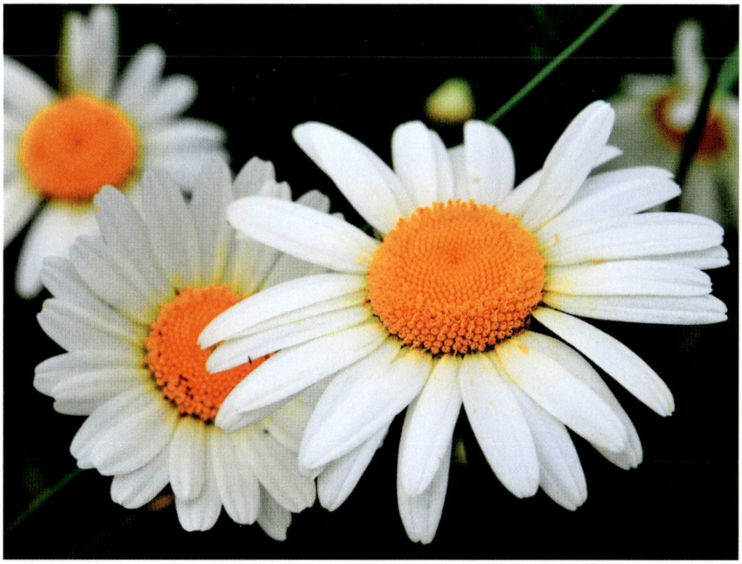

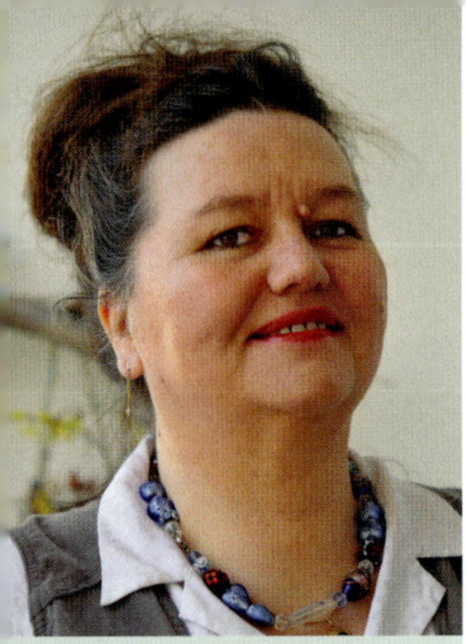

Über mich

Über dieses Buch

Vorwort

Ich möchte Sie mit einem Zitat Laotses auf die Lektüre dieses Buches einstimmen:

„Handle, bevor die Dinge da sind. Ordne sie, bevor die Verwirrung beginnt."

Meine Empfehlung:

„Grabe nicht erst den Garten um, wenn du Hunger verspürst ..."

Das Thema Gesundheit und gesunde Lebensführung wurde und wird in den Medien häufig behandelt; es gibt unzählige Bücher, in denen Experten dem Hilfesuchenden mit Rat und Tat zur Seite stehen. Im Großen und Ganzen herrscht unter den Fachleuten Einigkeit darüber, dass eine gesunde Lebensweise, die sich hauptsächlich aus sportlicher Betätigung und vernünftiger Ernährung zusammensetzt, frühzeitigem Altern und auch einer Vielzahl von Krankheiten entgegenwirken kann. Das ist im Prinzip richtig und kann eigentlich gar nicht oft genug empfohlen werden. Nichtsdestoweniger meine ich, dass diese Empfehlung vor dem Hintergrund der häufigen Lebensmittelskandale und der auf dem Lebensmittelmarkt herrschenden Unsicherheiten genauer gefasst werden muss. Um hier ein Beispiel zu nennen: In hohem Maße industriell produziertes Obst und Gemüse zu verzehren, muss heute nicht unbedingt bedeuten, dass der Körper in seinen Bemühungen zum Erhalt der Gesundheit unterstützt wird. Im Gegenteil! Ein gesteigerter Verzehr kann unangenehme Folgen wie allergische Reaktionen, Unwohlsein oder gar Erkrankung zur Folge haben. Ich halte diese uneingeschränkte Empfehlung vor dem Hintergrund der vielen Pflanzenschutzmittel, die innerhalb der EU eingesetzt werden und deren Rückstände im Rahmen von Import und Export ungehindert Grenzen passieren, für bedenklich. Dass jedes Risiko einer Erkrankung im Rahmen von Tests ausgeschlossen wurde und das Ausmaß der Rückstände in einer Gemüse- oder Obstsorte von den zuständigen Behörden derart eng angesetzt wurde, dass von einer gesundheitlichen Gefährdung bei normalen Verzehrgewohnheiten nicht ausgegangen werden kann, wird von Seiten aller Beteiligten glaubhaft versichert. Das mag auch so sein und kann von einem Laien auch nur schwer in Frage gestellt werden. Zweifel können bei näherer Betrachtung bei der Vorgehensweise dieser Tests aufkommen: Die Tests werden an Ratten oder Hunden durchgeführt und es werden dabei lediglich „normale" Personen mit „normalen" Verzehrgewohnheiten berücksichtigt.

Sei es, wie es ist. Vergessen wir einmal die Medikamente, die die Mehrheit der Menschen täglich in ganz unterschiedlichen Dosen zu sich nimmt und berücksichtigen wir auch nicht jenes allergene Potential, das jeder von uns in sich trägt. Schon bei der Auswahl der Tiere, die für Allergietests herangezogen werden, sollten beim Verbraucher die Alarmglocken klingeln: Die Nahrungsvorlieben dieser Tierarten könnten, im umgekehrten Fall einem Menschen verabreicht, gegebenenfalls dessen Exitus bedeuten. Graben Sie einmal einen stinkenden Knochen (mitsamt des verwesenden Fleisches) aus, den Sie, ohne gesundheitliche Beeinträchtigungen fürchten zu müssen, verzehren würden! Überdies sind gerade Ratten wahre Überlebenskünstler. Sie können selbst noch unter Bedingungen leben, unter denen Menschen bald sterben würden: Ratten bevölkern als Kulturfolger der menschlichen Spezies erfolgreich die Kanalisation ganzer Städte.

Doch auch bei der Umsetzung der eigentlichen Tests hapert es nach meinem Dafürhalten gewaltig: Synergieeffekte können nur teilweise berücksichtigt werden. Und welches Versuchstier beklagt schon Migräneschübe, Schwindelgefühle oder leichtes Unwohlsein nach der Mahlzeit?

Der Ablauf derartiger Tests: Die Versuchstiere bekommen täglich eine bestimmte Menge einer Chemikalie (auch Lebensmittelzusatzstoffe) mit dem Futter verabreicht. Sobald das Maß ermittelt wurde, bei dem die Tiere keine gesundheitlichen Beeinträchtigungen/Erkrankungen erleiden, wird die erlaubte Tagesdosis (ETD/engl. ADI: Acceptable Daily Intake) für den Menschen festgesetzt. Aus Sicherheitsgründen beträgt sie für Menschen nur $^{1}/_{100}$ des ADI-Wertes von Ratten.

Ich stehe diesen Verträglichkeitstests jedoch noch aus einem ganz anderen Grund kritisch gegenüber, da diese nicht den Chemie-Cocktail berücksichtigen können, der letztlich bei jedem auf dem Teller landet und sich zu den Umweltchemikalien addiert, mit denen wir zusätzlich tagtäglich konfrontiert werden. Dieser Cocktail ist nicht berechenbar, da derartige Berechnungen eher in das Gebiet der Stochastik fallen würden:

Welches Massenverhältnis ergibt welchen Rückstände-Cocktail in einem gemischten Salat, der zu einem Kartoffelgericht mit Fleischzulage gereicht wird? Und weiter: Wie verhalten sich diese Chemierückstände im Verdauungstrakt des Konsumenten – der menschliche Stoffwechsel arbeitet sehr individuell –, was wird in welcher Gewichtung/Konzentration eingelagert und was wieder ausgeschieden? Ich möchte auch die mögliche Belastung mit einer Plastikverbindung – jede Plastikverpackung gibt bestimmte Substanzen an das Nahrungsmittel ab, das darin verpackt wurde – in die Berechnung des Cocktails einbezogen wissen.

Bei diesen Tests wird die Dosis ermittelt, die ein Mensch ein Leben lang unbeschadet zu sich nehmen kann (von welchem Menschentypus wird ausgegangen? Von einem Sportler? Einem Raucher? Einer Schwangeren? Einem Kleinkind?). Weiter fehlt in der Berechnung der Cocktaileffekt! Ebenfalls kann nicht berücksichtigt werden, in welcher gesundheitlichen Verfassung sich jemand während des Konsums belasteter Nahrung befindet. Für Schwangere, Kinder und auch Personen, die bereits Medikamente eingenommen haben, fehlen vergleichbare Tests gänzlich. Auch wer sich nicht gut in der Chemie auskennt, sollte bedenken, dass Kleinstmengen eine Wirksamkeit entfalten können; die meisten medizinischen Wirkstoffe werden ebenfalls in Mikrogramm aufgenommen!

Die Vielzahl der Pflanzenschutzmittel, die mittlerweile im Umlauf sind, komplizieren zusätzlich derartige Tests. Allein für Deutschland stellt das Julius Kühn-Institut in Köln alljährlich alle in Deutschland zugelassenen Pflanzenschutzmittel in einem sieben Bände umfassenden Pflanzenschutzmittelverzeichnis zusammen. Im schlimmsten Fall kann sein, dass ein Zuviel – beispielsweise an Beerenobst – unerwünschte chemische Rückstände in den Körper schleust. Nach Aussage des Chemieexperten Manfred Santen können bis zu sechs verschiedene Pestizide in Johannisbeeren stecken.

Aus anderen Kreisen – Verbraucherportal, Greenpeace – wird das Vorhandensein von Rückständen eingeräumt. Genannt wurden beispielsweise:

- „Erdbeeren aus einheimischem Anbau fallen erneut positiv auf – diese waren in keinem Fall zu beanstanden. Nur drei Erdbeerproben ausländischer Herkunft (Ägypten, Griechenland) wiesen zu hohe Rückstände auf.
- Bei Johannisbeeren und Stachelbeeren ist die Anzahl an Proben, bei denen Rückstände von Pflanzenschutzmitteln festgestellt wurden, die nicht für die Anwendung bei diesen Kulturen zugelassen beziehungsweise ausgewiesen sind, jedoch noch unbefriedigend und hat sich im Vergleich zum Vorjahr erhöht."
  (Verbraucherportal Baden-Württemberg, 2010)

- „Mehrfachbelastungen mit Pestiziden, die teilweise sogar verboten wurden, sind an der Tagesordnung. Bei Tomaten, Trauben, Erdbeeren oder Paprika kommen solche Verstöße besonders häufig vor. Obwohl die Behörden seit Jahren solche Produkte vom Markt nehmen müssten, reagieren sie nur schleppend. Handel und Politik müssen Farbe bekennen und Verbraucher vor den hochgradig pestizidbelasteten Lebensmitteln schützen."
(www.greenpeace.de/themen/chemie/pestizide_lebensmittel)

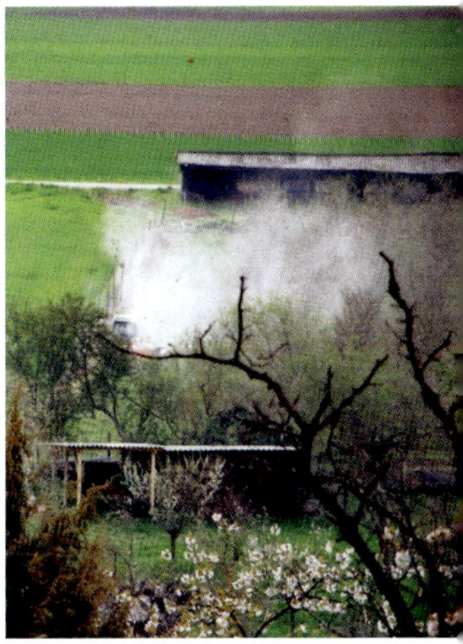

Chemische Behandlung einer Sauerkirschplantage, die sich mittelbar an ein Wohngebiet anschließt: Die Pestizide werden über den Kronen der Bäume verteilt und vom Wind verweht.

Neben einer möglichen Belastung durch Pflanzenschutzmittelrückstände können in einer industrialisierten Landwirtschaft produziertes Obst und Gemüse jedoch weitere unerwünschte Zusätze aufweisen, beispielsweise zu viel Stickstoff. In den letzten fünfzig Jahren wurden die Böden durch das Abringen von Höchsterträgen rigoros ausgelaugt. Das Ergebnis sind unterernährte/mangelversorgte Pflanzen; diese sind deutlich anfälliger als ihre gut versorgten Artgenossen und bedürfen noch mehr chemischer Mittel zur relativen Gesunderhaltung (ähnlich der Problematik in der Massentierhaltung). Anstatt diesen Böden die nötige Ruhe zur Regeneration zu gönnen, wird zur Ertragssteigerung Stickstoff und zur Gesunderhaltung der Pflanzen Chemie eingesetzt.

Über mich

Auch wenn ich keine medizinische Ausbildung absolviert habe, so weiß ich, dass auf dem Weg zu mehr Lebensqualität ein gesteigertes Maß an Sensibilität bei der Selbstbeobachtung nötig ist. Für mich gilt: Nur wer auf die leisen Töne des Körpers achtet, wer den Appetit als Regulator für eine ausgewogene Ernährung betrachtet und in allen Dingen Maß hält, Eigenverantwortung übernimmt und bedenkt, dass alles (Einverleibte) eine Wirkung hat, der wird ein aktives Leben führen können. Um es mit Paracelsus zu sagen: „ Alle Dinge sind Gift und nichts ist ohne Gift, nur die Dosis entscheidet über Tod oder Leben." Allerdings ist die Dosis höchst variabel! (In der Literatur wird berichtet, dass jemand 500 g Tollkirschen verzehren konnte, ohne Vergiftungserscheinungen aufzuweisen. Bei mir hat das Zerkauen einer einzigen Beere schon zu erheblichen negativen Auswirkungen geführt.)

Ich habe mich zeitlebens selbst versorgt (Selbstverantwortung!), bin eine leidenschaftliche Gärtnerin und Wildpflanzenkennerin (die den „Gewächsen" der Natur den höchsten Stellenwert einräumt!) sowie Naturbeobachterin. Es ist wichtig, die Natur zu beobachten, weil man viel durch sie lernen kann. Dass dies möglich ist, weiß ich seit frühesten Kindertagen: Mein Vater war Kleinbauer und arbeitete zusätzlich mit seinen Pferden im Wald, wo er „Holz rückte"; ein Knochenjob, bei dem es Blessuren an Mensch und Tier nur so hagelte. Als Kind glaubte ich, mein Vater könnte alles und jeden heilen. Ich verfolgte aufmerksam, wie er aus einfachsten Mitteln, wie Lehmboden vom Feld, Kräutern und Baumrinden, selbst – noch vor Ort im Wald – wirkungsvolle Heilmittel herstellte. Kein Insektenstich, der nicht binnen kurzer Zeit seine schmerzhafte Wirkung verlor, keine Schnittverletzung, die sich entzündete oder deren Blutung nicht binnen Augenblicken gestoppt wurde. Mein Vater war kein Arzt und auch kein Veterinärmediziner; er war ein einfacher, fleißiger Mann, der tagein und tagaus mit seinem Gespann in Wald und Feld unterwegs war und weiter nichts tat, als ganz genau zu beobachten; eine Gabe, die auch ich besitze und bis heute dankbar in Anspruch nehme und pflege. Mit deren Hilfe konnte ich unzähliges und unnötiges Leid verhindern.

Bereits im Alter von vierzehn Jahren erbaten sich die Nachbarn auch von mir Rat, wenn ihnen ein Haustier erkrankt war – selbst die Krampfadern meiner Mutter wurden vertrauensvoll in meine Hände gelegt. Ebenso oblag es mir, die Milchziegen auf das Setzen der Kitze vorzubereiten, den Sauen Milch zu machen, wenn die Schar der Ferkel zu umfangreich ausgefallen war, oder Salben zu bereiten, wenn Euter entzündet oder Zitzen aufgebissen waren. Ich lernte bereits in diesem, noch kindhaften Alter, dass die Heilwirkungen der Pflanzen zwar gewaltig, aber nicht pauschalisierbar sind: Was Großmama Besserung brachte, bewirkte bei ihrer Cousine das Gegenteil.

Eine gesundheitliche Beeinträchtigung kann mehrere Ursachen haben: Wer hinter das Geheimnis einer Erkrankung oder Unpässlichkeit kommen will, sollte sich zuvor aufmerksam beobachtet haben! Manchmal genügt es schon, auf etwas, das einem nicht bekommt, zu verzichten. Natürlich ist es gar nicht so einfach, dies auch wirklich herauszufinden. Doch mit etwas Geduld und gutem Willen gelingt es. Es ist wichtig, die Ursache zu finden, nicht das Symptom zu behandeln. Heilmittel sollten grundsätzlich individuell gewählt werden, damit der heilende Impuls einsetzt. Auch etwas wegzulassen, kann sich als „Heilmittel" erweisen.

Zu dem Wissen um natürliche Heilmittel – zu den natürlichen Heilmitteln zählen beispielsweise auch Luft, Sonne und Wasser oder ausreichender Schlaf und richtiges Atmen – gehört auch das Wissen um die Wirkungen von verschiedenen Nahrungsmitteln auf den Organismus.

Nahrungsmittel können grundsätzlich Heilmittel sein! Wer weiß, welche Wirkung die Nahrung speziell in seinem Organismus bewirkt, kann gesundheitlichen Unpässlichkeiten bereits im Frühstadium vorbeugen und sich auch auf bestimmte Situationen besser einstellen. Selbstverständlich variiert das Ausmaß der Wirkung von Organismus zu Organismus.

Über dieses Buch

Die Bücher, die ich schreibe, können wie Puzzleteile zusammengefügt werden und ergeben ein Bild. Dieses Bild reflektiert die Natur und deren Wert. Mit meinen Büchern möchte ich auf den Segen der Natur hinweisen, den man auf sehr unterschiedliche Weise entdecken, aber auch erobern kann. Eine „Eroberung" in Wald und Feld füllt den Korb mit herrlichen und überdies wunderbar gesunden botanischen Schätzen; im Garten – auch in einem kleinen Garten auf dem Balkon – entwickelt sich diese Natur zum Pendant des Menschen, der sie pflegt. Es ist wichtig, viel über die Natur zu wissen.

Als ich mit meinem Buch „Alte Gemüsearten neu entdeckt – Schätze aus dem Bauerngarten", das 2008 im Leopold Stocker Verlag erschien, auf die zahlreichen Vorteile der historischen Gemüse und den Rückgang der Kulturpflanzen hingewiesen habe, wusste ich, dass ich mich dieses Themas noch einmal annehmen würde. Zahlreiche historische Gemüse wurden mittlerweile von der Wissenschaft im Hinblick auf ihren gesundheitlichen Hintergrund gewürdigt. Leider wird dies viel zu selten in die Öffentlichkeit transportiert.

Mit diesem Buch möchte ich Sie deshalb mit einigen wichtigen Obst- und Gemüsesorten sowie Kräutern und exotischen Heilpflanzen vertraut machen, die aus volksgesundheitlicher Sicht und aufgrund neuester wissenschaftlicher Ergebnisse im Ruf stehen, der Gesundheit sehr zuträglich zu sein.

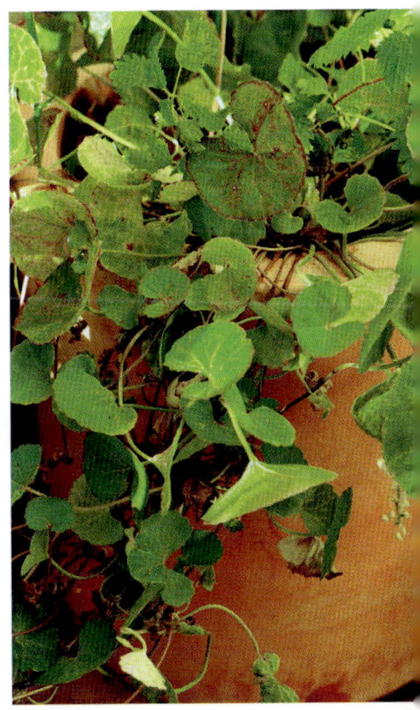

Auch manch exotische Pflanze – wie hier Gotu Kola (auch Wassernabel oder Tigergras) – lässt sich in unseren Breiten kultivieren.

Nun sind die Heilpflanzen nicht das Ergebnis der Pharmaindustrie oder der technisierten Landwirtschaft. Während die Inhaltsstoffe in den Medikamenten auf mechanischem Weg ausgewogen, vermengt und in Pillenform gepresst werden, müssen Pflanzen, die gesundheitsfördernde Inhaltsstoffe aufweisen sollen, diese selbsttätig in den Stoffwechselvorgängen bilden und in den Pflanzenzellen anreichern. Dieser Vorgang kann jedoch nur in vollem Umfang stattfinden, wenn alle Voraussetzungen, die zur Bildung dieser Stoffe erforderlich sind, in einem ausreichenden Maß erfüllt werden. Durch den Einfluss der Industrialisierung können heute die Empfehlungen, die uns aus dem Fundus der Volksgesundheitslehre weitergegeben wurden, nicht mehr ohne weiteres übernommen werden. Pflanzen, die heute gesundheitsfördernde Eigenschaften in einem entsprechenden Umfang aufweisen sollen, bedürfen einer optimalen Be-

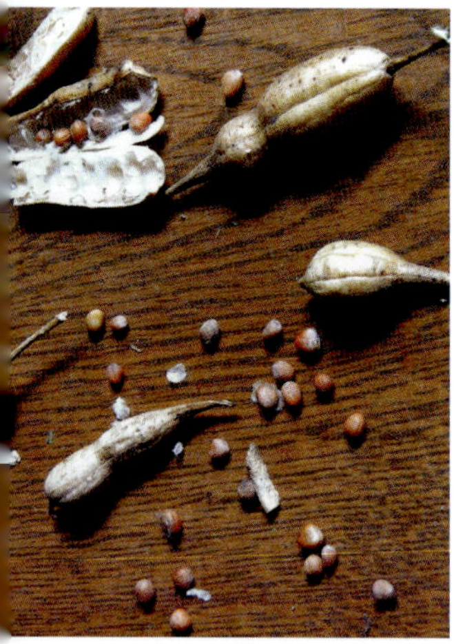

Bereits im Samen sind gesundheitsspendende Eigenschaften enthalten.

In den reifen Beeren des Rotweins stecken die gesundheitsfördernden Substanzen „Resveratrol" und eine Gruppe Anthocyane. Wissenschaftlichen Studien zufolge kann „Resveratrol" die Lebenserwartung deutlich verlängern.

handlung. Dieses Optimum beginnt bereits bei der Samenbildung, aus der die spätere Pflanze hervorgeht, die gesundheitsspendende Eigenschaften aufweisen soll.

Es werden aber nur jene Pflanzen tatsächlich zum Heilmittel, bei denen alle erforderlichen Bedingungen erfüllt werden. Diese Bedingungen resultieren aus dem Klima, dem Erdboden und dem Niederschlag. Ein gutes Beispiel findet man, wenn man an die Weinherstellung denkt: das Alter der Rebstöcke, der Untergrund und das Jahresklima bilden in jedem Jahr ein neues Bukett; nicht jeder Wein indes avanciert zu einem besonderen Jahrgang, auch wenn der Standort und die Rebstöcke identisch sind. Weinliebhaber können an Farbe und Geschmack die Einflüsse, die den Weinkörper formen, herausschmecken. Was bei einem Spitzenwein letztlich die Qualität bewirkt, bestimmt ebenso die Qualität aller anderen Pflanzen. Deshalb werden Pflanzen, die auf ausgelaugten Böden wachsen – ein häufiges Problem der modernen Landwirtschaft –, deutlich weniger Mineralstoffe verstoffwechseln und einlagern können als Pflanzen, die an einem reich versorgten Standort gedeihen dürfen.

Ein gesunder, wohlgenährter Standort ist für gesunde Pflanzen das A und O! Pflanzen, die darauf wachsen dürfen, weisen die höchsten vitalisierenden Werte auf. Derartige Pflanzen entfalten das ganze Spektrum typischer Aromen und nur derartig kultivierte Pflanzen können zufriedenstellende Ergebnisse bewirken.

Wenn Sie dies wollen, kann Ihre Nahrung so reich an vitalisierenden Inhaltsstoffen sein, dass Sie diese zu natürlichen Heilmitteln erheben – getreu dem altbewährten Spruch des Hippokrates: „Lasst eure Heilmittel Nahrungsmittel sein und eure Nahrungsmittel Heilmittel."

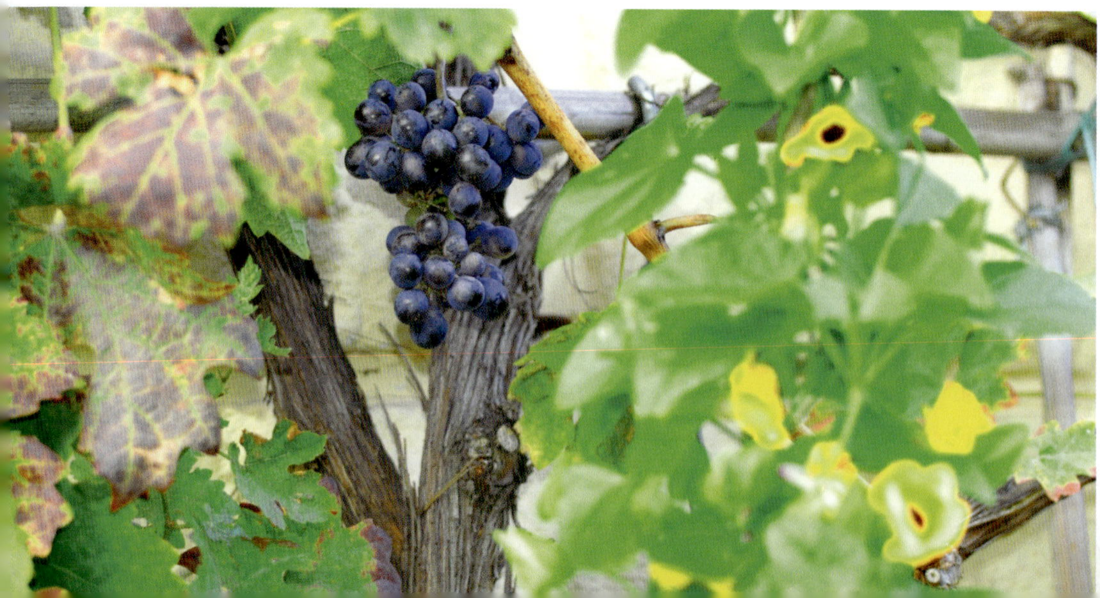

Mit diesem Buch möchte ich Ihnen Mut machen, Eigenverantwortung zu übernehmen – nehmen Sie den Erhalt Ihrer Gesundheit sehr ernst. Gerade wenn man einen Garten, einen Balkon oder eine sonnige Fensterbank hat, können selbst gezogene Pflanzen einen Segen für die Gesundheit in so mancher Hinsicht darstellen und die Vitalität steigern. Das Ergebnis sieht und spürt man – und: Es fühlt sich hervorragend an!

Sie können in diesem Buch lesen, wie Sie es für richtig halten. Sie können es von der ersten bis zur letzten Seite durchlesen oder, falls Sie nach einer bestimmten Pflanze suchen, die Sie vielleicht schon aus gesundheitlicher Sicht kennen, in den entsprechenden Porträts gezielt viel Wissenswertes erfahren.

Ein „reicher Garten" hat wenig mit dem Ernteertrag zu tun!

Wenn Sie nach der Lektüre dieses Buches verstanden haben, dass ein „reicher Garten" und „dicke Kartoffeln" nicht identisch sind, haben Sie die Botschaft verstanden: Die Ingredienzien eines Gartens haben wenig mit dem Ernteertrag zu tun: Es gibt eine „Ernte", die Sie nicht auf die Waage legen können. Qualität geht vor Quantität!

Ich möchte Ihnen zeigen, welchem Nährenden Sie in einem Garten gegenüberstehen können; wir ernähren uns nicht nur, indem wir unseren Körper mit Nährstoffen versorgen. Natürlich spielt die Nahrung, die aus einem Garten gewonnen werden kann, die übergeordnete Rolle, jedoch nicht die ausschließliche. Denken Sie einmal darüber nach!

Falls es Ihnen an Argumenten mangelt: Essen Sie doch einmal über einen längeren Zeitraum hinweg, etwa zwei Jahre lang, gesunde und bestens entwickelte Nahrungsmittel, und setzen Sie sich während dieser Zeitspanne in einen fensterlosen Keller, in dem in der hintersten Ecke ein Haufen Kartoffeln fault. Natürlich fehlt es in diesem Keller auch an

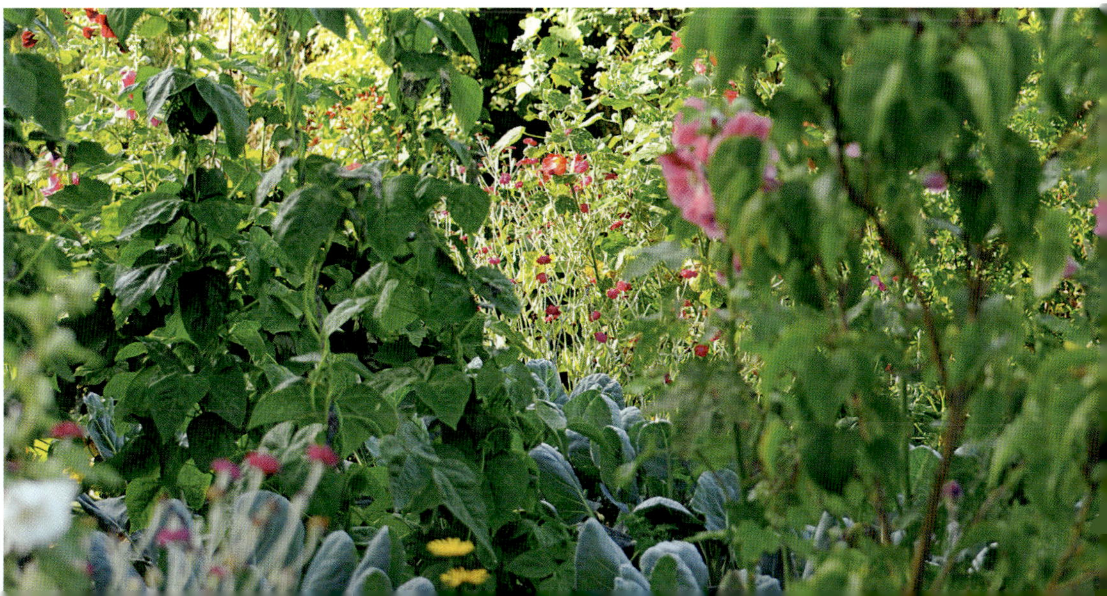

Ein üppiger Garten stellt einen Segen für die eigene Gesundheit dar!

jeglicher Dekoration. Was meinen Sie: Wird das Mahl Ihnen munden? Wohl kaum! Verstehen Sie nun, was ich sagen möchte? Wir essen nicht nur mit dem Mund. Es ist nicht die Nahrung, die ausschließlich einen gesundheitsfördernden und wohltuenden Charakter entfaltet, sondern es ist eine gezielte „Ernährung aller menschlichen Bedürfnisse“ in der Summe der Zusammensetzung. Dies bedeutet, dass die Nahrung lediglich ein wichtiger Bestandteil der Ernährung und eben nicht mit ihr identisch ist. Das meint ganzheitliche Ernährung. Dafür braucht der Mensch unbedingt einen Garten. Dieser muss nicht mal groß sein – wenn nur der Dialog mit der Natur beginnen kann ... Ein Garten ist ein Stück des Gartens Eden, den wir seit der Vertreibung suchen. Die Größe und die Lage spielen dabei keine vorrangige Rolle. Selbst wenn der „Garten“ sich auf einer Fensterbank ausdehnt, ist es ein Garten. In jedem Garten können Blumen gedeihen, Gemüse, Kräuter und Obst. Auch im Garten am Fenster!

Dass Wohlergehen und Gesundheit neben Obst und Gemüse, Blumen und Kräutern in einem Garten gedeihen können, besagt schon das folgende alte englische Sprichwort: „... *Nur gegen den Tod wächst kein Kraut im Garten*.“

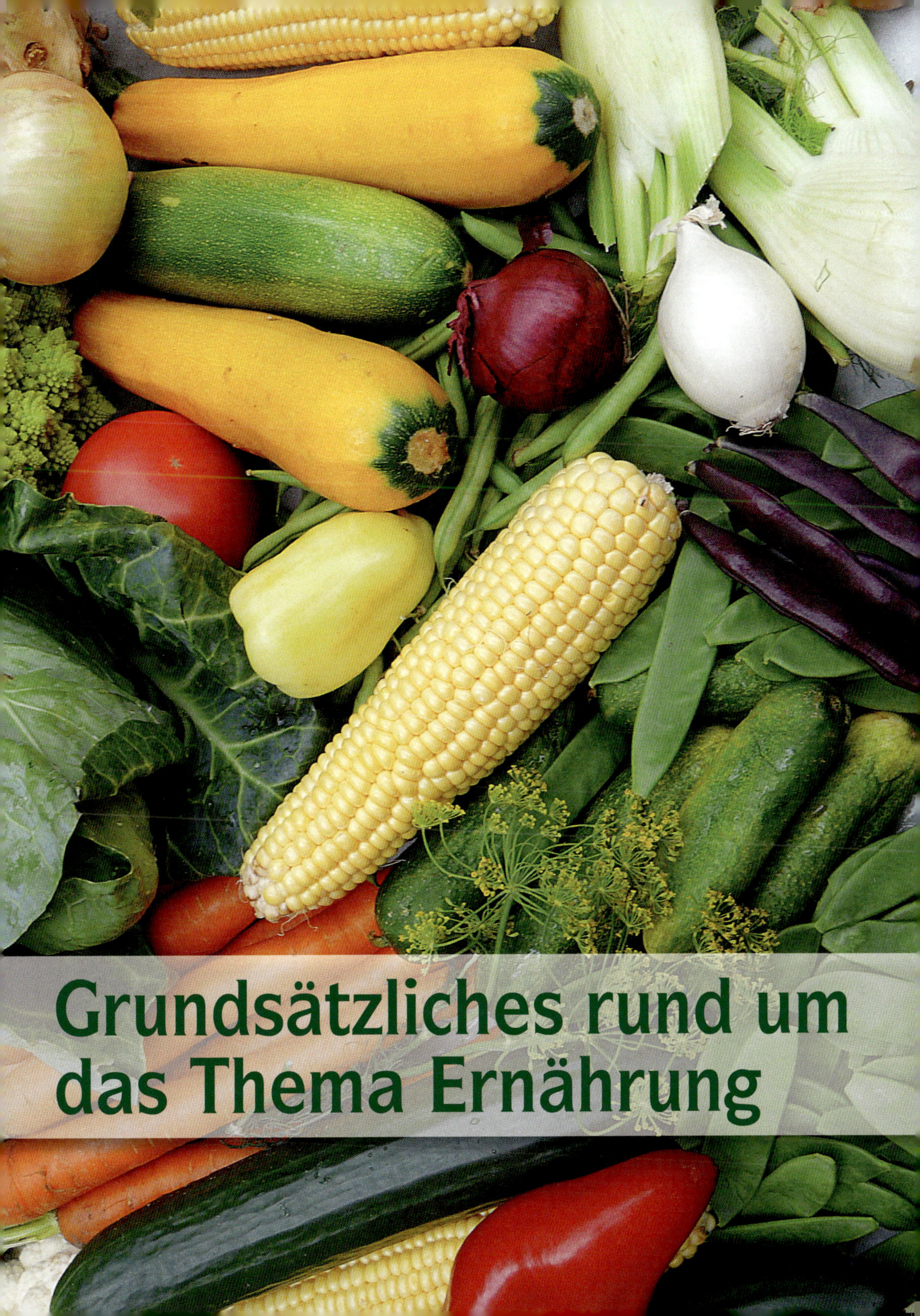

Grundsätzliches rund um das Thema Ernährung

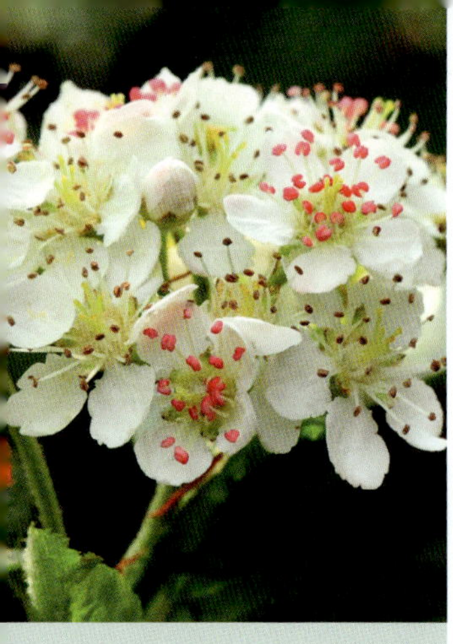

Über das Wohlfühlen

Konkret haben wir die Möglichkeit, uns der Kraft der Pflanzen zu bedienen und das Unterbewusstsein zu steuern. Im tiefsten Innern muss jede Muskelfaser, jede Nervenzelle und jedes Atom wissen: Ich habe beschlossen, dass es mir für den Rest meiner Lebenszeit gut geht!

Das Wohlfühlen resultiert aus der eigenen Persönlichkeit und jeder definiert es für sich selbst. Das Wohlfühlen kann auf die verschiedenste Weise geschaffen und genährt werden und hat immer ein wenig mit Glücklichsein zu tun. Es gibt sehr kranke Menschen, die sich pudelwohl fühlen, die zufrieden und glücklich sind, und es gibt gesunde Menschen, denen es an Glück, Zufriedenheit und Wohlergehen mangelt. Wohlfühlen hängt nicht nur von der Konstitution des Körpers ab. Es ist ein Zustand, der geschaffen und „genährt" werden will.

Wie aber sieht eine umfassende, dem Wohlergehen zuträgliche Ernährung aus, werden Sie fragen. Die Antwort auf diese Frage finden wir ausschließlich in uns selbst und in der Natur. Weder die Industrie noch die Medizin können alle Bedürfnisse ausreichend befriedigen und Wohlergehen sowie Gesundheit der Menschheit sichern: Wir Menschen sind zu unterschiedlich. Wissen Sie überhaupt, wie viele Arten Kopfschmerzen es gibt?!

Biologisch betrachtet und chemisch analysiert sind wir Menschen zwar ziemlich ähnlich. Die Unterschiede stammen aus den Genen, unserer gelebten Vergangenheit, den Erfahrungen, Empfindungen, den Wünschen und Träumen, den Entsagungen, Schmerzen, dem Leid und den Hoffnungen und unseren Vorlieben. Die Unterschiede treten mit jedem ausgesprochenen Gedanken zutage und werden am Handeln deutlich. Wir sind nicht identisch. Wir sind, wer wir sind. Wir sind die Summe unseres gelebten Lebens, das zwar hinter uns zu liegen scheint, sich aber dennoch tief in uns eingegraben hat und das uns prägt. Wir sind das Resultat einer „Familientradition". Und wir sind die Summe der Handlungen und Gedanken, mit denen wir versuchen, die eigene Zukunft zu gestalten, wenn wir ihr nicht gleichgültig gegenübertreten wollen. Dies alles zusammengenommen macht jeden von uns einzigartig. Dieser Einzigartigkeit sollte, damit die Gesundheit und das Wohlergehen bewahrt bleiben, Rechnung getragen und sie sollte auf eine sehr spezifische, natürlich auch auf eine einzigartige Weise genährt werden. Dies bedeutet, dass es kein Universalrezept in punkto Gesunderhaltung und Wohlergehen gibt; was dem einen geholfen hat, kann dem nächsten schaden. Des einen Glück ist möglicherweise des anderen Leid ...

Es gibt kein Universalrezept in punkto Gesundheit und Wohlergehen.

> Das Wissen um die Lebensmittel und deren Wirkung nach dem Verzehr kann Ihnen dieses Buch vermitteln; die nötige Sensibilität entwickeln, um daraus einen wirklichen persönlichen Nutzen ziehen zu können, müssen Sie!

Wenn Sie verstehen, dass der Weg zu mehr Gesundheit und zu mehr Wohlergehen einem Pfad folgt, der ausschließlich Ihrer Gestaltung unterliegt, dann kann dieses Buch Ihnen mit vielen nützlichen Ratschlägen beim Beschreiten dieses Weges behilflich sein. Den richtigen Weg einschlagen und diesem konsequent folgen müssen jedoch Sie, und zwar Sie ganz allein! Aber Sie sind es auch, die/der letztlich in der Haut steckt, die Ihren Körper und Ihren Geist umspannt! Wenn jemand beurteilen kann, was ihm bekommt und was nicht, dann sind das Sie! Notieren Sie, was Ihnen bekommt und was nicht: Das hilft beim Auffinden Ihres Weges wirklich.

Wenn Sie nun begreifen, dass das Wohlfühlen ein Ingredienz des Lebens ist, das in Eigenverantwortung erarbeitet werden will, dann kann man Sie beglückwünschen: Sie sind auf dem Weg, der Sie an Ihr Ziel führen kann. Am Ende dieses Weges werden Sie glücklicher und zufriedener sein, sich besser fühlen und sich und die Welt mit anderen Augen sehen. Und wer möchte schließlich nicht allzu gern, ähnlich Joachim Fuchsberger (84), hochbetagt behaupten: „Es geht mir gut! Und ich habe beschlossen, dass es mir für den Rest meiner Tage gut geht!" (ARD-Talk-Sendung „Beckmann", 23. Mai 2011) Gut gehen, danach sehnt sich jeder ... Konkret haben wir die Möglichkeit, uns der Kraft der Pflanzen zu bedienen und das Unterbewusstsein zu steuern. Im tiefsten Innern muss jede Muskelfaser, jede Nervenzelle und jedes Atom wissen: Ich habe beschlossen, dass es mir für den Rest meiner Lebenszeit gut geht! Lassen Sie uns bitte jetzt diesen Beschluss fassen! Notieren Sie ihn auf ein schönes Blatt Papier, das Sie gut sichtbar an der Wand im Wohnbereich anbringen. Lesen Sie sooft Sie können folgenden Satz laut: Man muss es

Wohlgefühl ist ein wichtiges Ingredienz des Lebens.

nur anpacken; das Glück, gesund zu sein (mit all seinen wunderbaren Konsequenzen), will erobert werden! Das ist gar nicht so kompliziert! Der Zettel an der Wand ist nur der Schlüssel. Der Weg dorthin ist ein Weg, der zum Selbst führt! Erst wenn wir das Selbst erkennen, akzeptieren und unterstützen, werden wir dem beratenden Arzt gegenübertreten, der jedem Menschen innewohnt.

„Optimale Ernährung ist die Medizin der Zukunft." (Linus Pauling)

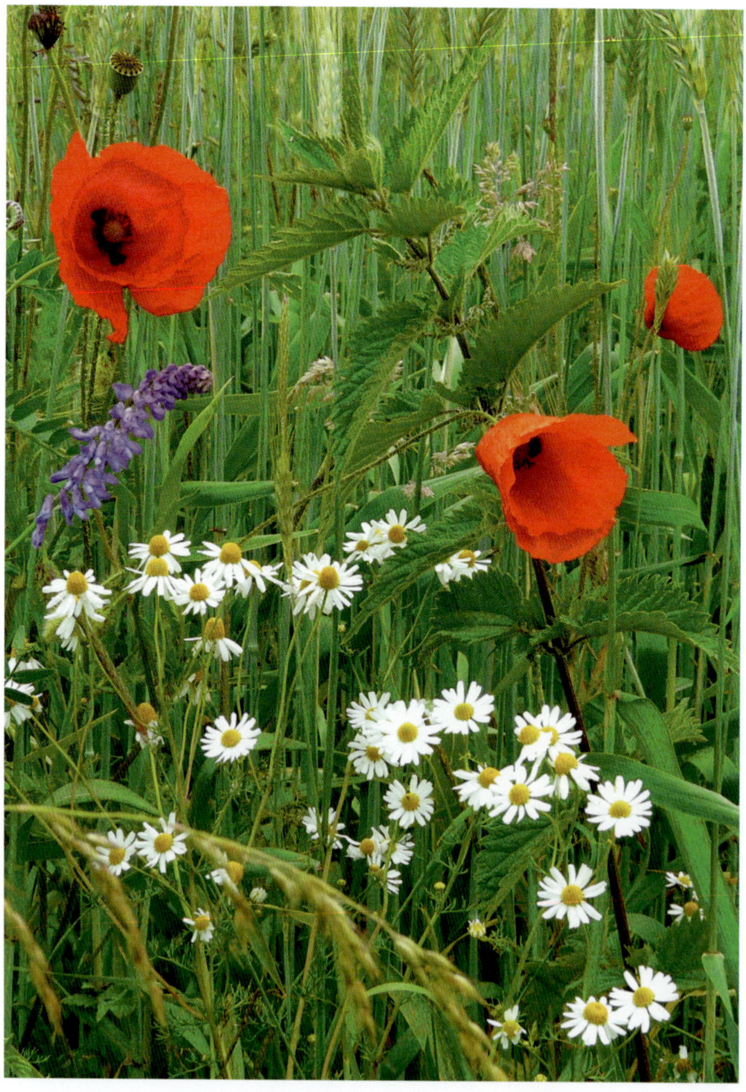

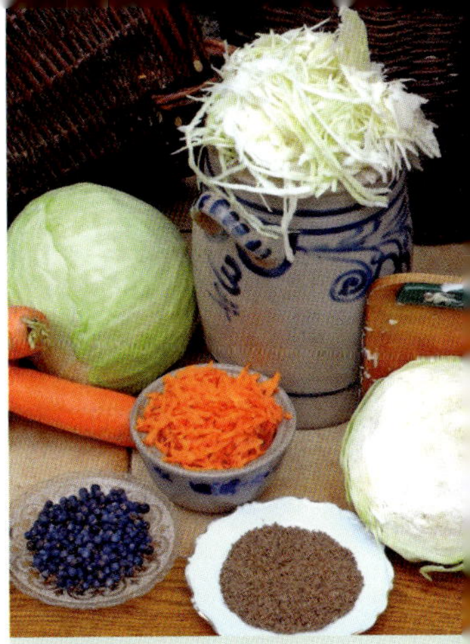

Über die Ernährung

Woran denken Sie, wenn Sie das Wort „Ernährung" im Zusammenhang mit Gesundheit und Wohlbefinden hören? Ans Essen? Wahrscheinlich ja. Sobald das Wort Ernährung in diesem Zusammenhang fällt, denken die meisten von uns spontan ans Essen. Vielleicht nehmen sich deshalb auch die meisten „Ernährungsratgeber" thematisch der Nahrung an, die wir mit dem Mund aufnehmen können. Richtig ist, dass diese Form der Nahrungsaufnahme den Großteil unserer Ernährung ausmacht. Darum sollte jeder bei dieser Nahrungsaufnahme darauf achten, dass die Lebensmittel reichhaltig und qualitativ hochwertig sind, das sie genügend „Bovis" und „ORAC" aufweisen. Zur Erläuterung: In „Bovis" wird die Wertigkeit von Lebensmitteln angegeben und in „ORAC" die Menge der Antioxidantien in Lebensmitteln.

Um der eigenen Gesundheit willen ist es wichtig zu überdenken, wann und auf welche Weise die Sinne oder der energetische Körper genährt werden. Die Bedürfnisse des energetischen Körpers variieren ähnlich den Bedürfnissen des materiellen Körpers und sind von Mensch zu Mensch relativ verschieden.

Merke!

Besonders reichhaltig an wertvollen Inhaltsstoffen ist frisches Obst und Gemüse. Wenn es dann noch erntefrisch verzehrt werden kann, nachdem es unter natürlichen Bedingungen wachsen und ausreifen konnte, ist der Verzehr nicht nur ein unvergleichlicher Genuss, sondern der Körper wird überdies hervorragend mit allem, was er benötigt, versorgt.

Wir können durch eine gezielte Ernährung unseren Körper mehr Power und zusätzlich ein jugendlich-dynamisches Äußeres verleihen. Durch gezielte Ernährung kann man besser ein- und durchschlafen, die Darmge-

Durch gezielte Ernährung mehr Power und jugendlicheres Aussehen

sundheit steigern oder die Haare und Fingernägel kräftigen. Durch eine gezielte Ernährung kann man überdies geistig reger und deutlich vitaler bleiben, sogar Krebs-Prävention betreiben. Es gibt Nahrung für die Augen und Gemüse, das gegen Sonnenbrand hilft – und, und, und. Entscheidend für den Eintritt dieser gesundheitsfördernden Impulse ist jedoch die Güte der Nahrung.

Der Mensch besitzt einen materiellen und einen energetischen Körper. Neben einer bewussten Ernährung des materiellen Körpers verdienen auch die Bedürfnisse des energetischen Körpers Aufmerksamkeit und eine sorgfältig gewählte „Nahrung".

Der materielle Körper drückt seine Bedürfnisse in gewohnter Weise über Hunger- und Durstgefühle und verschiedenartig ausgeprägte Gelüste aus; der Appetit ist ein Instrument der körperlichen Bedürfnisse und hat regulierende und koordinierende Eigenschaften. Leider ist der Appetit mit relativ wenigen Komponenten aus dem Gleichgewicht zu bringen. Ein gesunder Appetit orientiert sich weitestgehend an naturbelassenen Nahrungsmitteln; eine Störung indes können jene Zutaten verursachen, mit denen Lebensmittel verfeinert werden. Es ist für die Konsumenten äußerst hilfreich, dass die Industrie die Lebensmittel mit einer Zutatenliste versehen muss; eine qualitative Auflistung sollte der nächste Schritt sein.

Appetitstörungen können durch künstliche Zutaten in Lebensmitteln verursacht werden.

> Auf die Zutatenliste sollte man mit Argusaugen achten, ehe der Appetit von chemischen Zusätzen „überlistet" wird: Ein Appetit, der nicht mehr so funktioniert, wie es von der Natur vorgesehen ist, fügt dem Körper Schaden zu.

Der energetische Körper drückt sich durch eine mehr oder minder ausgeprägte Sinnhaftigkeit aus. Diese erkennen wir an den tieferen Bedürfnissen, die weit über die Nahrungsaufnahme hinausgehen. Selbst Neugeborene besitzen einen energetischen Körper. Dies erklärt, wieso Babys ohne Streicheleinheiten und liebevolles Umsorgen nicht überleben würden.

Um der eigenen Gesundheit willen ist es wichtig zu überdenken, wann und auf welche Weise die Sinne oder der energetische Körper genährt werden. Die Bedürfnisse des energetischen Körpers variieren ähnlich den Bedürfnissen des materiellen Körpers und sind von Mensch zu Mensch relativ verschieden. In jüngster Zeit wird in diesem Zusammenhang oft ein Wort gebraucht, das man in den älteren Ausgaben des „Duden" vergeblich suchen wird; es lautet: Reizüberflutung. Reizüberflutung bedeutet, dass der energetische, sinnhafte Körper mit zu vielen unnatürlichen Reizen konfrontiert wird, woraus eine psychische Überforderung resultiert, die sich im materiellen Körper manifestiert. Paradox: Obwohl diese Reize den materiellen Körper nicht verletzen, wie beispielsweise ein Hieb, schädigt die Masse der Reize den materiellen Körper derart, dass kurzzeitig Überforderungssymptome, wie Stress, Hektik, Aggressivität oder Erschöpfung, auftreten. Weiter können Störungen im Lernverhalten aus einer Reizüberflutung resultieren; es kann überdies zu einer langfristigen gesundheitlichen Beeinträchtigung kommen, wie zum Beispiel zu massiven Konzentrationsproblemen oder Hyperaktivität. Dass die Sinne viel stärker auf unseren Körper wirken, als landläufig angenommen wird, darüber wird meinem Empfinden nach viel zu wenig diskutiert! Dass die Entfremdung der Menschen von der Natur unbedingt in einen mittelbaren Bezug zu setzen ist, ebenfalls. Unsere modernen Lebensgewohnheiten können durch Reizüberflutung – es handelt sich dabei um eine nicht von der Natur ausgehende Flut von Reizen, wie Lärm, künstliches Licht, schnelle Bewegungen und grelle Farben – gesundheitliche Beeinträchtigungen nach sich ziehen. Gleiches könnte durch einen Verlust des Traditionellen und durch zu wenig Stimulans natürlicher Reize, an die wir Menschen seit Tausenden von Jahren gewöhnt sind, eintreten. Ich meine, dass diese Beeinträchtigung bereits bei einer Vielzahl Menschen eingetreten ist. Wie sonst kann man die nicht selten abgestumpft rohe und moralisch fragwürdige, teilnahmslose Haltung erklären, mit denen so mancher Mensch der Natur und deren Geschöpfe heute begegnet (vom Leid der Nutztiere wird täglich in den Medien berichtet und dennoch erfreuen sich Sonderangebote ungebrochen größter Beliebtheit). Menschen, die über ausreichend Zugang zur Natur verfügen, verhalten sich ihr gegenüber in der Regel respektvoller.

Reizüberflutungen können gesundheitliche Beeinträchtigungen nach sich ziehen.

Gerade vor dem Hintergrund einer ganzheitlichen Ernährung halte ich nicht nur eine möglichst naturbelassene Nahrung, sondern überdies auch einen bewussten und regen Kontakt mit den Geschöpfen der Natur für sehr bedeutsam.

Merke!

Ernähren Sie den Körper grundsätzlich ganzheitlich: Das bessert die Gesundheit, das hebt die Stimmung, das vitalisiert.

„Wenn Sie am Morgen eine Tablette Vitamin A einnehmen, verbringen Sie unter Umständen den ganzen Nachmittag damit, nach dem Rest der Möhre zu suchen." (Annemarie Colbin)

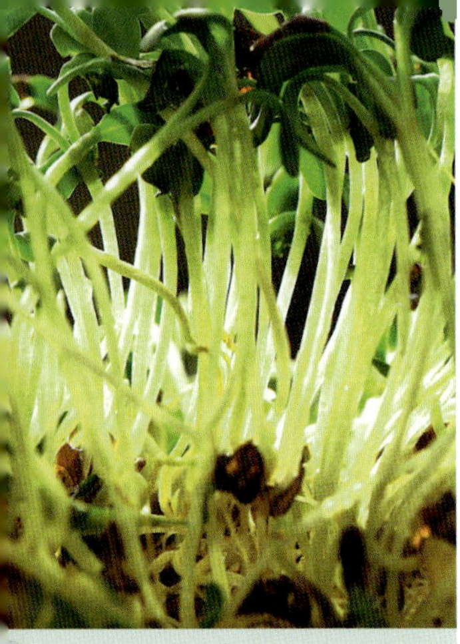

Das Zubereiten einer Mahlzeit

Vitamine und Co.: Wissenswertes auf einen Blick

Neue Wege in der Küche

Gutes Essen zuzubereiten, ist eine kleine Wissenschaft für sich: Allein die Gewürze und Kräuter, mit denen ein Mahl verfeinert werden kann, können dem ungeübten Koch schnell den Blick verstellen. Auch auf die zahlreichen Informationen, die tagtäglich aus der Medienwelt schwappen, müssen nichts bedeuten. Viele Informationen beziehen sich auf Lebensmittel aus einem traditionellen Ursprung; diese findet man jedoch selten im Supermarkt. Obst wird unreif geerntet, damit es lagerfähig und transportfähig ist, Gemüse werden bevorzugt aus Hybridsamen gezogen und selbst dem Großteil der Schlachttiere wird das gesunde Lebensumfeld entzogen. Stattdessen wird eine Fleischbildung im Eiltempo künstlich angeregt; derartige Mastmethoden erlauben nicht die Bildung gesunder Muskelmassen; das auf diese Weise gewachsene Fleisch kann auf keinen Fall mit dem Begriff „Muskel" bedacht werden. Wo man hinschaut, herrscht der Grundsatz: Masse statt Klasse.

Unseren Großmüttern und -vätern waren derartige Probleme fremd. Bei ihnen kam auf den Tisch, was während der Saison aus dem Garten oder vom Feld kam – obgleich die Auswahl dank der größeren Artenvielfalt deutlich größer war. Das Schlachtvieh dieser Zeit führte ein vitales Leben auf der Weide; selbst das Suppenhuhn hatte, neben der perfekten Geflügeltiernahrung – die nicht ausschließlich aus Getreide bestand, sondern aus reichlich vitalem Grünzeug plus einer gigantischen Auswahl an Insekten und Larven –, ganztägigen Auslauf und Tageslicht. Kranke Tiere wurden grundsätzlich nicht verzehrt und kränkelndes Gemüse gelangte allerhöchstens in die Tiermast, wenn überhaupt. Vom Getreide wurde, zu Großmutters Zeiten, das volle Korn verwendet. Die Milch kam frisch aus dem Stall, war weder entrahmt noch pasteurisiert oder homogenisiert etc., und war im Sahne- und Eiweißgehalt den Schwankungen der Saison unterworfen. Damals war der Käse noch Käse und eine Forelle aus einem glasklaren Bach hatte einen ganz eigenen Geschmack. Auch die vielen chemischen Zusätze, denen wir heute gegenüberstehen, samt der Vielzahl künstlicher Geschmacksstoffe bis hin zum Geschmacksverstärker „Glutamat", gab es nicht. Nicht zuletzt war auch der Zuckerverbrauch deutlich geringer.

E 621, das Natriumsalz der Glutaminsäure (Mononatriumglutamat), ist ein Lebensmittelzusatzstoff, der zur Verstärkung des Geschmacks von Lebensmitteln eingesetzt wird. Glutamat ist umstritten, weil es dazu verleitet, übermäßig zu essen.

Unsere Großmütter waren es, denen die Gesundheit der Familie oblag. Sie waren Gärtner und Koch, Hausarzt und Seelsorger, Putzfrau und Tierarzt. Ihr Wissen war unbezahlbar und individuell. Das heute Angepriesene wird nur zu oft verherrlicht, vergroßartigt und über alle Maße gerühmt. Wir (Konsumenten) vergessen dabei, wer wir sind. Im Grunde hat alles in der so oft zitierten „guten alten Zeit" nur funktioniert, weil das Maß der Dinge sich auf die Familie reduzierte und konzentrierte. In diesem Rahmen war bekannt, dass es Aversionen, Empfindlichkeiten und Vorlieben gab. Anonyme „Dritte" hatten wenig Gelegenheit, Informationen zu verbreiten.

Übrigens: Die Täuschung bei Nahrungsmitteln hat Tradition: Schon im Mittelalter wurden Speisen mit Phantasienamen versehen, um von der Zusammenstellung der wahren Zutaten abzulenken; da wurden zum Beispiel während der Fastenzeit „Kalbsleberwürste" serviert, die jedoch aus Fisch bestanden.

Wer nun denkt, dass es zum Erhalt der eigenen Gesundheit und zur Steigerung der Vitalität ausreicht, die Lebensführung unserer Vorfahren zu kopieren, der irrt – es sei denn, man besinnt sich und praktiziert die Selbstversorgung. Das wird schwierig werden, da kaum noch jemand die Möglichkeit hierzu hat. Darum gilt: Wer sich heute einigermaßen vollwertig und ausgewogen ernähren will, der sollte bevorzugt im Bio-Laden einkaufen oder tatsächlich so viel wie möglich Selbstversorgung betreiben.

Wer sich vollwertig ernähren will, sollte so weit wie möglich Selbstversorgung betreiben.

Tipp!

Selbstversorgung bedeutet auch, dass so viel wie möglich für die Ernährung selbst getan wird! Wer beispielsweise seinen Kuchen grundsätzlich selbst bäckt und dabei auf die „Backmischung" verzichtet, betreibt eine Form der Selbstversorgung. Dies gilt gleichermaßen beispielsweise bei der Anzucht von Grünkeimlingen auf der Fensterbank oder beim Kochen von Marmelade.

Was der Geschmack über die Wirkung aussagt

Hippokrates unterschied bereits 420 v. Chr. die Wirkung von Nahrung nach dem Geschmack. Er unterteilte die Geschmäcke in vier Kategorien; die ayurvedische Gesundheitslehre differenziert sechs Geschmacksrichtungen:

Geschmack	positive Wirkung
Süß	Fördert die Bildung von Körpersäften
Sauer	Stimuliert die Verdauung
Salzig	Bindet Wasser im Körper und wirkt reinigend
Scharf	Stimulierend und wärmend
Bitter	Verdauungsfördernd
Asdringierend	Verdauungsfördernd und menstruationsregelnd

Im Übermaß genossen, können folgende Geschmacksrichtungen auch schaden:

Geschmack	mögliche negative Wirkung
Süß	Rheuma und gestörte Infektionsabwehr
Sauer	Geschwüre
Salzig	Frühzeitiges Altern, Potenzstörungen, Hautprobleme
Scharf	Durst, Nervosität
Bitter	Keine Nebenwirkung bekannt
Asdringierend	Verstopfung, Alterserscheinungen (wie z. B. Gliedersteife)

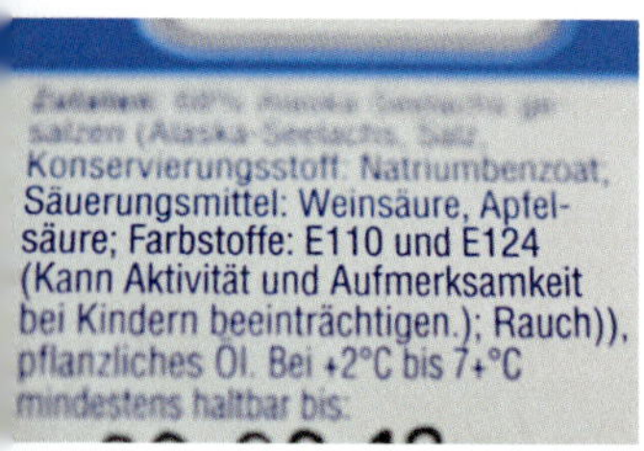

Zutatenliste auf „industriell" gefertigten Lebensmitteln

Umdenken tut not!

Wer lange industriell gefertigte Lebensmittel und Getränke konsumiert hat, wird es nicht ganz so leicht haben, sich mit den neuen Geschmäcken naturbelassener Lebensmittel anzufreunden. Bevor wir den Geschmack unverfälschter Nahrung akzeptieren und vor allem auch wirklich mögen, muss der Geschmackssinn an die „neuen" Geschmacksmuster gewöhnt werden. Dies geschieht am einfachsten durch einen sanften Entzug zu zuckerhaltiger Lebensmittel und durch das gleichzeitige Beseitigen von Geschmacksverstärkern aus der Nahrung – gerade zahlreiche Fertiggerichte weisen eine Menge Aromen und oft auch den Geschmacksverstärker „Glutamat" auf. Lassen Sie einfach einmal die Tiefkühlpizza links liegen und kochen sie sich stattdessen eine feine Suppe aus frischem Gemüse. Sie werden sehen, dass die Tiefkühlpizza in punkto Geschmack keinem Vergleich standhält.

Merke!

Wir essen nicht, um zu schlemmen, sondern wir essen, um zu leben. Wenn wir dies als ersten Grundsatz beherzigen, kann das Essen obendrein gern schmecken – wenn es nur der Gesundheit und dem Wohlbefinden dient.

Zu Beginn der Umstellung werden viele Speisen fad und ungewürzt erscheinen. Das ist in Anbetracht der Massen an Salz, Zucker und Hilfsstoffen, die sich in Lebensmitteln verbergen, ganz normal. Den besten Ausgleich bietet in dieser Phase der vermehrte Verzehr von frischem Obst und Gemüse. Kohlrabi kann man, wenn man die Knolle dünn abgeschält hat, einfach einmal knabbern; junge Möhren aus dem Beet munden ganz besonders. Pulen Sie zarte Erbsenschoten auf und genießen Sie die kleinen Früchtchen, die sich darin befinden, oder verzehren Sie einfach einmal die ganze Schote. Probieren Sie doch ganz einfach einmal, mit welchen Geschmäcken Sie es in Ihrem Garten zu tun haben. Immerhin unterscheiden wir fünf Geschmäcke: süß, scharf, sauer, bitter und salzig. Diese kommen in der Natur in unwahrscheinlich vielfältigen Nuancen vor und sind zu unterschiedlichen Jahreszeiten in unterschiedlicher Menge in den Gemüsen und im Obst vorhanden. Die verschiedenen Geschmäcke üben unterschiedliche Wirkungen auf den Organismus aus. Der gesteigerte Appetit auf einen spezifischen Geschmack kann auf eine gesundheitliche Störung hinweisen.

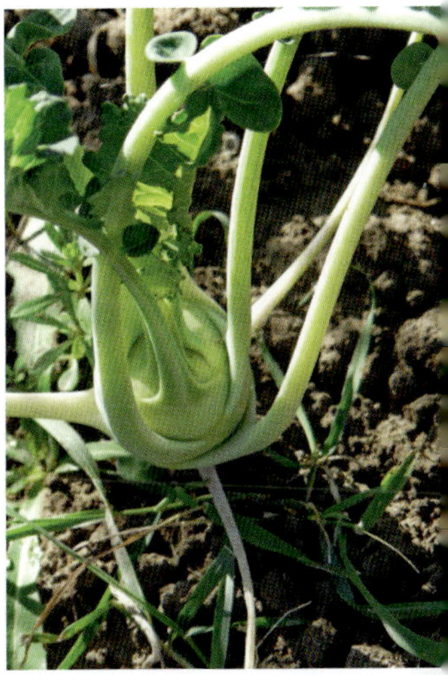

Junge Kohlrabi sind roh absolut delikat, müssen aber vor dem Verzehr geschält werden. In Salaten, Suppen und Eintöpfen können die zarten Blätter ebenfalls mit verzehrt werden.

Merke!

Den Geschmäcken wird eine besondere und regulierende Wirkung auf den menschlichen Organismus zugeschrieben – jeder Geschmack hat eine bestimmte Affinität zu einem Organ.

Darum ist es wichtig, jeden Geschmack zu kennen und ihn auch einzusetzen. Nur so kann der Körper schließlich seine Bedürfnisse signalisieren. Leider sind gerade die Bitterstoffe beinahe komplett aus unserem Speiseplan verschwunden, sodass in der Umgewöhnungsphase wahrscheinlich ein Hauptproblem auftreten wird, nämlich der Widerwillen gegen das Bittere.

Wenn Sie dann über den Punkt hinweg sind und die Qualität eines naturbelassenen Nahrungsmittels am Geschmack erkennen können, haben Sie Ihr Ziel erreicht. Sie sollten das neue Geschmackspotential wirklich mögen. Vom Mögen hängt nämlich der Erfolg des Wohlergehens und der

Vom Mögen hängt der Erfolg ab!

Gesundheit ab: Wir sollten uns bei allem, was wir tun, wohlfühlen. Das gilt nicht nur beim Verzehren der Nahrung, sondern dieser Grundsatz gilt ebenso für das Kochen, für das Gärtnern und vieles andere mehr.

Falls Sie sich fragen, warum Sie tätig werden sollten: Stellen Sie sich einfach einmal vor den Spiegel und sagen Sie Ihrem Spiegelbild, wie sehr Sie es mögen. Und lächeln Sie dabei. Wiederholen Sie in den nächsten Tagen diese Übung. Nach wenigen Tagen werden die ungeliebten Tätigkeiten Ihnen nicht länger den Tag verderben, da Sie die Person, für die Sie das tun, mögen.

Selbstverständlich sollte man auch „richtig" essen können. Auch den Vorgang des Essens sollte man mögen. Es ist nicht gut, wenn eine Mahlzeit hastig heruntergewürgt wird. Das bekommt dem Verdauungsapparat ebenso wenig wie dem Nervenkostüm.

Einige Grundsätze beim Essen

Eine Mahlzeit sollte, so möglich, nicht an feste Zeiten gebunden werden und nur bei Hungergefühl stattfinden.

Eine Mahlzeit sollte nur bei Hungergefühl eingenommen werden.

- Die Kunst des Essens besteht darin aufzuhören, bevor das Sättigungsgefühl einsetzt.
- Wichtig ist, dass eine Mahlzeit in ruhiger und angenehmer Atmosphäre eingenommen wird.
- Gründlich kauen, denn: Gut gekaut ist bereits halb verdaut.
- Die Zusammenstellung eines Mahls beachten; hier sind weniger Zutaten mehr. Zu viele gemischte Nahrungsmittel können Unverträglichkeiten auslösen, da sie sich ernährungspsychologisch nicht ergänzen.
- Den Appetit beachten.

Nur der kann wirklich kochen, der die Natur der Dinge kennt; auch dem Placebo wohnt eine Wirksamkeit inne.

Das Zubereiten einer Mahlzeit

Wer wirklich gesunde Nahrung zubereiten will, der sollte den Bedürfnissen des Körpers die passenden Zutaten zuordnen können und gern in der Küche stehen – der Rest kommt von allein. Falls Ihnen also einmal an einem nasskalten, regnerischen Herbsttag das Feuer der Sonne fehlen sollte: Kochen Sie sich dann nicht nur etwas Warmes, sondern auch angenehme Wärme! Wie das geht? Ganz einfach: Nehmen Sie Obst und

Gemüse, die die Sonnenenergie eines langen Sommers tanken durfte und würzen Sie das Ganze schön scharf. Mit den passenden „Sonnenkräutern" verfeinert, wird Ihnen diese Mahlzeit dann ordentlich „einheizen". Die Kräuter, die in der sengenden Sonnenhitze zuhause sind, erkennt man an den schmalen, beinahe nadelartigen Blättern, an ihren silbrigen Glanz (der das Sonnenlicht reflektiert) und an ihrer feinen Behaarung, die vor zu schneller Ausdünstung schützt.

Jedoch sollte bei aller Euphorie grundsätzlich bei der Wahl der Zutaten nicht nur Rücksicht auf Unverträglichkeiten genommen werden, sondern genauso auf geschmackliche Vorlieben. Es nützt niemandem, wenn etwas verzehrt wird, das den Brechreiz aktiviert. Unter derartigen Bedingungen stellt sich ein Wohlgefühl nicht ein.

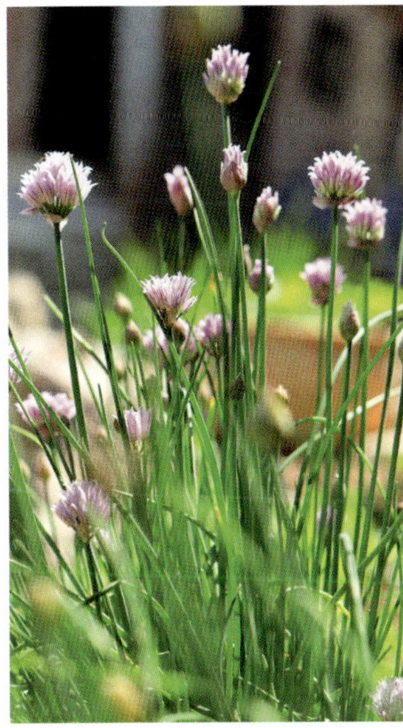

Schnittlauchblüten sehen nicht nur reizvoll aus: sie können in einem Salat auch mit verzehrt werden.

Merke!

Verzehren Sie nur, was Sie wirklich mögen. Seien Sie jedoch bei der Beurteilung nicht voreingenommen und urteilen Sie nicht vorschnell: Oft muss sich der Geschmackssinn an neuartige Aromen erst einmal gewöhnen!

Ebenfalls wichtig für das Zubereiten einer gesunden Mahlzeit ist, neben dem Beachten der erforderlichen Garzeiten, auch die Zusammenstellung der Zutaten. Bei den Zutaten ist es wertvoll zu wissen, welche Lebensmittel beim Kochen an Nährwert gewinnen und welche lieber roh oder blanchiert verzehrt werden sollten; immerhin wird ein Großteil lebensnotwendiger Vitamine beim Kochen zerstört. Also sollten während der Zubereitung diejenigen Zutaten, die einer längeren Kochzeit zur Steigerung der gesundheitsfördernden Inhaltsstoffe bedürfen, nicht mit denen in einen Topf gesteckt werden, die man besser roh verzehren sollte.

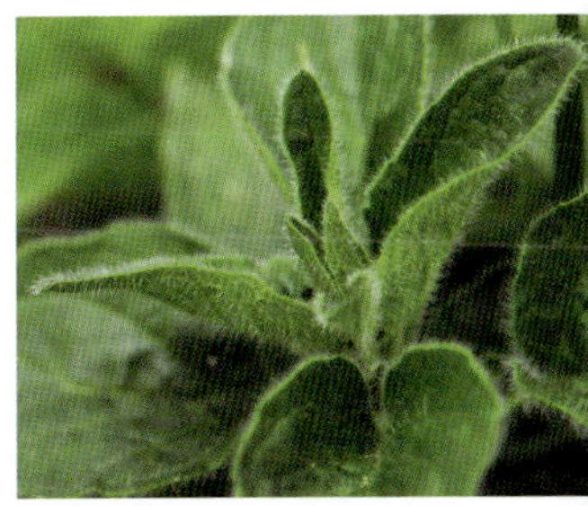

Der gemeine „Dost" (Origanum vulgare), auch unter dem Namen Origano bekannt, liebt einen vollsonnigen und trockenen Standort. An diesem entfaltet die Pflanze reichlich ätherische Öle, deren Duft wohltuend und entspannend wirkt. Dost wirkt sich positiv auf das Allgemeinbefinden aus.

Merke!

Obst und Gemüse sollte immer wieder einmal roh verzehrt werden, damit der Körper mit unbehandelten/unveränderten sekundären Pflanzenstoffen, Enzymen und Vitaminen versorgt wird.

Es gibt „gute Kochbücher" und es gibt jene, die man besser nie gelesen haben sollte: In vielen Rezeptvorschlägen finden sich ganze Sammlungen an Ungesundem. Wer eine gesunde Mahlzeit zubereiten will, verzichtet auf zu viel Fett, reduziert den Anteil weißen Zuckers, vertraut nicht auf chemische Hilfsstoffe, verwendet Gewürze – anstelle von zu viel Salz – und befördert Ballaststoffe in den Stoffwechsel.

Ballaststoffreiche Nahrungsmittel	
Trockenobst	Getreide und Vollkornprodukte
Getreidekleie	Nüsse

Zahlreiche Wohlstandskrankheiten resultieren aus ungesunden Ernährungsgewohnheiten

Vitalstoffe kommen vorwiegend in Wildpflanzen vor.

Ganz wichtig für eine gesunde Ernährung ist das Konsumieren möglichst vieler Vitalstoffe. Diese kommen in höheren Mengen vorwiegend in Wildpflanzen vor. Einem Salat sollten immer einige Blätter von essbaren Wildpflanzen hinzugefügt werden.

Den wirklichen Wert einer guten und ausgewogenen Küche führen uns die Rezeptanweisungen alter Kochbücher vor Augen: Man aß Wild, Fisch, Grützen, Hülsenfrüchte und Gemüse (auch Wildgemüse) in einer Zusammenstellung, die den Körper mit allen lebensnotwendigen Stoffen versorgte. Allerdings ist auch hier das Nachkochen nicht angebracht, da entweder die Zutaten nicht mehr erhältlich sind oder nicht mehr mit unseren Ernährungsgewohnheiten im Einklang stehen. Es nützt nichts: Wer eine gesunde Mahlzeit zubereiten will, kommt nicht daran vorbei, zu experimentieren und die eintretende Wirkung zu beobachten. Einer gesunden Ernährung sind natürliche Zutaten geschuldet und das Verhältnis vom Rohverzehr zum Gegarten sollte stimmen.

Natürliche Zutaten		
Vollkornmehl	anstelle von	Mehl-Typ 405*
Brauner Zucker	anstelle von	raffiniertem weißem Zucker
Native Öle	anstelle von	raffinierten Ölen

*Die Typenbezeichnung verweist auf den Mineralstoffgehalt.

Das Wissen um die richtige Zubereitung der Nahrung ist ausschlaggebend.

Wie wichtig das Wissen um die richtige Zubereitung der Nahrung ist, verdeutlicht ein Blick in alte Kochbücher. Darin stoßen wir auf die Berufsbezeichnung „Leibkoch". Nicht jeder Koch konnte „Leibkoch" werden. Hinter dem Titel verbarg sich ein Meister am Herd, der nicht nur den Gaumen einer hochgestellten Persönlichkeit zu bedienen, sondern auch durch die Wahl der verwendeten Nahrungsmittel und geeignete Zubereitungsmethoden für dessen Gesunderhaltung zu sorgen hatte. Wer diesem Modell nacheifert, hat den Arzt im Haus.

Merke!

Richtiges Kochen ist eine Form von Alchemie! Durch das Verwenden bestimmter Zutaten und das Hinzufügen diverser Kräuter und Gewürze können Gerichte „gezaubert“ werden, die die beabsichtigte Wirkung noch während der Mahlzeit entfalten.

Vitamine und Co.: Wissenswertes auf einen Blick

Vitamine sind keine Energieträger, aber dennoch lebenswichtig.

Vitamine sind organische Verbindungen, die entweder durch die Nahrung aufgenommen oder vom Körper gebildet werden können. Vitamine sind keine Energieträger. „Wer Vitamin C und andere Vitamine in ausreichender Menge zu sich nimmt“, so betonte zum Beispiel der Chemie-Nobelpreisträger Linus Pauling, „kann die Länge seines Lebens und die Periode intakter Gesundheit um schätzungsweise 25 Jahre verlängern.“

Der Vitaminbedarf ist nicht bei allen Menschen gleich. Schwangere, Kinder, Greise, Extrem-Sportler, Raucher, Trinker und Menschen, die Medikamente zu sich nehmen müssen, weisen einen höheren Bedarf auf. Es gibt auch Lebenssituationen, die den Bedarf schwanken lassen. In Stresssituationen zum Beispiel bedarf der menschliche Organismus einer erhöhten Vitaminzufuhr. Doch auch Lebensgewohnheiten üben einen erheblichen Einfluss auf den Bedarf an Vitaminen aus. Vitamine sind in der Regel hitzeempfindlich und werden beim Kochen zerstört (eine Ausnahme ist beispielsweise die Hagebutte; das Vitamin C entwickelt sich erst nach einer Kochzeit von über 10 Min.).

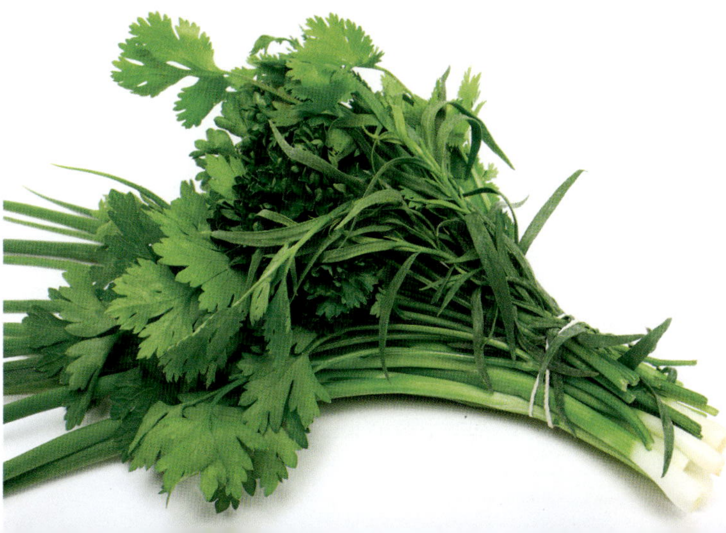

Kräuter und Gewürze entfalten ihre Wirkung bereits während der Mahlzeit.

Optimale Versorgung mit Vitaminen

Eine abwechslungsreiche Ernährung gewährleistet auch eine optimale Versorgung mit Vitaminen. Es sollte viel Wert auf rohes Obst und rohes Gemüse gelegt werden, regelmäßig aber auch Gegartes verzehrt werden. Obst und Gemüse mit fettlöslichen Vitaminen sollten mit etwas Butter, Sahne oder gutem Speiseöl gegessen werden.

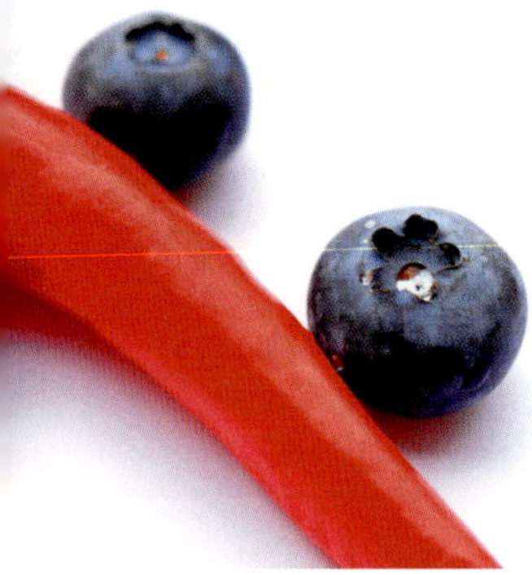

Rohes Obst und Gemüse sind reich an Vitaminen.

Vitamine auf einen Blick
Fettlösliche Vitamine: **A, D, E, K**
Wasserlösliche Vitamine: **B_1, B_2, B_6, B_{12}, C**

Vitamine gezielt einsetzen

Vitamin	Wirkung
Vitamin A Retinol	Stoffwechsel Haut und Schleimhäute Sexualität und Fortpflanzung Sehvermögen Skelettsystem Immunsystem
Vitamin D Cholecalciferol	Versorgung des Körpers mit Calcium und Phosphat Haut
Vitamin E Tocotrienole Tocophenole	Zelle Haut Innere Organe Blut Radikalefänger
Vitamin K_1/K_2 Phyllochinon Menachinon Farnochinon	Blutgerinnung
Vitamin B_1 Thiamin	Gehirn Schilddrüsenfunktion Nerven Kohlenhydratstoffwechsel
Vitamin B_2 Riboflavin	Stoffwechsel Konzentration/Merkfähigkeit
Vitamin B_3 Niacin (Nicotinsäure)	Fettstoffwechsel, senkt Blutfettwerte

Vitamin	Wirkung
Vitamin B_5 Pantothensäure	Stoffwechselfunktionen, ist oft ein Bestandteil in Energydrinks
Vitamin B_6 Pyridoxin	Eiweißstoffwechsel; wichtiges Steuerungsinstrument für die Arbeit unserer Nerven
Vitamin B_7 Biotin	Haut/Hautfunktion Haar und Nägel
Vitamine B_9/B_{11}/M Folsäure	Haut/Hautfunktion
Vitamin B_{12} Cobalamin	Blut, Blutbildung
Vitamin C Ascorbinsäure	Immunsystem Bindegewebe Herz und Kreislauf Leber

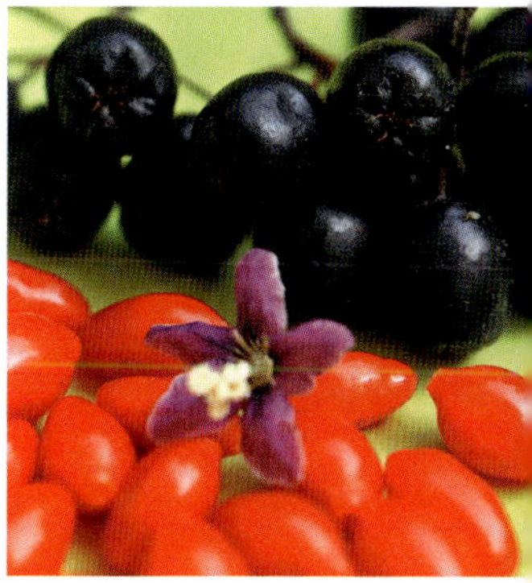

Gojibeere und Aronia enthalten viel Vitamin C.

Die Vitaminvergiftung (Hypervitaminose)

Auch der Begriff „Hypervitaminose" ist älteren Ausgaben des Dudens nicht geläufig. Die Auswirkungen eines übermäßig hohen Vitaminkonsums sind ein modernes Phänomen und resultieren nicht zuletzt aus dem Herauslösen der Vitamine aus ihrem natürlichen Umfeld. Eine Vergiftungserscheinung tritt vorzugsweise bei den fettlöslichen Vitaminen A und D auf, da diese nicht über die Nieren ausgeschieden werden können. Eine übermäßige Zufuhr von Vitaminen kann über die Ernährung in Form von Nahrungsergänzungsmitteln oder Vitaminpräparaten auftreten.

Vitamin A und D können nicht über die Nieren ausgeschieden werden.

Optimale Versorgung mit Spurenelementen

So wie Pflanzen für eine optimale Entwicklung auf die im Boden enthaltenen Spurenelemente aufbauen und auf das Fehlen eines Elements mit einem mangelhaften Wuchs und einer erhöhten Anfälligkeit gegenüber Krankheiten und Schädlingen reagieren, so verhält es sich auch bei uns Menschen. Deshalb ist es wichtig, Spurenelemente in ausreichendem Umfang aufzunehmen. Die Spurenelemente üben im Organismus vielfältige Funktionen aus, deren Wirkungsspektrum noch immer nicht vollständig erforscht ist. Nachfolgend eine Aufstellung der wichtigsten Spurenelemente:

Spurenelemente und deren Wirkungsbereiche	
Chrom (Cr)	Nicht vollständig geklärt; Zucker-Stoffwechsel
Eisen (Fe)	In Pflanzen beeinflusst Fe die Photosynthese und ist Regulator des Chlorophyllgehaltes. Im menschlichen Organismus ist es für den Sauerstofftransport zuständig. Die bräunliche Verdunkelung ausgetretenen Blutes ist eine Oxydation des Metalls im Blut, es „verrostet" bei der Zufuhr von Luft. Fördert die Blutbildung.
Flour (Fl)	Nur in geringem Umfang im Körper enthalten. Es ist für den Erhalt gesunder Zähne und Knochen von Bedeutung.
Jod (L)	Jod (im Fachjargon „Lod") wird über die Nahrung aufgenommen. Die höchste Konzentration finden wir in der Schilddrüse, wo es zur Hormonbildung verwendet wird.
Kupfer (Cu)	Antibakterizides Metall, das wegen seiner chemischen Dichte zu den Schwermetallen zählt.
Mangan (Mn)	Kommt in der Natur häufig im Erdboden vor und ist für die Photosynthese von Bedeutung.
Selen (Se)	Wichtig für die Produktion eines Schilddrüsenhormons. Zellschutzfunktion. Vermindert die Zellteilungsgeschwindigkeit von Krebszellen.
Zink (Zn)	Ein sehr häufig vorkommendes Element der Erdkruste. Es ist unentbehrlich für den Stoffwechsel. Eine Studie aus den USA belegt, dass eine optimale Versorgung mit Zink die Leistungsfähigkeit deutlich steigern kann. Gut für Haut und Haar, Gehirn und Stoffwechsel.

In alten Kochbüchern wird der Wert der guten Küche hervorgehoben; sinngemäß heißt es dort: Wo mit Verstand gekocht wird, verdienen der Arzt und Apotheker kein Geld. Auch wird in den alten Kochbüchern vor Essen zu Unzeiten gewarnt.

Mineralstoffe: Salze mit unentbehrlichen Funktionen

Mineralstoffe, die wir vermehrt benötigen, nennen wir Mengenelemente. Aus der Vielzahl der Mineralien benötigt der menschliche Organismus eine geringe Anzahl in größerem Umfang. Das sind im Einzelnen:

- Kalzium
- Kalium
- Natrium
- Schwefel
- Magnesium
- Chlor
- Phosphor

Mineralstoffe üben in unserem Körper unentbehrliche Funktionen aus. Sie sind entscheidend für das Wohlbefinden bzw. für die Gesundheit insgesamt. Der Mensch braucht teilweise große Mengen dieser Mineralstoffe, insbesondere in Form von Kalzium und Eisen.

Mit schonendem Umgang Verluste an Vitaminen und Mineralstoffen gering halten

Werden Obst und Gemüse zu lange gewässert, werden die Aromen und Inhaltsstoffe herausgeschwemmt. Deshalb werden Obst und Gemüse vor der Verwendung unzerkleinert gründlich gewaschen – bei druckempfindlichen Früchten, wie Erdbeeren, Himbeeren oder reifen Pfirsichen sowie bei Blattsalaten, empfiehlt sich die Verwendung eines Durchschlags.

Obst und Gemüse schonend verarbeiten, um die Inhaltsstoffe zu erhalten.

Merke!

Um ein Herauslösen der wertvollen Inhaltsstoffe zu vermeiden, sollte ein notwendiges Zerteilen grundsätzlich nach der Wäsche erfolgen.

Nach dem Abtropfen können Stiele und Blattreste entfernt und die Früchte und Salatblätter zerkleinert oder anderweitig vorbereitet werden.

Um Oxydationen zu vermeiden, sollten grundsätzlich nichtrostende oder oxydierende Gerätschaften verwendet werden.

Unter der Schale befinden sich in der Regel viele sekundäre Pflanzenstoffe, deshalb dünn schälen, falls erforderlich. Der Sitz der sekundären Pflanzenstoffe lässt sich gut bei rotschaligen Kartoffeln erkennen. Kochen Sie doch einmal solche Kartoffeln und entfernen Sie deren Schale, nachdem die Knollen etwas ausgekühlt sind. Unter der Pelle, die sich wunderbar einfach abziehen lässt, tritt die rote Farbe zutage.

Viele Gemüse sollten, um einen Vitaminverlust zu begegnen, nur blanchiert werden; allerdings werden bei dieser Methode viele wertvolle Inhaltsstoffe an das Blanchierwasser abgegeben.

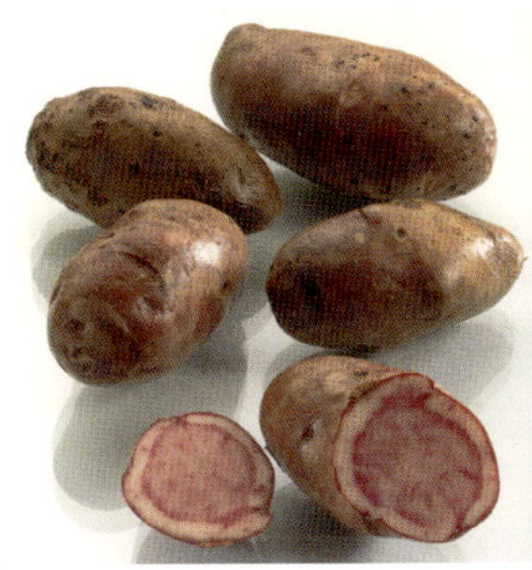

Unter der Schale befinden sich viele sekundäre Pflanzenstoffe.

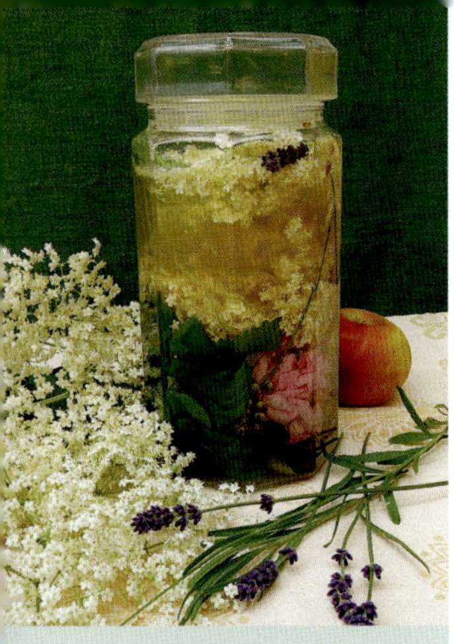

Heilkraft aus Pflanzen: Was wird wie verwendet?

Tinkturen, Elixiere, Tees oder Heilöle

Heilkraft aus Pflanzen selbst herstellen

Es muss und kann nicht immer alles verzehrt werden, was der Garten an heilkräftigen Gewächsen birgt. Um diese Gewächse trotzdem zu nutzen, lassen sich oft auch Tinkturen, Tees oder Heilöle mit einfachen Mitteln selbst bereiten. Das Bereiten von Elixieren ist ein komplexer Vorgang, der ein gewisses Maß von Wissen über die Wirkung von Pflanzen auf den menschlichen Organismus voraussetzt.

Ernten und Verarbeiten

- Zum Trocknen: Sobald der Tau restlos abgetrocknet ist, werden die Teekräuter mit einem scharfen Messer geerntet, zu Büscheln zusammengebunden und an einem luftigen und schattigen Ort zum Trocknen aufgehängt.
- Zum Einlegen in Öl: Ernten wie in A beschrieben. Die Kräuter/Blüten werden zerteilt und in ein verschließbares Gefäß gegeben. Danach mit einem guten Öl begießen und an einem warmen Ort verwahren.
- Für eine alkoholische Mazeration: Ernte und Verarbeitung wie B, anstelle des Öls wird Alkohol aufgegossen. Fest verschließen, damit der Alkohol nicht entweicht.

- Die Trocknung von Gemüse und Früchten ist möglich, es sollten jedoch nur einwandfreie Ernteprodukte verwendet werden. Die Trocknung von Gemüsen funktioniert ähnlich wie die von Apfelringen.
- Bei der konservierenden Sirupbereitung werden gewichtsgleiche Frucht-Zucker-Mischungen verarbeitet. Sollen Blüten (Rosen, Holunder o. Ä.) verwendet werden, werden diese im Vorfeld mazeriert; das Mazerat wird erst danach gewichtsgleich mit Zucker versetzt.

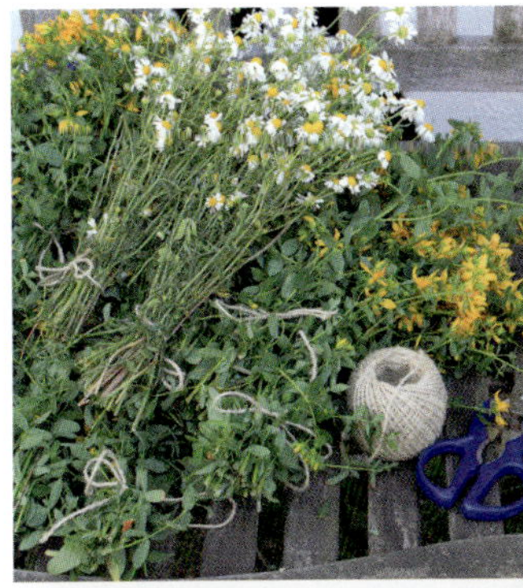

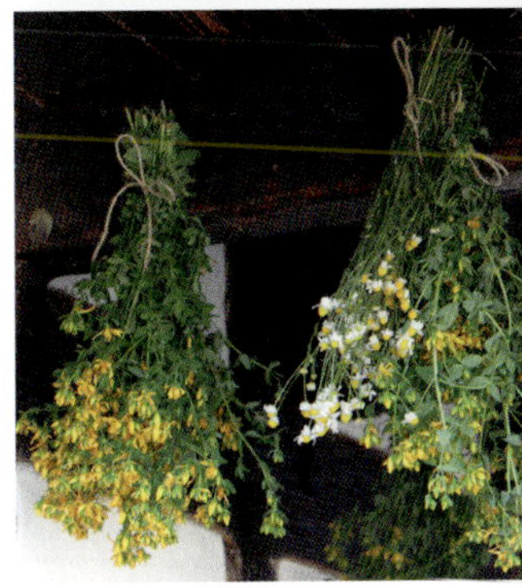

Zum Trocknen vorbereitete und aufgehängte Kräuter

Was wird wie verwendet?

Aufguss

Die einfachste Art, die Kraft der Kräuter, Blüten und Samen zu nutzen. Wichtig sind das Gefäß und die Wassertemperatur, die für den Aufguss gewählt werden.

Da ätherische Öle leicht flüchtig sind, sollte das Wasser eine Minute nach dem Aufkochen abkühlen, bevor es über die Teezutaten gegeben wird. Das Zerkleinern der Kräuter und Blüten erleichtert das Lösen aus den Pflanzenzellen. Das Gefäß sollte einen Deckel besitzen. Man kann den Aufguss heiß oder kalt trinken, gesüßt oder ungesüßt.

Die Standardmenge beträgt: 75 g frisches Kraut und 25–30 g getrocknetes Kraut per ½ l Wasser. Kräuter und Gewürze lassen sich problemlos an luftigen und schattigen Orten trocknen. Sind alle Pflanzenteile restlos trocken, werden diese staubfrei, lichtgeschützt und trocken verwahrt. Samen werden geerntet, sobald diese vollkommen ausgereift sind. Auch sie sollten, bevor sie verwahrt werden, nachgetrocknet werden.

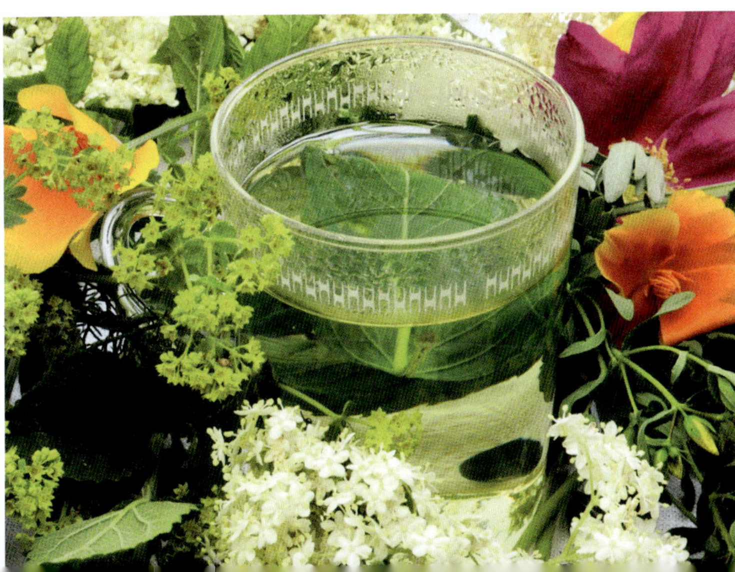

Teezubereitungen können sehr vielfältig sein und müssen sich keinesfalls auf grüne Pflanzen reduzieren. Neben den bekannten Teepflanzen, wie Pfefferminze oder Zitronenmelisse, können auch die wohlriechenden Blüten einem Tee ein unverwechselbares Aroma verleihen.

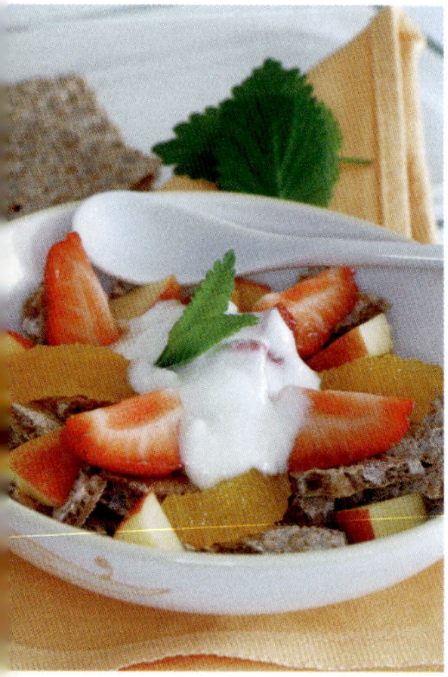
Ein gesundes Frühstück

Absud

Die Methode wird meistens angewendet, wenn es darum geht, schwer lösbare Inhaltsstoffe aus Wurzeln, Rinden, Zweigen oder Beeren zu ziehen. Hierfür werden die Ingredienzien in einem Topf mit kaltem Wasser aufgesetzt und zum Kochen gebracht. Sehr holzige Teile können bis zu einer Stunde bei mäßiger Wärmezufuhr gekocht werden; bei Beeren und Wurzelteilen verringert sich die Kochzeit; die Mindestkochzeit beträgt jedoch 15 Minuten. Die Standardmenge beträgt: 75 g frisches Kraut und 25–30 g getrocknetes Kraut per ¾ l Wasser, das deutlich einkocht.

Obstkur

Eine Obstkur wird in der Regel über den Zeitraum einer Woche hinweg durchgeführt. Während dieser Kur werden morgens und abends die jeweiligen Obstsorten verzehrt. Diese können durch Getreideflocken ergänzt werden. Auf das Süßen mit Süßungsmitteln sollte verzichtet werden. Obstkuren können durch die Zubereitung entsprechender Tees unterstützt werden.

Tinktur

Als Tinktur wird die alkoholische Variante bezeichnet, mit der gesundheitsfördernde Inhaltsstoffe aus den Pflanzenteilen gelöst werden. Tinkturen werden in der Regel aus einzelnen Kräutern hergestellt; diese können nach Bedarf gemischt werden. Wegen der konservierenden Eigenschaft des Alkohols haben Tinkturen eine Haltbarkeit von bis zu zwei Jahren. Am besten eignen sich zur Bereitung einer Tinktur „klare" Schnäpse wie Wodka oder Kornbrände. Zur Bereitung reicht ein 25%iger Alkoholgehalt aus. Sie können herkömmliche Alkohole mit Wasser verdünnen. Tinkturen eignen sich für die innerliche und die äußerliche Anwendung.

Verwenden Sie ein fest verschließbares Glas, in das Sie die Pflanzenteile einfüllen und übergießen sie diese mit dem verdünnten Alkohol. Die Flüssigkeit muss überstehen, sonst droht Schimmelbildung. Das Glas sollte mindestens zwei Wochen an einem warmen Ort gelagert werden, ehe die Pflanzenteile ausgepresst werden. Zum Pressen können Sie jedes Gerät benutzen, das sich dazu eignet. Sie können die Pflanzenteile aber auch einfach in den Entsafter geben. Sollte keine Pressmöglichkeit zur Verfügung stehen, kann mit einem Baumwolltuch ein noch befriedigendes Ergebnis erzielt werden. Gießen Sie die Tinktur durch einen Kaffeefilter und legen Sie anschließend alle Pflanzenteile auf das Tuch, das Sie dann über einem weithalsigen Behältnis kräftig auswringen sollten.

Tinkturen eignen sich für die Bereitung von Kompressen bei Sportverletzungen oder zur Wundheilung. Für eine Kompresse verwenden Sie standardmäßig 10–20 ml Tinktur; fügen sie dieser ½ l heißes Wasser zu. Mit dieser Flüssigkeit wird ein Stofftuch getränkt, das über die betreffende Stelle gelegt wird.

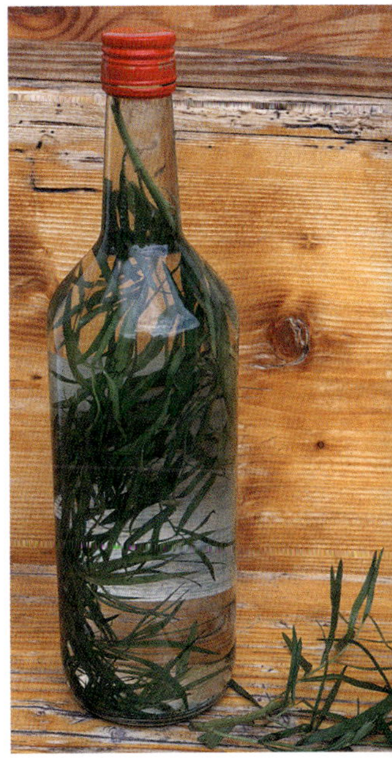

In Schnaps angesetzte Kräuter

Kräuterschnäpse

Es gibt die Möglichkeit, Gewürze und Kräuter, auch Wurzeln, in hochprozentigen Alkohol einzulegen. Auf diese Weise können bestimmte Heilschnäpse bereitet werden. Der Alkoholgehalt sollte mindestens 40 % betragen. Besonders geeignet sind Wurzeln oder reife Samen. Wegen der konservierenden Eigenschaft des Alkohols können hochprozentige Spirituosen sehr lange verwahrt werden, ohne dass diese verderben. Verwenden Sie auch hier keinesfalls Industriealkohol!

Elixier

Ein Elixier wird auf Weinbasis oder auf hochprozentiger Alkoholbasis bereitet. Die Geschichte ist voll sagenumwobener Elixiere, die den Anwendern – größtenteils Adligen – ein erstaunlich langes Leben beschert haben sollen. Möglicherweise dienten sie auch dazu, den oft erheblichen Altersunterschied bei adligen Brautleuten auszugleichen. Das Elixier besteht in der Regel aus einer Auswahl bestimmter Pflanzen, Mineralien und mitunter auch tierischer Zusätze, die eine entsprechende Wirkung bei der betreffenden Person erzielen sollen. Die meisten Rezepturen werden streng gehütet, bekannt dürfte jedoch der „Schwedenbitter" sein. Elixiere sind in unserem Kulturkreis seit Jahrhunderten eingeführt. Der Begriff stammt im Übrigen aus dem Arabischen („al-iksir") und bedeutet „Stein der Weisen". Ingredienzien sind häufig Wurzeln, Beeren und Blätter oder Zweige von Bäumen. Das Elixier „Frenette", das dem Anwender eine Lebensdauer von 115 Jahren ermöglichen soll, besteht aus 50%igem Alkohol und ganz jungen Blättern, Knospen und Zweigstücken der Esche, die für mehrere Monate in den Alkohol eingelegt werden. Das Gefäß sollte ständig fest verschlossen sein, damit der Alkohol sich nicht verflüchtigt. Täglich 1 Esslöffel einnehmen.

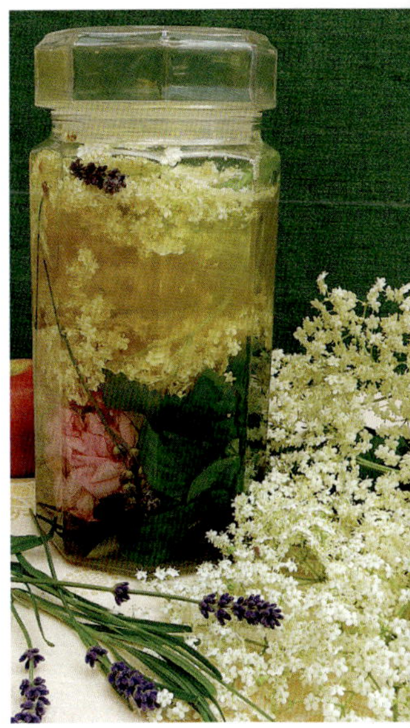

Elixiere bestehen in der Regel aus Kräutermischungen.

Kräuter- und Massageöle

Als Trägerstoffe für derartige Öle werden gern Mandel-, Sonnenblumenkern- und/oder Weizenkeimöl verwendet. Verwenden Sie zum Bereiten eines solchen Öls ein fest verschließbares Gefäß und befüllen Sie es locker mit Blüten oder krautigen Pflanzenteilen. Das Öl wird darüber gegossen, bis es übersteht. Das Gefäß wird an einem sonnigen Ort für mindestens vier Wochen belassen. Danach kann das Öl ausgepresst werden.

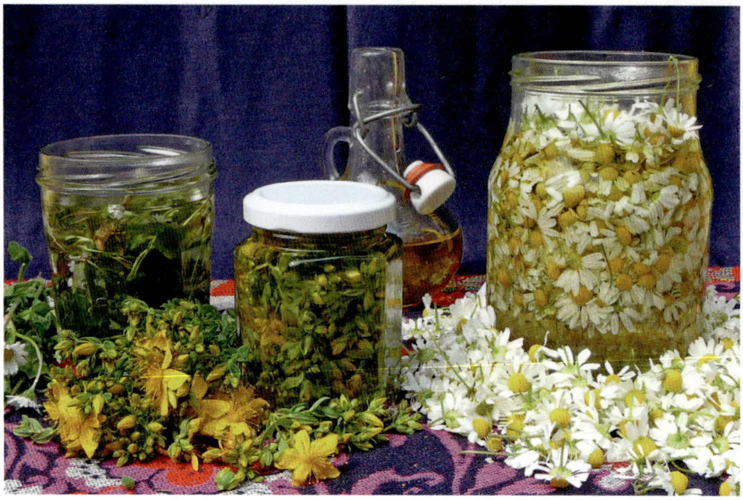

Sauber geerntete Blüten und ein gutes Öl können ein vorzügliches Heilöl ergeben. Denken Sie beim Ansetzen daran, dass viele Blüten von Insekten bewohnt werden. Bitte lassen Sie deswegen die Blüten vor dem Einfüllen in das Gefäß mindestens eine Stunde ausgebreitet ruhen.

Werden grüne Pflanzenteile verwendet – Gänseblümchen zum Bereiten eines Gänseblümchen-Öls, das sich bei Blutergüssen bewährt hat –, kann es durchaus sein, dass der Geruch des Öls als leicht ranzig empfunden wird. Dies bedeutet jedoch keinesfalls, dass das Öl verdorben ist. Das Öl ist erst dann verdorben, wenn sich auf den Pflanzenteilen Schimmel gebildet hat.

Es können auch Öle, die in der Küche verwendet werden, durch Zugabe von Blüten und Kräutern verfeinert werden. Hierzu können alle handelsüblichen Öle verwendet werden.

Auch Essig kann durch das Hinzufügen bestimmter Kräuter im Geschmack merklich verändert werden.

Gemüse- und Fruchtsäfte

Säfte enthalten oft keine Ballaststoffe.

Mit dem Rohentsafter können aus sämtlichen Kräutern, Obst- und Gemüsesorten Säfte gewonnen werden – auch aus dem Weizengras. Jedoch ist zu bedenken, dass diesen Säften oft der Gehalt an Ballaststoffen fehlt. Als Ergänzung oder gezielte gesteigerte Einnahme ist nichts gegen einen derartig hergestellten Saft einzuwenden, ansonsten ist jedoch der Verzehr des ganzen Obstes oder Gemüses empfehlenswert.

Der eigene Garten

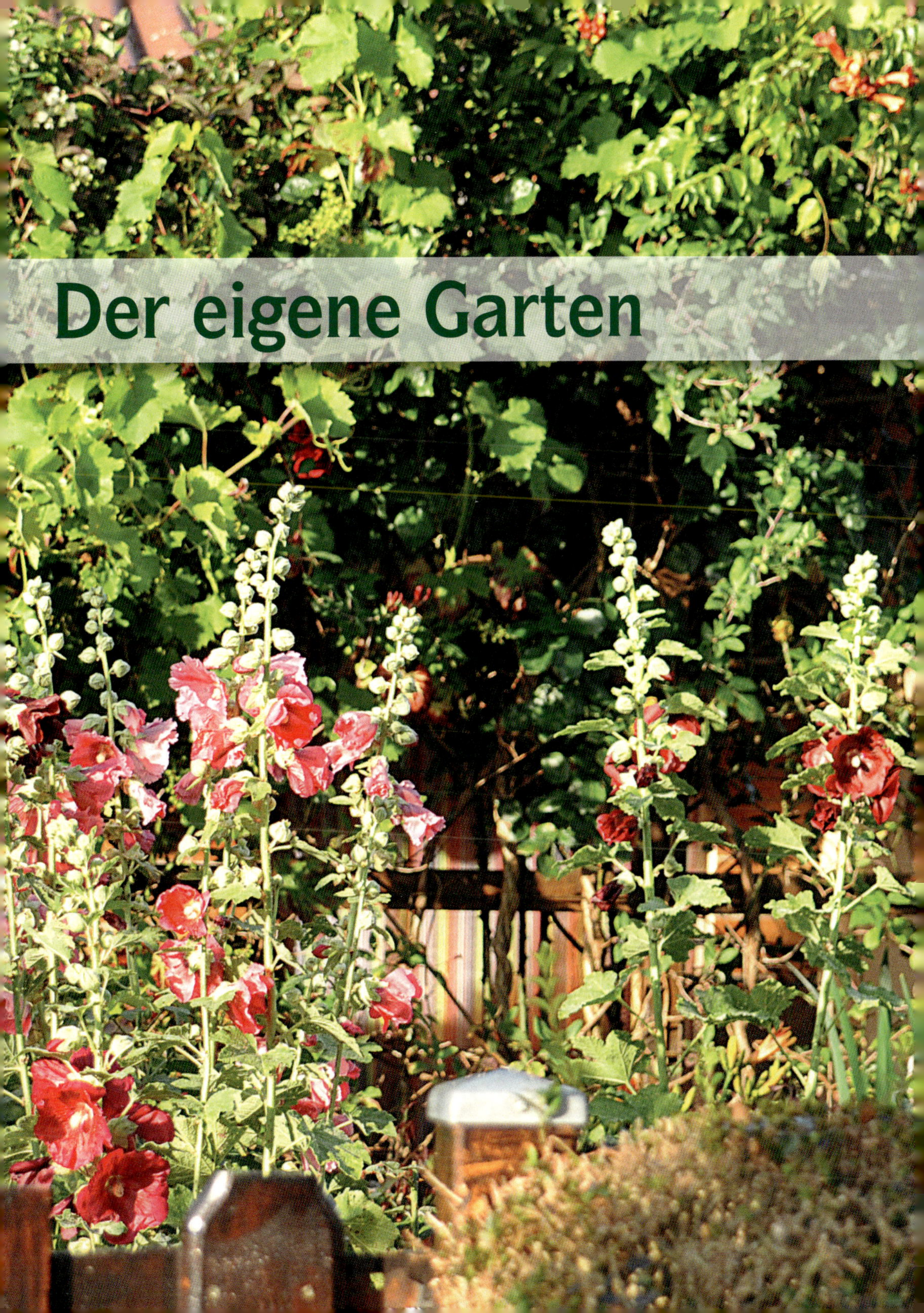

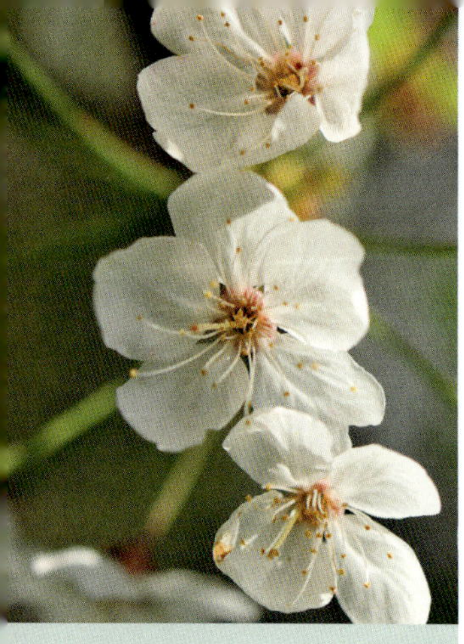

Erste Hilfe für die Seele

Nicht nur der Körper kann erkranken. Auch unsere Seele weist Veränderungen auf, die äußerst unangenehme Folgen nach sich ziehen können und mit einer Erkrankung vergleichbar sind. Oftmals weisen bestimmte körperliche Symptome auf eine Schädigung der Seele hin. Wie Herpesblasen am Mund oft sicheres Zeichen seelischen Stresses sind, treten Kopfschmerz und Migräne gerne als Begleitumstände der „Selbstverletzung" auf.

Vielleicht sollten Sie einmal überdenken, ob und wie Sie sich in Stress versetzt haben. Seien Sie einfach gut und fair zu sich. Menschen, die an Migräne leiden, stellen zu häufig zu viele Anforderungen an sich selbst. Treten Sie kürzer; niemand ist perfekt. Das ist sicherlich einfacher gesagt als getan. Sie werden aber sehen, wie wohl es Ihnen tut, wenn Sie Ihr Leben „entschleunigen", wie es heute so schön heißt. Nicht zuletzt Ihr Körper wird es Ihnen danken.

Herzrhythmusstörungen können auch aus einem Verlust an Lebensfreude resultieren. Wenn eine ärztliche Untersuchung keinen Befund ergeben hat, könnte ein Verlust an Lebensfreude die Ursache für die Unregelmäßigkeiten des Herzschlages sein.

Gerade Gartenbesitzer können auf vielfältigste Weise Freude in ihr Leben bringen. Vielleicht fehlt Ihnen ein kleiner Teich? Oder eine ganz bestimmte Pflanze? Gestalten Sie Ihren Garten nach Ihren Wünschen; ohne Rücksicht auf die Meinung anderer! Und lernen Sie, sich an den alltäglichen kleinen Dingen zu erfreuen.

Liebeskummertee (für Erwachsene)

Zutaten: 1 EL Rosenlikör, 1 EL Kalifornischer Mohn getrocknet, 1 Handvoll Borretschblüten, 1 Handvoll Dost getrocknet, 8 Gewürznelken und ein etwa 1 cm großes Stück einer frischen Ingwerwurzel.

Zubereitung: Ingwer, Nelken, Mohn und Dost in 1 l kaltem Wasser aufsetzen und 5 Min. lang bei mäßiger Wärme köcheln, dann die Borretschblüten hinzufügen und weitere 5 Min. köcheln lassen. Vor dem Abseihen mindestens 20 Min. ziehen lassen. Hat der Tee Trinktemperatur erreicht, wird auf ¼ l 1 TL Rosenlikör gegeben. Vor dem Schlafengehen können bei Bedarf 1–2 Tassen langsam getrunken werden.

Erkältungen

Wer häufig an einer Erkältung leidet, muss tagtäglich wahrscheinlich viel erledigen. Diese Person braucht eine Auszeit. Wer nicht daran denkt, der kann gelegentlich von einer Erkältung befallen werden. Eine Erkältung verhilft dem überforderten Körper und Geist dazu, einfach einmal „faul" zu sein und nur an sich zu denken. In Zukunft also nicht immer alles alleine machen wollen.

Zahlreiche Erkrankungen erlauben einen Blick auf das Wesen des Menschen: Häufige Infektanfälligkeit kann ein Hinweis des Körpers auf Überforderung sein. Versuchen Sie nicht, immer alles alleine machen zu wollen.

Die Augen

Die Augen sind das Fenster ins Herz: Worte wie Abendrot, Candlelight-Dinner oder Zitronenfalter gäbe es sicherlich nicht, wie auch Picasso und Kollegen den Sinn des Lebens in einer anderen Beschäftigung hätten finden müssen, wenn die Menschheit nicht mit diesen wunderbaren Sehwerkzeugen ausgestattet wäre. Und trotzdem: Obwohl kein anderer Sinn einen derartig starken Einfluss auf das persönliche Wohlergehen und den Kontakt zur Umwelt ausübt, werden die Augen nicht selten stiefmütterlich behandelt. Dabei bedürfen sie einer liebevollen Pflege – bevor die Sehschärfe nachlässt oder Schmerzen die Augen plagen. Pflegen Sie Ihre Augen doch einmal auf eine ganz angenehme Weise!

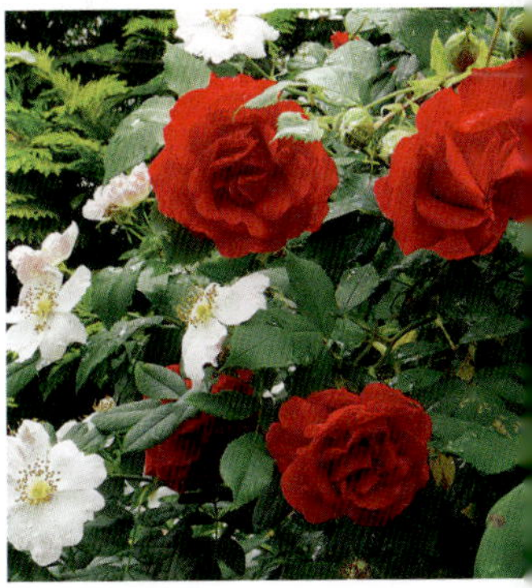

Der Anblick schöner Blumen trägt zum seelischen Wohlsein bei.

Auflage mit Rosenblütenblättern

Wohlriechend müssen sie sein, taufrisch und absolut frei von einer chemischen Behandlung! Am besten werden die Rosenblütenblätter in den Morgenstunden – sobald sich die Blüten geöffnet haben – im eigenen Garten geerntet und auf die Augen gelegt.

Stressbewältigung mit Lavendelöl

Für die Zubereitung des Lavendelöls in der Blühphase ernten

Starken Gemütsschwankungen kann mit Lavendelöl gut begegnet werden. Pfarrer Kneipp empfiehlt die zweimalige tägliche Einnahme von fünf Tropfen dieses schmackhaften Öls, das einfach selbst hergestellt werden kann. Zur Bereitung des Lavendelöls werden die Blüten in der Blühphase geerntet und locker in ein weithalsiges Gefäß gefüllt. Auf die Blüten wird ein gutes Öl gegeben, bis es übersteht. Das Gefäß wird fest verschlossen für vier Wochen an einem warmen Ort aufbewahrt. Danach wird filtriert.

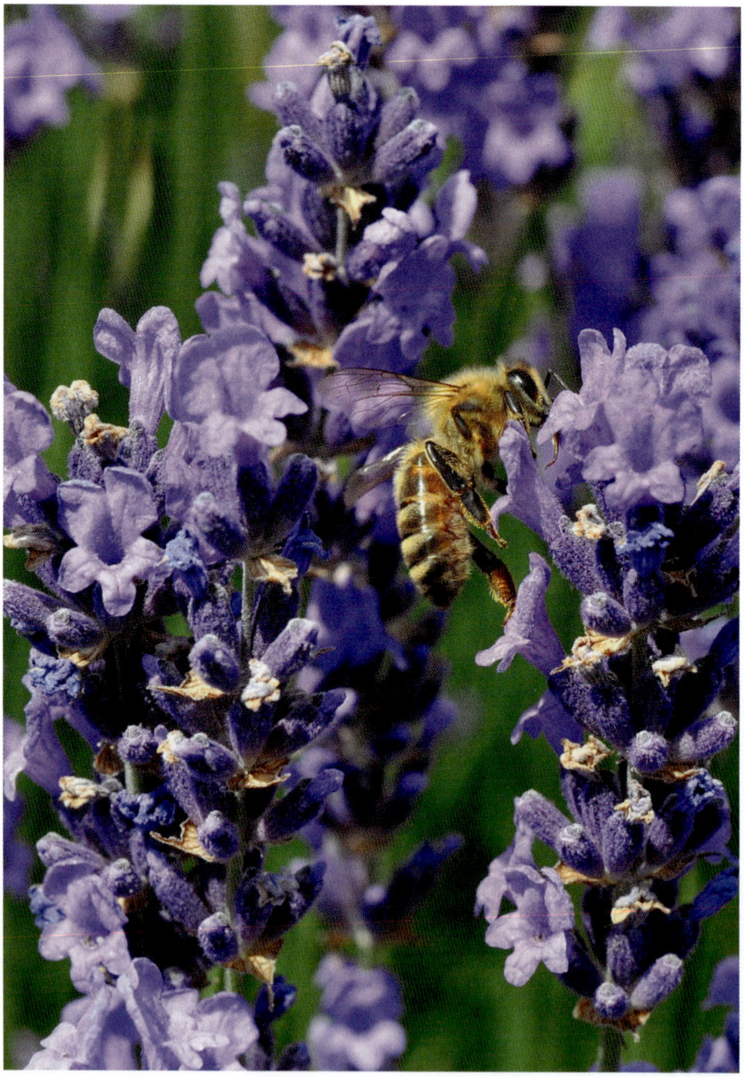

Erntereifer Lavendel

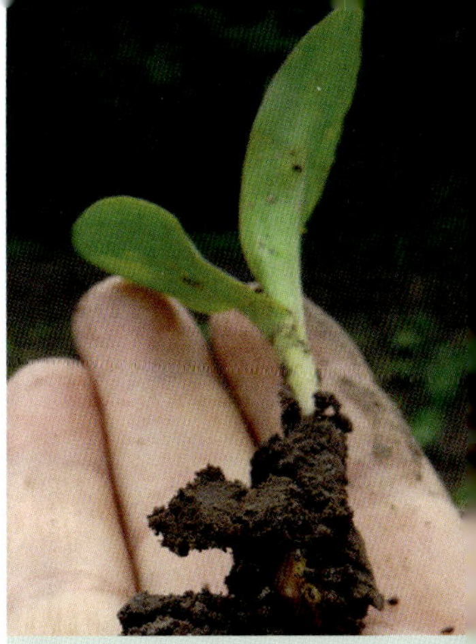

Über Pflanzen

Objektive Pflanzengesundheit

Um aus der Vitalität den höchsten Nutzen ziehen zu können, entwickelten die Pflanzen verblüffende Strategien, mit denen sie den Erhalt ihrer Art sichern.

Pflanzen sind wunderbare Geschöpfe. Allein der betörende Duft, der einer Blüte entweicht oder der Anblick eines alten Baumriesen lassen beinahe jedes Herz höherschlagen! Das gilt auch für die Freude über ein besonders gut geratenes Gemüse, das der Garten – auch der auf dem Balkon – zur Ernte bereithält.

Schon immer übten Pflanzen eine starke Faszination auf uns Menschen aus. Es gibt unzählige Überlieferungen, die vom Wunderbaren der Pflanzen künden. Oft kann man in den Sagen, Mythen und Märchen die Verehrung unserer Ahnen erkennen.

Für mich sind Pflanzen ebenso lebendig wie es Mensch und Tier sind; ihnen fehlt lediglich die Möglichkeit der Fortbewegung – vom „Wandern" durch Wurzeln oder Klettern an Bäumen oder Stangen und der Begrünung ganzer Häuserfassaden einmal abgesehen. Jedoch fehlt es den Pflanzen gänzlich an der Möglichkeit einer hörbaren Lebensäußerung. Pflanzen führen ein aktives Leben, das keineswegs so friedvoll und harmonisch verläuft, wie es auf uns als Betrachter wirkt. Sämtliche Pflanzen müssen vital sein, um ihre Art auf diesem Globus behaupten zu können. Um aus der Vitalität den höchsten Nutzen ziehen zu können, entwickelten die Pflanzen verblüffende Strategien, mit denen sie den Erhalt ihrer Art sichern. Hinter dem verführerischen Duft einer Blüte oder ihrer Färbung verbirgt sich eine Überlebensstrategie! Das Anreichern bestimmter bioaktiver Stoffe sichert das Überleben. Brennhaare, Dornen und Stacheln, Bitterstoffe und Gifte zählen zu den Waffen einer Pflanze, denn sie kennt viele Gefahren. Vom Aufgefressenwerden einmal ganz abgesehen, können sie erkranken oder durch Schädlinge, auch Bakterien, befallen werden. Sie müssen ständig Krieg führen, um den Standort zu verteidigen. Pflanzen können vor keiner Bedrohung flüchten. Auch nicht vor der erbarmungslosen Glut des Sonnenlichtes.

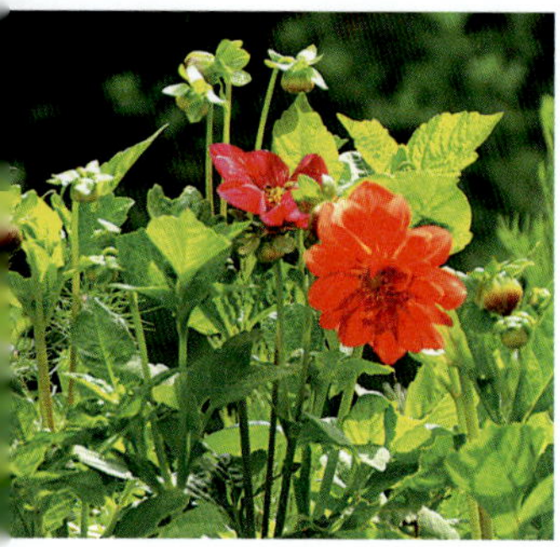

Dahlien sind pflegeleicht und zeitlos schöne Gartengewächse, die allerdings nicht winterhart sind.

Pflanzen sind außergewöhnlich zäh. Diese Zähigkeit ist ebenso ein Verdienst der zahlreichen bioaktiven Stoffe, die zu ihrer ausgeklügelten Überlebensstrategie gehören. Wir Menschen nutzen sie zum Erhalt unserer Gesundheit.

Pflanzen „organisieren" das gesamte Leben auf diesem Planeten. Sie sind eng mit den Energien aus dem Kosmos verbunden und wandeln diese unter Verwendung der toten Materie in lebendige Masse.

Ich räume den Pflanzen uns gegenüber einen deutlichen Vorteil in der Evolution ein: sie sind mit dem Erdreich verbunden! Die Summe „Erdreich" weist formende Eigenschaften auf, über die wir Menschen nur wenig wissen. Wissenschaftlich bewiesen ist, dass Pflanzen mit ihren Wurzeln das Erdreich um sich herum koordinieren können; einige Pflanzenarten reichern beispielsweise Knöllchenbakterien an und leben mit diesen in Symbiose. Aus der Mythologie ist bekannt, dass gerade alte Bäume einen festen Platz im Totenkult der Naturvölker haben. Die Bäume sind es auch, die stark mit den Sternen verbunden sind. Ich denke beispielsweise an den typischen Wuchs einer Eiche, deren vielfach gekrümmte Äste der Umlaufbahn des Mars im Wuchs folgen. Pflanzen sind wirklich etwas ganz Wunderbares. Wer sich mit ihnen befasst, besitzt den Schlüssel in eine andere Welt, die voller Geheimnisse steckt: Pflanzen sind Orte, mit denen Naturwesen in Verbindung gebracht werden, Pflanzen sind Mittler zwischen dem Diesseits und dem Jenseits. Schon immer zogen Pflanzen die Menschen in ihren Bann. Die Heilpflanzenkunde ist die älteste Medizin und wird sogar in Ansätzen von einigen wildlebenden Tierarten betrieben.

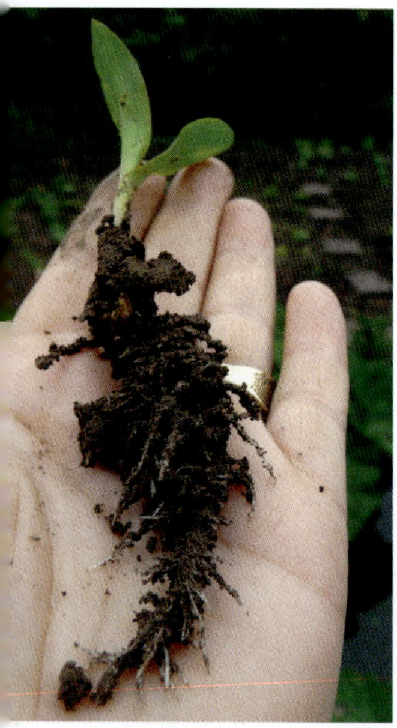

Eine gut entwickelte Maispflanze samt der kräftigen Wurzel

„... Du sollst Binsen nehmen, Liebstöckel und Minze, das ist eine gute Würze für die großen Fürze ..."
(Zitat aus der Würzburger Pergamenthandschrift, der ältesten deutschsprachigen Sammlung von Kochrezepten aus dem 14. Jahrhundert)

Objektive Pflanzengesundheit

Wie ein Haustier aussieht, das gesund ist, wissen die meisten: ein schönes glattes und glänzendes Fell, leuchtende und lebhafte Augen, Vitalität in den Bewegungen. Auch den Pflanzen kann man die Gesundheit ansehen. Sie äußert sich ähnlich: Eine Pflanze, die gesund ist, strotzt förmlich vor

Energie und zieht die Blicke magisch auf sich. Die Blattentwicklung einer gesunden Pflanze ist harmonisch, die Blätter sind energiegeladen, die Blattfarbe ist kräftig, die Blätter und Stängel weisen einen arttypischen Wuchs auf. Um diese Kriterien explizit beurteilen zu können, bedarf es jedoch eines gewissen Maßes an Erfahrung: Die (grüne) Farbe ist von Pflanze zu Pflanze sehr unterschiedlich, die Form und die Größe der Blätter sind äußerst variabel, was auch für den Wuchs einer Pflanze gilt. Hierzu ein Beispiel: Ein Kopfsalat und ein Weißkohl bilden ähnliche Pflanzenformen aus – Kopfbildung –, beide Pflanzenarten jedoch variieren in der Farbe, in der Form der Blätter und des Stängels. Ein Kopfsalat in der Farbe eines Weißkohls wäre auf keinen Fall als gesund zu betrachten und umgekehrt genauso. Es ist also von Bedeutung zu wissen, wie eine gesunde und vitale Pflanze aussieht, damit man nicht etwas verzehrt, das krank ist.

Jede falsche Behandlung der Pflanzen lässt sich an diesen gut ablesen.

Als Selbstversorger beobachten Sie am besten das Wachstum und das Aussehen Ihrer Pflanzen. Festzuhalten bleibt: Jede fehlerhafte Behandlung der Pflanzen ist gut erkennbar.

Die Pflanze im Menschen

Bitte verstehen Sie die Überschrift nicht so, dass Ihnen nach dem Verzehr eines Samens eine Pflanze im Körper sprießt! Ich möchte hier vielmehr auf einige große, wenn auch entgegengesetzte Ähnlichkeiten zwischen Pflanzen und Menschen hinweisen, die leider ein wenig aus dem Fokus der Wissenschaft geraten sind. Schon Goethe hat uns mit seiner Metamorphosenlehre ein Pflanzenverständnis nahebringen wollen, das uns ermöglichen sollte, die Pflanzen als „sinnlich/übersinnlich" zu erkennen und sie für unser Wohlergehen nutzbar zu machen. Nun war Goethe kein Mediziner, er war aber ein begnadeter Beobachter der Natur und ihrer Vorgänge. Vielleicht sollte ich, ehe ich auf diese „Spiegelbilder" der Ähnlichkeiten näher eingehe, zu bedenken geben, dass ein Pharmazeut zwar ein Fachmann, jedoch kein Arzt ist. Dieser ist wiederum weit von einem Naturbeobachter entfernt.

Es ist wichtig, dass sich an das Thema Gesundheit zahlreiche Experten unterschiedlichster Ausrichtungen wagen. Pharmazeutische Unternehmen senden ihre „Naturbeobachter" aus, um Heilpflanzen zu finden. Jedoch ist die Pharmakologie die Wissenschaft der Substanzen (Stoffe) und ihrer Wirkung auf Lebewesen. Trotz großartiger Erfolge vermag die Pharmakologie jedoch nicht die Gesamtheit einer Heilpflanze in eine Heilbeziehung einzubeziehen. Die antiken Ärzte verkörperten den Naturbeobachter, den Pharmakologen und den Arzt: Das Wissen, das uns beispielsweise ein Hippokrates oder Paracelsus in Form von Aufzeichnungen überlassen hat, könnte unter dem Aspekt der Ganzheitlich-

Die antiken Ärzte verkörperten den Naturbeobachter, den Pharmakologen und den Arzt in einer Person.

keit und neuer, deutlich fortschrittlicherer Methoden eine revolutionäre Wirkung entfalten. Um etwas über den Charakter eines Menschen zu erfahren und somit dessen Handeln abschätzen zu können, reicht dessen Betrachten ebenso wenig aus wie eine chemische Analyse.

Pflanzen und Menschen sind sich viel ähnlicher, als man das vielleicht glauben mag. Diese Ähnlichkeit beruht jedoch auf ausgeprägten Unterschieden. Zwar unterscheidet sich die Heilpflanze äußerlich nicht von der Giftpflanze, jedoch offenbart intensives Beobachten das Wesen der Pflanze, die beobachtet wird.

Rudolf Steiner sagte in einem Vortrag, den er 1923 für Ärzte gehalten hat: *„Was die schöne Natur draußen ist, sind eigentlich lauter imitierte Krankheitsprozesse. Beim Menschen sind es innerliche Krankheitsprozesse. Draußen ist die wunderbar schöne Natur.“* [1]

In unserer grundsätzlich entgegengesetzten Ähnlichkeit gleichen wir den Pflanzen beinahe wie ein Spiegelbild. Bezeichnen wir dieses Phänomen als „identische Gegensätzlichkeit“, die ihren Ursprung in der Geschichte des „Erdenwerdens“ hat. Diese „identische Gegensätzlichkeit“ beginnt, wenn man so möchte, beim Blutfarbstoff, dem Hämoglobin, und dem Pflanzenfarbstoff Chlorophyll. Beide Farbstoffe differieren lediglich durch ihren Atomkern: Während der Blutfarbstoff einen Atomkern aus Eisen aufweist, besteht der Atomkern des Chlorophylls aus Magnesium. Der grüne Pflanzenfarbstoff fluoresziert blutrot, während der rote Blutfarbstoff pflanzengrün fluoresziert. Eine ebensolche Ähnlichkeit liegt auch bei der Atmung vor: Unser Atemorgan, das, auf den „Kopf“ gestellt, mit seinen Bronchien und Verzweigungen und den Lungenflügeln ideell der sichtbaren Erscheinung eines Baumes ziemlich ähnlich ist, nimmt den Sauerstoff in sich auf und gibt ihn innerlich an den Blutkreislauf ab. Der Blutkreislauf transportiert im Blut den Sauerstoff der Atemluft in die Zellen und nimmt das Abfallprodukt „Kohlenstoffdioxid“ auf, befördert es zur Lunge, die es nach außen diffundiert. Die Pflanzen nehmen das Kohlenstoffdioxid außen auf und transportieren das Gas in ihre Zellen, um daraus organische Kohlenstoffverbindungen aufzubauen. Dabei wird der Sauerstoff frei und nach außen abgegeben.

Das Gegenstück des Blutfarbstoffes Hämoglobin ist der Pflanzenfarbstoff Chlorophyll.

Auch die Pflanzenwurzel und das menschliche Haupt gleichen sich im Umgekehrten: Das Gehirn ist das vitalste Organ des Menschen – und die Wurzel das einer Pflanze. Die Wurzel ist die „Organisatorin“ der Verfestigungs- und Mineralisierungsprozesse und hebt Wasser und Mineralien aus dem Leblosen heraus. Welches Kunststück! Umso mehr, da im späteren Stoffwechsel der Pflanze aus diesen „toten“ Substanzen lebensspendende Nahrung wird.

Aus Kohlenstoff, Sauerstoff und Wasserstoff wird Fructose, die in süßen Früchten steckt; Pflanzen wandeln mit scheinbarer Leichtigkeit die Bestandteile des Erdreiches in bunte Fruchtfarben, extravagant geformte Früchte und Blätter, in Fruchtsäuren und ätherische Öle um. Aus diesem Ganzen ergibt sich die nächste Analogie: Pflanzen gründen ihr Sein auf Totes (Mineralien, Wasser, Kohlenstoffdioxid und Sonnenlicht), während wir unser Sein auf Lebendes gründen (Pflanzen, Tiere). Und: Zahlreiche Wurzeln unterschiedlichster Pflanzenarten haben sich insbesondere als wirksame „Kopfheilmittel" bewährt.

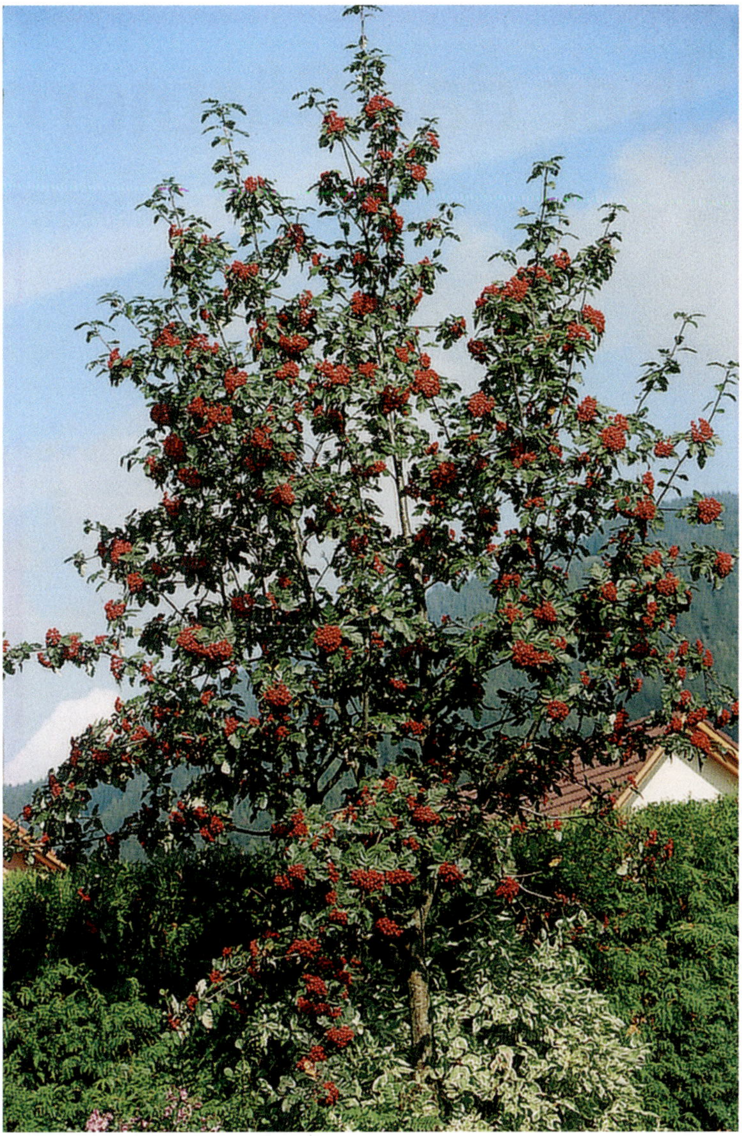

Das Erscheinungsbild eines Baumes ähnelt unserem Atmungsorgan, der Lunge, mit all ihren Verzweigungen und Verästelungen.

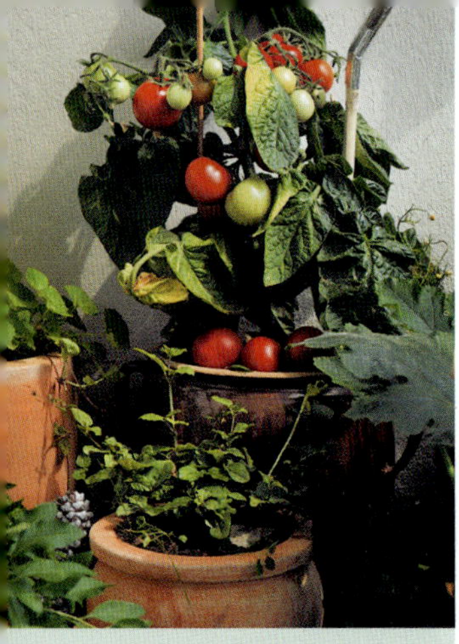

Das Grundstück für den Gemüse und/oder Obstbau

Über das Gärtnern

Weshalb sollte man im Garten schwitzen, wenn der Supermarkt mit einer Fülle von Billigangeboten lockt? Ganz einfach: Egal ob Blumen, Kräuter, Obst oder Gemüse – die Gewächse des Gartens können grundverschieden von den im Handel angebotenen Doppelgängern sein. Ich denke an die ersten Radieschen, deren herzhafte Senföle und angenehme Schärfe nicht einmal annähernd von der handelsüblichen Ware erreicht werden; an den saftig-zarten Rhabarber, an knackige Bohnen, gebleichten Löwenzahn, zarten Salat und aromatische Tomaten, deren tennisballähnliche und im Handel erhältlichen Ebenbilder keinen Vergleich mehr standhalten.

Ausschlaggebend für die Qualität sind die Kulturbedingungen und die Art und Weise, wie mit den Nahrungsmitteln (auch den Blumen) verfahren wird. Und falls Sie noch mehr Argumente benötigen als jene, die ich Ihnen bereits im Vorfeld in der Einleitung aufgezeigt habe, empfehle ich Ihnen, sich einmal die Reportage „Unser täglich Gift“[2] von Monique-Marie Robin anzuschauen. Außerdem ist Selbermachen ziemlich kostengünstig; das ist handfeste Qualität zum kleinen Preis. Die Qualität bei Obst und Gemüse aus dem eigenen Garten hat einen Quantensprung erfahren; sie ist das Ambrosia, das uns Menschen auf die Stufen des Olymps erhebt. Gerade jene wunderbaren Kleinodien, die aus dem eigenen Garten stammen, können so reich an Inhaltsstoffen sein, dass ihnen bei regelmäßigem Verzehr, neben dem kulinarischen Aspekt, ein medizinischer Charakter zuerkannt werden muss. Nahrung ist hier Heilmittel; es ist Nahrung, die die Selbstheilungskräfte des Körpers mobilisiert, unterstützt und nährt …

Das bedeutet (für mich), das Hybridgemüse vor diesem Hintergrund als „minderwertig“ einzustufen ist, wie „unreif“ geerntetes Gemüse auch. Das „Totspritzen“, das in der industrialisierten Landwirtschaft üblich ist und dass lediglich eine gleichzeitige, frühzeitige Reife bewirkt, gehört verboten: Das Ergebnis ist ein „Absterben" anstelle eines „Ausgereiftseins". Wenn man an die traditionell zugeschriebene Wirkung einer Hühnersuppe denkt – der Verzehr soll den Blutdruck senken und kräftigend wirken –, sollte man sich fragen, ob „notgereifte" Hühnchen, die etwa einen Monat lang unter katastrophalen Bedingungen gehalten wurden, wirklich zu einer Hühnerbouillon taugen, die nach dem Verzehr eine wohltuende Wirkung auf den menschlichen Organismus ausübt. Das dürfte wohl kaum möglich sein. Ähnliche Überlegungen gelten auch für Obst und Gemüse.

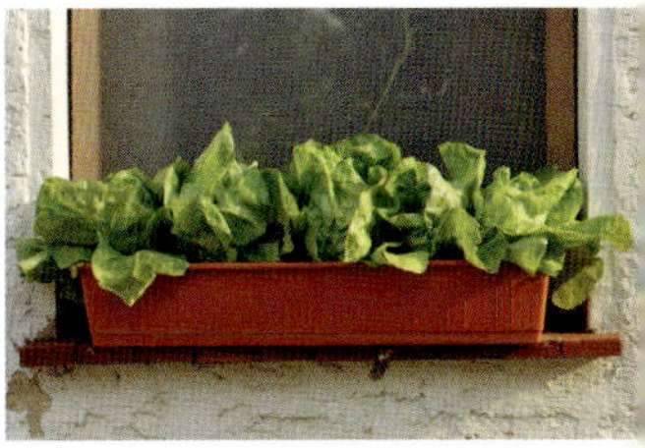

Auch auf einer schmalen Fensterbank kann Gemüse kultiviert werden – in diesem Fall Kopfsalat

Obst und Gemüse aus dem eigenen Garten hingegen können viel mehr an Frische und Güte aufweisen: Die Stoffwechselvorgänge in den Pflanzen verlaufen unter ungestörten und natürlichen Bedingungen. Im eigenen Garten kann beinahe jedes Gemüse kultiviert werden. Eine Ausnahme bilden gelegentlich Pflanzen, die aus anderen klimatischen Regionen stammen. Auch auf dem Balkon lässt sich so manches gesunde Pflänzchen kultivieren. Balkongärten sind stark abhängig von der Ausrichtung des Balkons und der Kreativität des Betreibers. Außerdem: Selbst-Ernten von der Fensterbank sind möglich. Neben dem Güteeffekt würde auch eine Entlastung des eigenen Geldbeutels erreicht – und der Spaß, den die gesamte Familie während der Saison hat, ist unbezahlbar!

Gemüse im eigenen Garten entlastet nicht nur den Geldbeutel!

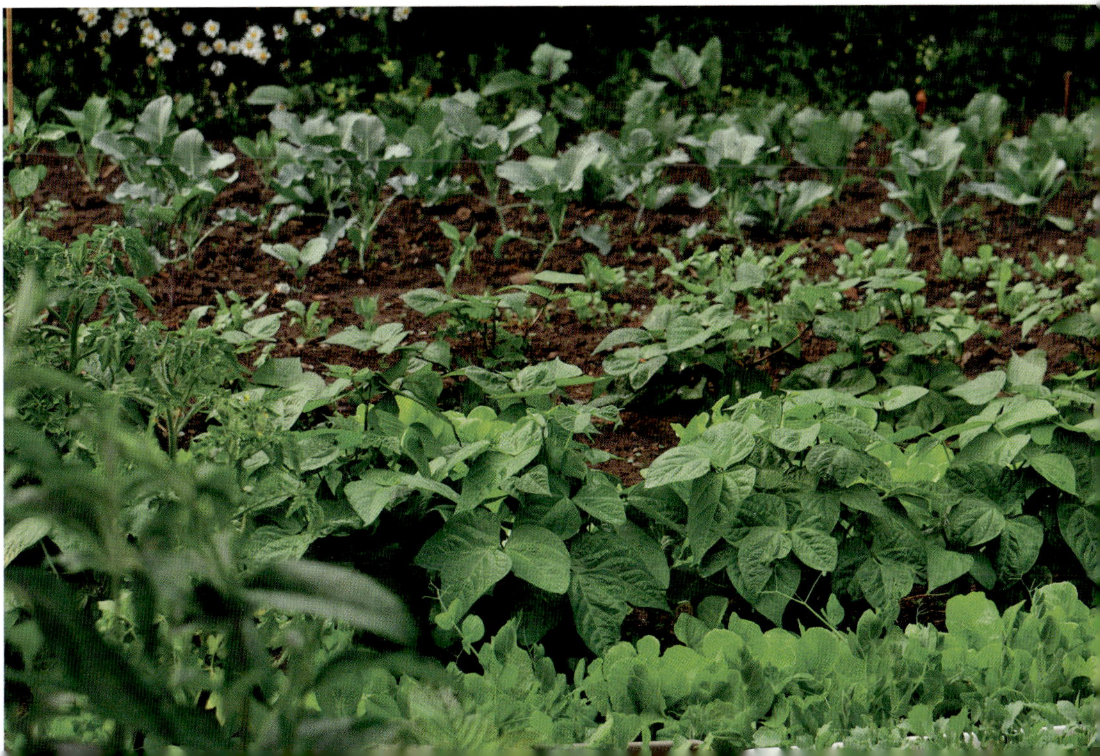

Das Grundstück für den Gemüse- und/oder Obstbau

Eine Alternative, um sich ausreichend mit frischem und unbelastetem Obst und Gemüse zu versorgen, stellt die Beschaffung eines Grundstückes dar. Je nach Größe können auf diesem Grundstück eine Vielzahl Sträucher und Bäume gepflanzt und Beete angelegt werden; oft sind bereits Obstgehölze oder Beetflächen vorhanden. Damit der Erfolg bei solch einem teuren und zeitaufwendigen Unterfangen nicht auf der Strecke bleibt, sollte bereits im Vorfeld geklärt werden, welche Sortenwahl auf dem Grundstück, besonders bei den langlebigen und teuren Obstgehölzen, sinnvoll ist.

Man sollte im Vorfeld abklären, welche Sortenwahl sinnvoll ist.

Die Bodenverhältnisse

Nur in einer einwandfreien und gesunden, nahrhaften Erde können Pflanzen gedeihen, die der Gesundheit Nutzen bringen. Zu beachten ist Folgendes:

- Klären Sie im Vorfeld wie und mit welchen Mitteln der Vorbesitzer den Boden bearbeitet und behandelt hat. Oftmals finden sich unter der Erdoberfläche oder unter der zugewucherten Grasdecke von alten

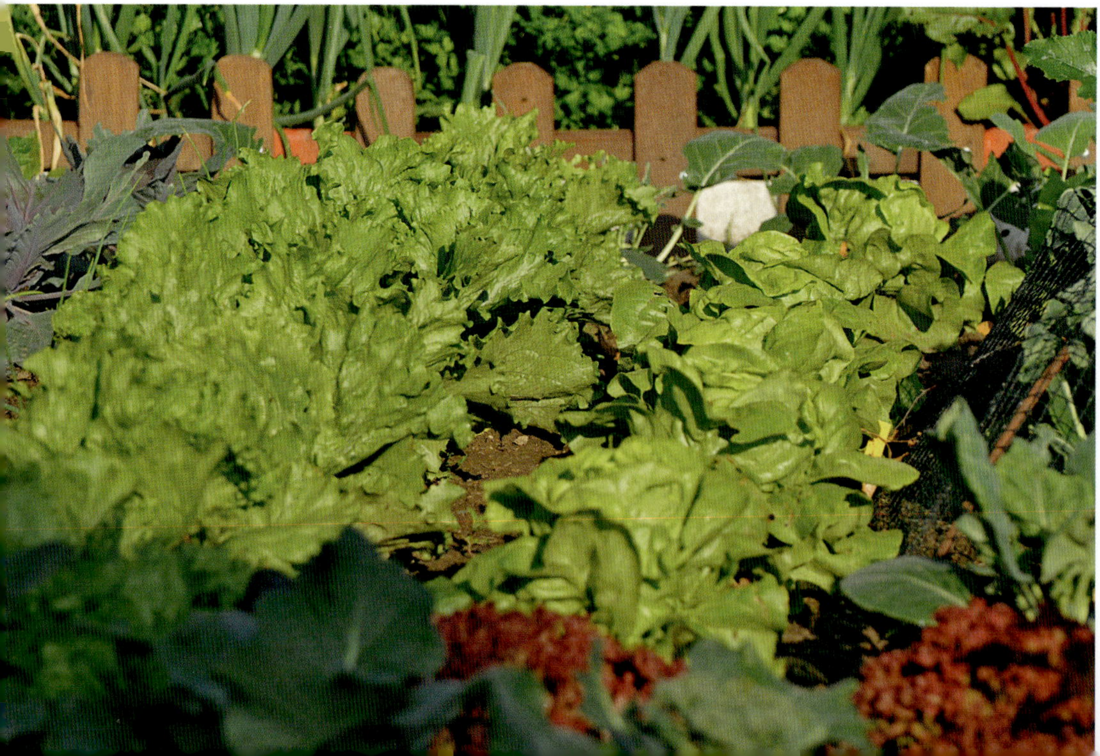

Salatvariationen im Kleingarten

Grundstücken wahre Altlastenhorde! Früher wurde Müll einfach in den Garten gekippt oder darin vergraben; ungeachtet dessen, woraus er bestand. Ein Garten, dessen Boden von üppigem Pflanzenbewuchs bestanden ist, liefert den Beweis für einen nahrhaften Boden, der nicht mit Unkrautbekämpfungsmitteln behandelt wurde.

- Bestimmte Pflanzen zeigen die Bodenqualität an. So wachsen Kamillen auf einem Boden, der kalkarm bzw. leicht sauer ist, Vogelmiere weist auf einen hohen Stickstoffgehalt hin, Wegerich auf eine Verdichtung des Bodens. Auch Gehölze weisen auf die Bodenqualität hin. Es würde hier den Rahmen sprengen, sämtliche Zeigerpflanzen aufzuzählen; eine knappe Übersicht bietet zum Beispiel das Internetlexikon Wikipedia: http://de.wikipedia.org/wiki/Zeigerpflanze

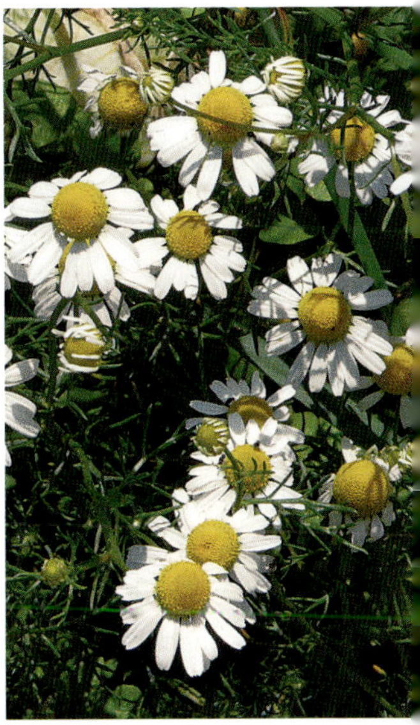

Kamillen wachsen auf kalkarmen, leicht sauren Böden.

Die Lichtverhältnisse des Grundstückes sollten beachtet werden

Im Hinblick auf die Lichtverhältnisse sollten folgende Fragen beachtet werden: Wird das Grundstück über den ganzen Tag das Sonnenlicht absorbieren können oder befinden sich hohe Gebäude oder Bäume in der Nähe, die Schatten werfen, während die Sonne nach Westen wandert? An welcher Stelle des Grundstücks herrscht die längste Zeit Sonneneinstrahlung? Welcher Ort wird vielleicht nie von ihr erreicht?

Klimatische Besonderheiten einer Region

Es gibt Gebiete, die durch späte Nachtfröste oder zeitigen Wintereinbruch geprägt sind, starke und austrocknende Winde zu verzeichnen haben oder sehr heiße und sehr trockene Sommer aufweisen. Jede Region hat Obst- und Gemüsesorten, die optimal an die unterschiedlichen Gegebenheiten angepasst sind. Wird dieses Obst gepflanzt, bestehen die besten Aussichten auf erfolgreiche Obstkulturen.

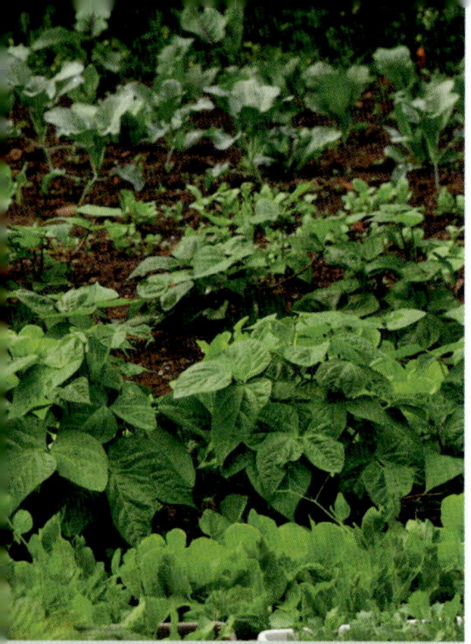

Garten„unkräuter“ – Wertvolle Heilmittel zum Nulltarif

Der Balkongarten

Das Anlegen eines Gartens

Explizite und einsteigergerechte Ratschläge zum Thema Gartenanlage, Gartengeräte, Bodenbearbeitung und eine spezielle Anbauempfehlung für zahlreiche Gemüse, Kräuter und Obstarten finden Sie in meinem Buch „Selbstversorgt – Gemüse, Kräuter und Beeren aus dem eigenen Garten“ (Graz, 2. Auflage 2010).

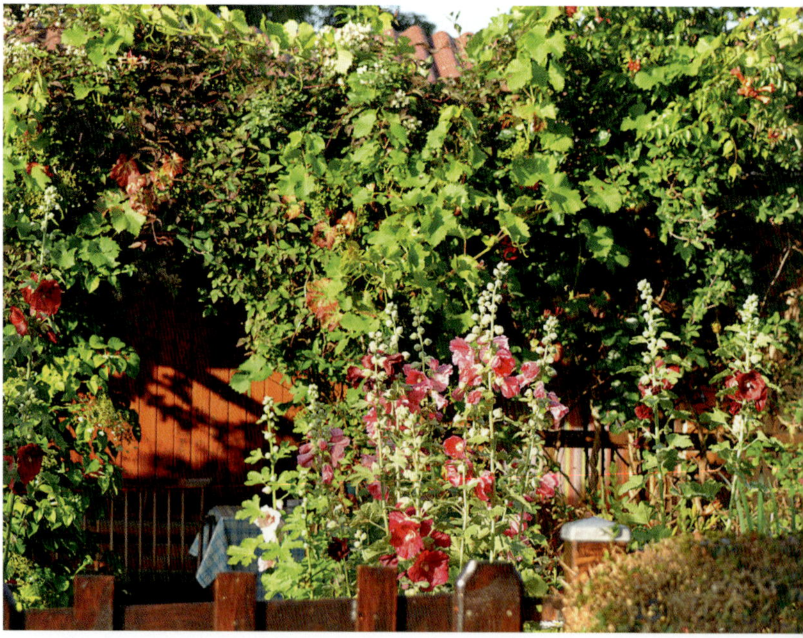

Der Reichtum eines Gartens ist durch Düfte, Farben und Klänge geprägt.

Gemüse aus dem eigenen Garten immer erntefrisch zur Verfügung zu haben, schont nicht nur den Geldbeutel erheblich, sondern bedeutet zudem Genuss ohne Reue: Es sind lediglich die Belastungen vorhanden, die der Gärtner selbst verursacht hat. Wer also in seinem Garten auf Chemie verzichtet, kann sich wirklich in Sicherheit wiegen.

Eigenes Gemüse bietet zudem die Möglichkeit, wirklich reifes Gemüse auf den Tisch zu bringen. Nur wirklich natürlich Gereiftes und Ausgereiftes birgt tatsächlich die Vielzahl an möglichen Inhaltsstoffen und somit die höchste Wertigkeit für die Gesunderhaltung des Organismus. Was zählt, ist die Vielfalt in der Summe.

Nur natürlich Ausgereiftes enthält eine Vielzahl von Inhaltsstoffen

Ein richtig schöner und reicher Garten ist der, der einen natürlichen Reichtum aufweist. Dieser Reichtum ist durch Insekten, Düfte, Klänge und Farben geprägt:

In dem Werk „Armer Leute sicherer und geschwinder Hauß-Medicus" von Christoph von Hellwig aus dem Jahre 1719 kann man nachlesen, was für einen Wert das Anschauen von Blumen darstellen kann: „... Man sagt / wenn man solche Blumen (Rittersporn) täglich fleißig ansähe / sollen sie das Gesichte (Augen) stärcken ..."

Garten„unkräuter" – Wertvolle Heilmittel zum Nulltarif

Es gibt sicher keinen Gartenbesitzer, der die eine oder andere unerwünschte Pflanze in seinem Garten nicht schon einmal verflucht hat. Oft treten Beikräuter massenhaft auf und lassen sich – so glauben zahlreiche Gärtner – nur mit radikalen Mitteln entfernen. Was jedoch bei dem Beseitigen allzu gern übersehen wird: Oft verbirgt sich hinter dem „argen Unkraut" eine Heilpflanze. Nicht selten können „Unkräuter" bei Störungen der Gesundheit eingesetzt werden und den Ausbruch einer Krankheit verhindern.

Brennnessel – Das „Unkraut" für Körper, Geist und Schönheit

Eine wunderbar hilfreiche Pflanze; eines der wertvollsten Beikräuter, die wir in unseren Breiten kennen! Brennnesseln (*Urtica*) bevölkern beinah den gesamten Globus. Vorsicht: Auch wenn die Brennnesseln im März gerade mal ein paar Zentimeter in die Höhe ragen, brennen die Brennhaare. Besonders der sehr hohe Chlorophyllgehalt – neben erstaunlichen Werten an Eisen, Mineralien und Histamin – lassen Brennnesseln zu einem Heilmittel avancieren. Histamin hat im Organismus eine Führungsrolle bei der Abwehr von körperfremden Stoffen inne. Das Wirkspektrum

Die Brennnessel ist eine der wertvollsten Beikräuter.

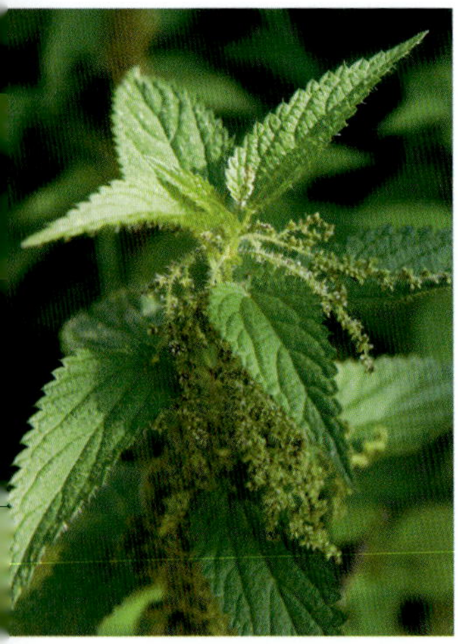

Brennnessel sollte ständig auf dem Speiseplan stehen.

der Brennnessel ist sehr breit gefächert und sollte Grund genug sein, dass diese Pflanze ständig auf dem Speiseplan steht.

Merke!

Brennnesselzubereitungen können auch kosmetisch verwendet werden und eignen sich ausgesprochen gut als Haarpflege- und Haarwuchsmittel.

„Kräuter-Pfarrer" Johann Künzle empfiehlt Schuheinlagen aus frischen oder getrockneten Blättern bei chronisch kalten Füßen und rheumatischen Beschwerden. Ferner empfiehlt er bei Durchblutungsstörungen das „Beschlagen" der Partien mit frischen Pflanzen. Brennnesselbäder in frischen Pflanzen wirken kräftigend (was ich aus eigener Erfahrung nur bestätigen kann).

Die Anwendungsmöglichkeiten der frischen Pflanze sind damit natürlich noch nicht erschöpft: Das frische Blatt in einem Mörser mit Salz zu verstoßen, kann als *Brennnesselpflaster* bei schlecht heilenden Wunden oder gegen Furunkel verwendet werden. Hierfür sollte eine Handvoll frisch geernteter Blätter mit einer Prise Salz versehen und in einem Mörser zerkleinert werden. Wer keinen Mörser hat, schneidet die Blätter sehr klein, streut das Salz darüber und „reibt" dieses Gemisch mit einem Messer über einem Holzbrett (Frühstücksbrettchen), bis Saft austritt. Dann wird die breiige Masse auf ein sauberes Baumwolltuch gestrichen und – am besten über Nacht – auf die fragliche Hautstelle aufgelegt. Das anfängliche Brennen sollte nicht als zu schmerzhaft empfunden werden und nach etwa einer Stunde gänzlich verklungen sein. Sollte dies nicht der Fall sein, könnte eine Überempfindlichkeit vorliegen und die Behandlung muss unverzüglich abgebrochen werden.

Ein Sud aus Brennnesseln wirkt Blähungen entgegen.

In Wein gekocht und als Sud getrunken, vertreiben Brennnesseln Bauchschmerzen, wirken Blähungen entgegen und kräftigen zugleich. Ebenfalls kräftigende Eigenschaften werden einem Tee aus *Brennnesselwurzeln* zugeschrieben. Besonders zur Rekonvaleszenz oder bei allgemeinen Erschöpfungszuständen sollte dieser Tee mehrmals täglich getrunken werden.

Die Wurzeln werden im Herbst ausgegraben, gereinigt, zerkleinert und getrocknet. 1 EL getrocknete Droge in eine Tasse (1/4 l) kochenden Wassers geben und dann 10 Min. ziehen lassen.

Das getrocknete Kraut kann ebenfalls als Tee getrunken werden. Hierfür werden die nicht blühenden Pflanzen gesammelt, gebündelt und getrocknet. *Brennnesseltee* hat eine entwässernde Wirkung. Deshalb sollte er nicht vor der Nachtruhe getrunken werden. Bei *Blasenbeschwerden*, leichter *Ödembildung* oder zur *Entschlackung* ist dieser Tee unverzichtbar. Kosmetisch wird die Brennnessel gegen Kopfschuppen und Haarausfall verwendet.

Brennnessel wirkt auch gegen Schuppen und Haarausfall.

Bock empfiehlt einen regen Gebrauch bei Blähungen, Harnverhalten, Libidomangel und schlecht heilenden Wunden. Außerdem kann mit Tee, Tinktur oder Salbe (äußerlich bei Geschwüren oder schlecht heilenden, schmerzhaften Wunden) Besserung bewirkt werden.

Brennnesseltinktur gegen Mückenstiche

Es werden 2 Handvoll zerkleinerte Brennnesselblätter mit ¼ l 40%igem Alkohol übergossen. Wenn das Gefäß fest verschlossen worden ist, sollte es für mindestens vier Wochen an einen warmen Ort gelagert werden. Danach wird die Tinktur gefiltert und kann bei schmerzhaften oder juckenden Insektenstichen dünn aufgetragen werden.

Unverzichtbar ist die Brennnessel in der Küche; jung schmeckt sie verführerisch gut. Allerdings empfiehlt sich das Garen der Pflanze, weil dann die Brennhaare ihren Schrecken verlieren. Kräftiges Waschen eliminiert sie nicht.

Verarbeitet wird die Brennnessel wie Spinat, sie kann aber zu Gemüse und Suppen verwendet werden oder als Brennnesselbier den Durst stillen. Will man von März bis November frische Pflanzen vorrätig halten, sollten geeignete Pflegemaßnahmen erfolgen. Kräftiges Zurückschneiden reicht in der Regel aus. Übrigens: Brennnesseln lassen sich sehr gut in Töpfen auf dem Balkon kultivieren.

Medizinische Wirkung

- Bessert die Sauerstoffversorgung im Körper
- Blutbildend
- Blutreinigend
- Anti-Aging
- Diuretikum (Mittel, das Förderung der Harnausscheidung bewirkt)
- Gedächtnisstärkend
- Potenzstärkend (Samen)

Farnkraut – Hilfe gegen kalte Füße

Viele Gartenbesitzer naturnaher Gärten kultivieren auch den Wurmfarn und wissen nicht, dass diese Pflanze gerade für Leute, die oft unter kalten Füßen leiden, ein Segen darstellen kann. Fußbäder aus dem Absud der Wedel können hier Abhilfe schaffen.

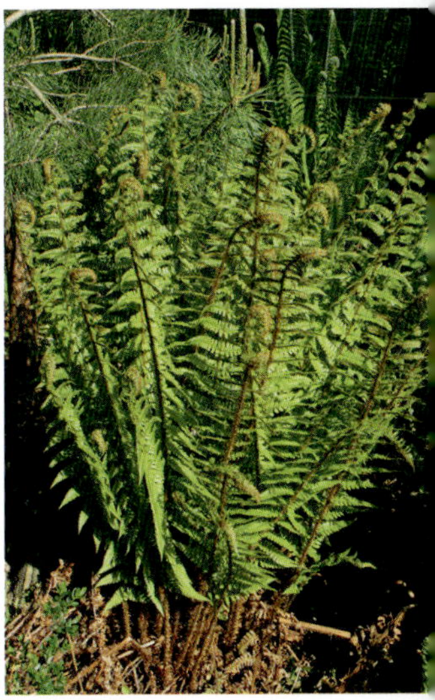

Wurmfarn

Wurmfarnkraut-Fußbad
Es muss nicht unbedingt der Wurmfarn sein, auch der Adlerfarn kann medizinisch verwendet werden. Die Wedel beider Arten sollten im Schatten getrocknet werden.
Auf 1 l kaltes Wasser werden 3 Handvoll getrocknete Droge gegeben. Fünf Min. sprudelnd kochen, dann für weitere 15 Min. bei mittlerer Hitze ziehen lassen.
Den Absud dem Fußbadewasser zufügen und zweimal täglich die Füße darin baden. Achten Sie darauf, dass das Badewasser nur warm verwendet wird.
Die gepulverte Wurzel war früher übrigens für ihre heilende und lindernde Wirkung bei Verbrennungen aller Art bekannt.

Giersch – Fußgesundheit für geplagte Füße

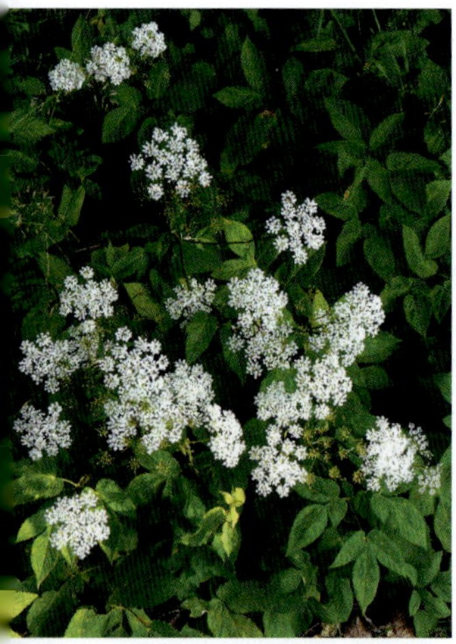

Blütenpracht des Gierschs, der nicht nur als Salatzutat, Heilmittel oder „Gärtnerschreck“ fungieren kann; dessen aromatische Blüten können überdies eine herrliche Limonade ergeben.

Kaum ein Gärtner, der nicht ein Klagelied anstimmt, wenn man ihn auf das lästige Garten(un)kraut Giersch (*Aegopodium podagraria*) anspricht: Ausreißen verspricht kaum Erfolg, da jedes noch so kleine, nicht aufgesammelte Wurzelstück munter wieder austreibt. Eine erfolgversprechende Methode kann der Verzehr sein ... Überall an schattigen Plätzen, etwa entlang der Heckensäume, an Mauern oder unter Bäumen, ist Giersch anzutreffen. Wenige wissen: Giersch ist ein beliebtes Würzkraut und zudem ein imposantes Gemüse.

Tipp!

Mit Giersch können Speisen gewürzt und verfeinert werden; er kann als Ingredienz eines Kräutersalzes dienen, einer Limonade oder Bowle unnachahmlichen Geschmack verleihen oder als Gemüse brillieren. Zusammen mit Brennnesseln ergibt diese Pflanze eine hervorragende und überdies gesunde Suppe.

Allerdings gelten auch bei dieser Pflanze nur die jungen zarten Blätter als Delikatesse; diese können roh oder gedünstet verzehrt werden. Das Besondere: Der Verzehr ist sehr gesund und besonders Personen zu empfehlen, die unter rheumatischen Beschwerden zu leiden haben. Der lateinische Name *Aegopodium podagraria* verweist eindeutig auf diese Heilwirkung – „Podagra“ bedeutet Gicht.
Doch auch bei Krampfadern und/oder Hämorrhoiden können die Blätter und Wurzeln wirksam sein. Tee, aus diesen Teilen gekocht, kann für Wa-

schungen verwendet werden. Weiter können die Blätter, kochend gebrüht und so heiß, wie man es verträgt, auf Hämorrhoiden gelegt werden. Der Salat aus jungen Blättern reinigt Magen, Darm und führt die Harnsäure, die in den Gelenken die Schmerzen verursacht, aus dem Körper.

Fußkranke können sich im Sommer der frischen Blätter bedienen, die sie als Einlagen in die Schuhe legen sollten. Während der Wintermonate können bei Bedarf auch getrocknete Blätter verwendet werden. Nur wenige Stunden, nachdem die „Einlagen" ihre Wirkung entfalten konnten, werden die Beschwerden abklingen.

Hartnäckiger Schnupfen kann durch Inhalieren von Giersch-Dämpfen gebessert werden. Gierschtee, gemeinsam mit Salbei oder Wacholderbeeren bereitet, ist ein gutes Mittel gegen hartnäckigen Husten.

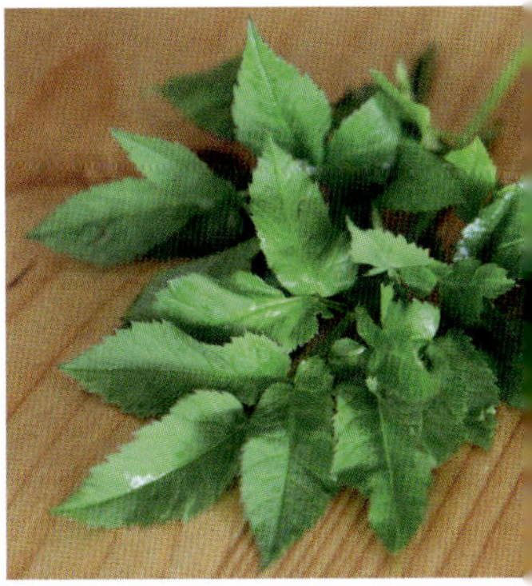

Giersch ist auch als Salat verwendbar.

Gierschtee

1 Handvoll frisches Kraut, zerkleinert, wird mit ½ l kochendem Wasser begossen und zugedeckt. 20 Min. ziehen lassen. Vor den Mahlzeiten 1 Tasse warm trinken. Bei getrocknetem Kraut wird die halbe Dosis auf ½ l verwendet.

Medizinische Wirkung

- Diuretikum
- Abführend
- Ausführend/reinigend
- Antirheumatisch

Löwenzahn – Der Jungbrunnen, den man essen kann

Der Löwenzahn (*Taraxacum officinale*) war vor 300 Jahren eine Kulturpflanze. Goethe selbst zog ihn in seinem Garten. Der Reichtum an Wirkstoffen macht die Pflanze zu einem wertvollen Heilkraut, das unter anderem wegen seiner stark entwässernden Eigenschaft angewendet wird. Der Verzehr der Pflanze soll Alterserscheinungen wie Gicht, Rheumatismus und bestimmten Formen der Diabetes entgegenwirken. Auch Personen, die nicht unter den aufgezählten Krankheiten leiden, können den Löwenzahn in vielfacher Hinsicht häufig gebrauchen: Er wirkt ausgesprochen kräftigend und ist eine sehr geeignete Pflanze, um die Kondition, die im Winter oft vernachlässigt wird, wieder zu stärken.

Schon nach wenigen Mahlzeiten, die mit den frischen Blättern bereichert wurden, spürt man neue Kräfte. Der gemeine Löwenzahn ist eine Nahrung, die Ausdauer und Kraft in den Körper befördert. Der bittere Geschmack ist vor der Blüte nicht so stark ausgeprägt, sodass jenen Per-

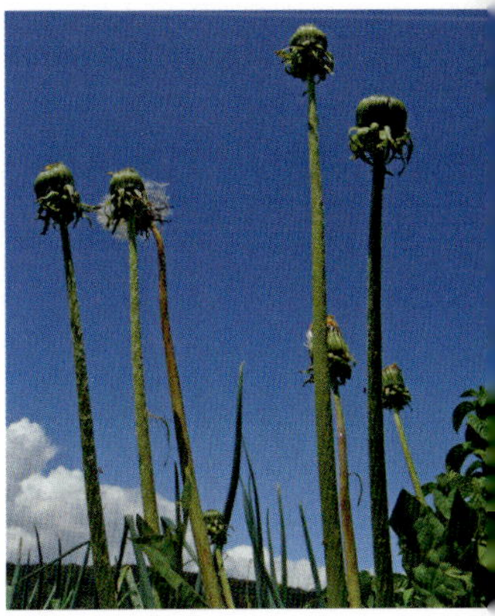

Löwenzahnblüten – der Kapernersatz, der doppelt lohnt

sonen, denen der Verzehr von Bitterstoffen widerstrebt, der Verzehr im zeitigen Frühjahr anzuraten ist. Löwenzahn übt überdies weitere und vielfältige Wirkungen aus und gehört in jede Küche, die dadurch zur Apotheke wird. Ob roh oder gedünstet, ob Blätter oder Blüten, Wurzeln oder Blütenknospen: Jeder Pflanzenteil ist verwendbar und jeder Teil schmeckt unvergleichlich.

Medizinische Wirkung

- Diuretikum
- Tonikum
- Anti-Aging
- Blutreinigend
- Volksmittel bei Gallen- und Nierensteinen
- Augenpflegemittel (Milchsaft)
- Hautklärend

Aus den Blüten des Löwenzahns lassen sich zahlreiche Rezeptideen umsetzen. Das besondere jedoch ist, dass diese Blüten auch für eine Verwendung im Winter bevorratet werden können; zum Beispiel in eingekochter Form.

Die Blätter können zu Salat oder Gemüse verwendet werden sowie als Frischsaftlieferant dienen (mittels Entsafter). In Algerien übrigens sind die Blätter Bestandteil des algerischen Honigkuchens „yubba", in Süddeutschland isst man den Löwenzahn gern mit ausgelassenem Speck. Und schließlich: Im Land des ungezügelten Löwenzahnkonsums, Frankreich, wird der Löwenzahn auch gebleicht kultiviert; hier sind die Stängel weiß und die Blätter goldgelb. Aus den Blüten kann man einen sehr guten Sirup oder Gelee bereiten oder einen ebenso guten Magenbitter ansetzen.

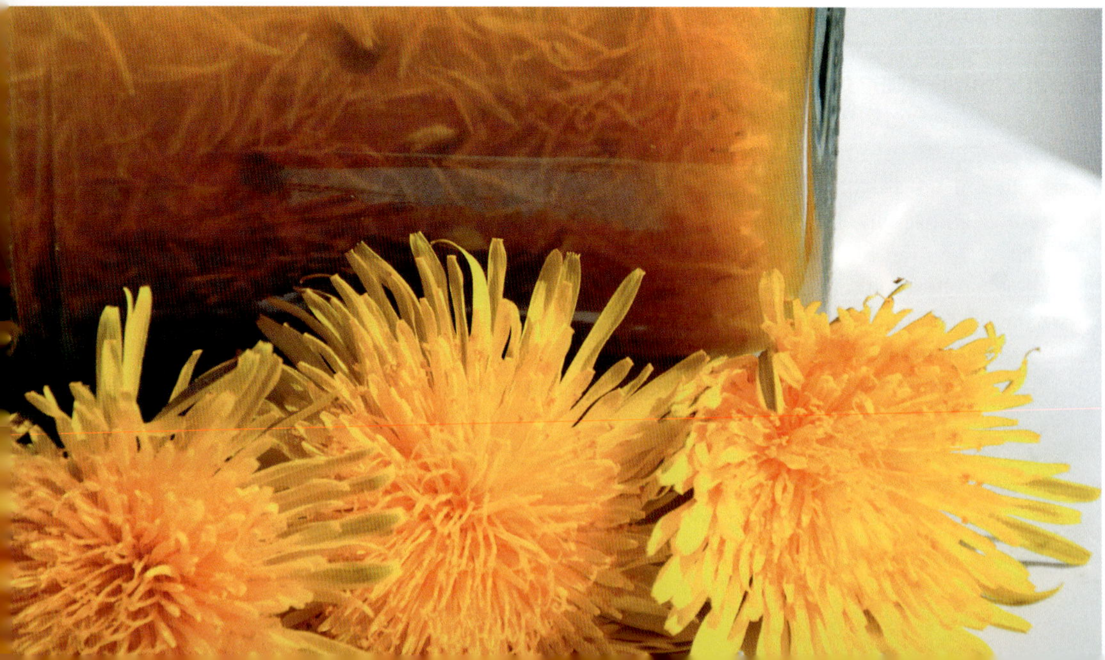

Magenbitter

Zutaten: 0,7 l Weizenbrand oder Klarer, weißer Kandiszucker nach Geschmack, voll aufgeblühte Löwenzahnblüten, eventuell Nelken, Zimtstange.

Zubereitung: Bei Sonnenschein gepflückte Löwenzahnblüten werden locker in eine 1 l Flasche gefüllt, auf deren Boden Kandiszucker (nach Geschmack) liegt. Hierauf wird ein Weizenbrand (nicht unter 38 %) gegossen. Der „Aufgesetzte" bleibt sechs Wochen lang im warmen Zimmer stehen, und zwar am besten in Ofennähe oder am sonnigen Fenster. Nach der Ruhepause wird durchgeseiht. Bei Völlegefühl oder Verdauungsbeschwerden 1 EL einnehmen.

Vogelmiere – Ein Hautpflegemittel, das die Natur verschenkt

In den Gärten ist diese kleine, buschig wachsende und polsterbildende Pflanze, die zu den Nelkengewächsen zählt, recht unscheinbar; sie gedeiht im Halbschatten wie im Beet bei voller Sonne. Die einzigen Bedingungen, die sie an ihren Standort stellt, ist der Nährstoffgehalt: Die Vogelmiere (*Stellaria media*) ist ein Stickstoffzeiger; Autobahnrastplätze sind oft mit ihr übersät. Zu Unrecht wird diese Pflanze als lästiges Unkraut angesehen; im Mittelalter zum Beispiel wurde die Vogelmiere als Heilpflanze hochgeschätzt. Die einmalige Zusammensetzung seltener Inhaltsstoffe macht diese unscheinbare Pflanze auch oder gerade für den heutigen Menschen interessant. Verschiedene Hautprobleme, sogar die Krätze oder die Schuppenflechte, aber auch Hämorrhoiden können mit ihrer Hilfe geheilt werden. Hautprobleme können durch Waschungen und Bäder mit einem Tee, der aus Vogelmiere bereitet wurde, oder auch durch eine selbst bereitete Salbe gebessert oder geheilt werden.

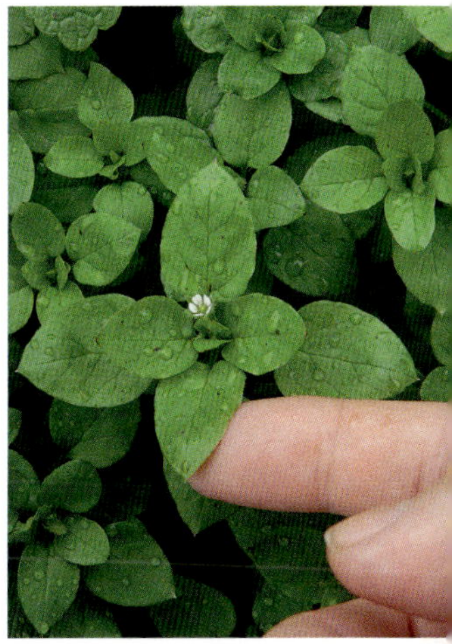

Die Vogelmiere ist ein Stickstoffanzeiger.

Vogelmieresalbe

Frisches Kraut wird in ungesalzenem Schmalz (beim Metzger kaufen) 10 Min. gesiedet; dann alles zusammen zum Auskühlen in ein Gefäß füllen. Bei Bedarf auf die betreffenden Partien aufgetragen.

Auch ein *Vogelmierebad* kann die gestresste Haut beim Regenerieren unterstützen. Hierfür wird frische Vogelmiere in einen mittelgroßen Topf gefüllt, mit kaltem Wasser angesetzt und zum Kochen gebracht. Nach zehn Minuten kann der Absud einem Vollbad zugefügt werden. Die empfohlene Dosis liegt bei mindestens drei Bädern in der Woche. Teewaschungen können täglich bis mehrmals täglich wiederholt werden.

Kräutervater Bock empfiehlt den Verzehr bei Auszehrung durch eine lange und schwere Krankheit. Außerdem kann Vogelmiere eine schwache Lunge kräftigen, Schleim lösen und das Wasser ausleiten, wodurch sie auch bei rheumatischen Beschwerden hilfreich wirken kann. Selbst bei einer Schuppenflechte kann Vogelmiere erheblich Besserung bewirken. Es können frische Pflanzenteile geerntet und auf die betreffenden Partien aufgelegt werden, nachdem diese mit einem Nudelholz ein wenig bearbeitet wurden.

Vogelmiere kann auch bei rheumatischen Beschwerden helfen.

Medizinische Wirkung

- Diuretikum
- Tonikum
- Hautpflegemittel
- Mineralien-Lieferant

Der Balkongarten

Die Pflanzenwelt ist derart reich und erfinderisch, dass selbst Sträucher auf Bäumen oder auf den Dächern alter Häuser wachsen oder krautige Pflanzen die humosen Vertiefungen alter Bäume bevölkern, dort zur Blüte gelangen und Früchte tragen. Nichts spricht also, von der Natur der Pflanzen ausgehend, gegen eine Kultur auf einem Balkon, selbst wenn dieser in den oberen und damit ziemlich windigen Stockwerken hoher Häuser liegt. Das Hauptproblem bei der Balkongarten-Kultur sind – neben der Ausrichtung des Balkons, die leider nicht immer optimal ist – die Windverhältnisse, die in luftiger Höhe schnell sturmartige Dimensionen annehmen können, während der Wind in den unteren Etagen hingegen deutlich harmonischer weht. Bei der Auswahl der Bepflanzung höher gelegener Balkone sollte entweder niedrigen Pflanzen der Vorzug gegeben oder an entsprechende Stützen gedacht werden.

Bei der Auswahl der Balkonbepflanzung sollte niederen Arten der Vorzug gegeben werden.

Tipp!

Bei der Neuanlage eines Balkongartens ist es wichtig, auf die Windverhältnisse und die Ausrichtung zu achten. Gerade die im Hochsommer auftretenden Gewitter werden oft von Sturmböen begleitet, deren Gewalten selbst schwere Kübel vom oberen Balkon reißen und mühelos starke Pflanzen abknicken können.

Darüber hinaus sollte man sich auch schon im Vorfeld Gedanken über das Zeitvolumen gemacht haben, das man in seine Pflanzen investieren möchte: Sollen Pflanzen Ertrag liefern, müssen sie optimal mit Nährstoffen und Feuchtigkeit versorgt werden. Schnell trocknet der Wind innerhalb von einigen Stunden die Kübel und Töpfe auf den Balkonen aus, sodass mitunter täglich zweimal gegossen werden muss – abhängig von der Größe des Pflanzengefäßes. Auch zu starke Sonneneinwirkung kann bei der Wasserversorgung und bei der Kultur einiger Pflanzen problematisch sein. Deshalb ist es wichtig, die Ausrichtung des Balkons zu kennen.

Durch Wind trocknen Kübel und Töpfe auf Balkonen schnell aus.

Wer weiß, wo die Sonne am Morgen auf- und am Abend untergeht, der kann die Ausrichtung der Pflanzen auf dem Balkon bestimmen: Die Sonne geht bekanntlich im Osten auf und im Westen unter. Sehr sonnige Balkone sollten mit Pflanzen bestückt werden, die die Sonne gut vertragen. Jedoch ist es auch möglich, weniger sonnenlichtverträgliche Pflanzen auf diesen Balkonen zu kultivieren, wenn die weniger toleranten Pflanzen durch schattenspendende Maßnahmen gegen direkte Sonneneinstrahlung geschützt werden können.

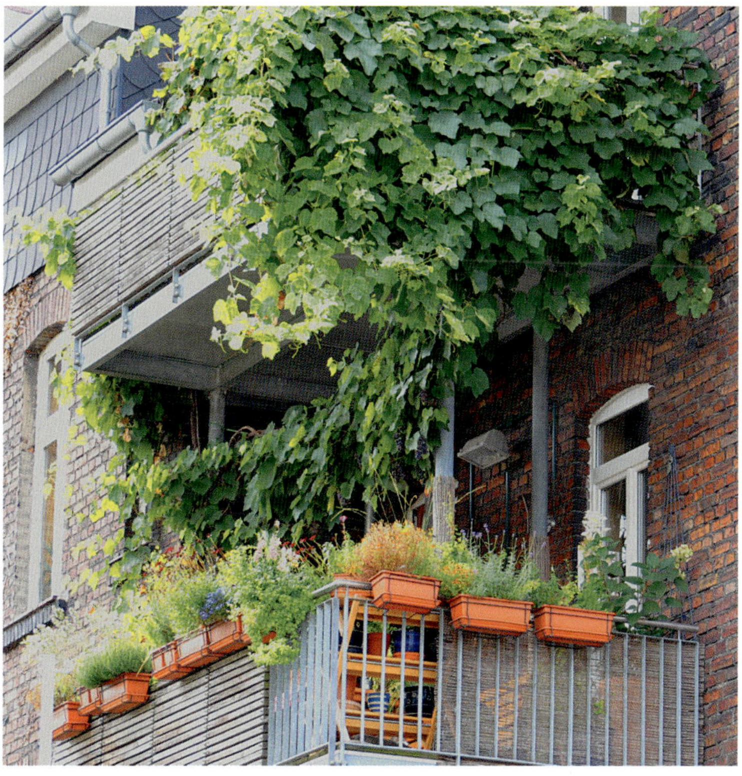

Nicht nur Kräuter können auf einem Balkon gedeihen: Mit etwas Phantasie kann auch ein ganz privater „Weingarten" entstehen.

Südbalkon

Eine Reihe von Pflanzen entwickelt erst durch intensive Sonneneinstrahlung ihr volles Aroma.

Das Charakteristische dieses Balkons sind die Lichtverhältnisse und die Intensität der Sonneneinwirkung, die schon in den Vormittagsstunden – sobald die Sonne aus dem östlichen Bereich gewandert ist – die Pflanzen erreicht. Eine Reihe Pflanzen bevorzugt intensive Sonneneinstrahlung und entwickelt unter diesen Bedingungen erst das volle Aroma. Dies sind in der Regel alle Pflanzen, die aus südlichen Gefilden stammen. Jedoch ist zu bedenken, dass viele Pflanzen aus diesem Raum keine Frosttoleranz aufweisen und dementsprechend frostfrei überwintert werden müssen. Einheimisches Obst und Beerenobst zeigen keine Probleme, solange ausreichend Feuchtigkeit vorhanden ist. Gemüsevarietäten aus dem südlichen Raum bevorzugen ebenfalls sonnige Standorte. Damit es zu einer Ausbildung gut entwickelter Früchte kommt, sollten die Pflanzen mit ausreichend Nährstoffen und Feuchtigkeit versorgt werden.

Westbalkon

Erst in den späten Mittagsstunden wird der Westbalkon von der Sonne erreicht. Dennoch können, wenn der Balkon eine helle Lage aufweist, sämtliche Pflanzen des Südbalkons gehalten werden, plus der Pflanzen, die eine geringere Lichttoleranz aufweisen, sodass ein Balkon mit westlicher Ausrichtung auch mit Heidelbeeren, Preiselbeeren, Pilzkulturen und feuchtigkeitsliebenden Kräutern (wie einige Minzearten) ergänzend bestückt werden kann.

Ostbalkon

Genug Tageslicht vorausgesetzt, kann auch ein Balkon, der lediglich von der Morgensonne bestrahlt wird, noch zur Selbstversorgung genutzt werden. Auf Südfrüchte sollte jedoch verzichtet werden; auch Kräuter aus südlichen Gefilden würden kaum noch ätherische Öle bilden und somit weniger wertvolle Inhaltsstoffe aufweisen. Bei meinen Versuchen im Halbschatten des Gartens schnitten besonders feuchtigkeitsliebende Pflanzen, wie Minzen, Wurzelgemüse und Mangold, gut ab. Aber auch Stachelbeeren, Apfelbeeren und Holunderbeeren reiften im Schatten einer alten Lärche; die Stachelbeeren entwickelten darüber hinaus auch genügend Fruchtzucker.

Feuchtigkeitsliebende Pflanzen sind für Ostbalkone geeignet.

Nordbalkon

Ein kalter Balkon, der nie vom Sonnenlicht getroffen wird und die geringste Auswahl an Pflanzen bietet. Jedoch können auch auf diesem Balkon noch einige gesundheitsfördernde Pflanzen kultiviert werden. Vergessen Sie jedoch Tomaten und Co. und träumen Sie nicht von Lavendelduft und Weintrauben. Der Nordbalkon bedarf einer Bepflanzung, die naturgemäß mit sehr wenig Licht auskommt. Pilze, die reichlich Mineralien liefern, kommen in der Regel gut mit diesen Lichtverhältnissen zurecht. Auch einige Wildpflanzen, die einen positiven Einfluss auf Gesundheit und Wohlergehen ausüben können, gedeihen wunderbar im Schatten. Selbst einige wenige Gemüsesorten können, wenn man nicht unbedingt den Höchstertrag erwartet, auf dem Nordbalkon kultiviert werden.

Hinweis!

Welche Pflanze auf welchem Balkon kultiviert werden kann, entnehmen Sie bitte den Pflanzenporträts.

Was Sie noch wissen sollten

Die meisten Balkone weisen beinahe ähnliche Größen auf. Ich selbst besitze einen „normal" großen Balkon in westlicher Ausrichtung. Auf diesem habe ich viel dahingehend experimentiert, was alles gedeihen könnte, was letztlich auch auf dem Balkon wirklich wächst und überdies auch Sinn vor dem Hintergrund der Selbstversorgung ergibt. Im Grunde, so meine Erfahrung, kann jede Pflanze auf einem Balkon kultiviert werden. Für eine erfolgreiche Kultur müssen jedoch die Voraussetzungen geschaffen werden. Das Problem ist, dass das minimale Platzangebot häufig dazu verleitet, die Pflanzen nicht mehr als Pflanzen zu behandeln. Das jedoch hat fatale Folgen! Pflanzen sind „standorttreue" Geschöpfe –

Die Balkon-Klassiker: Tomaten und Kräuter

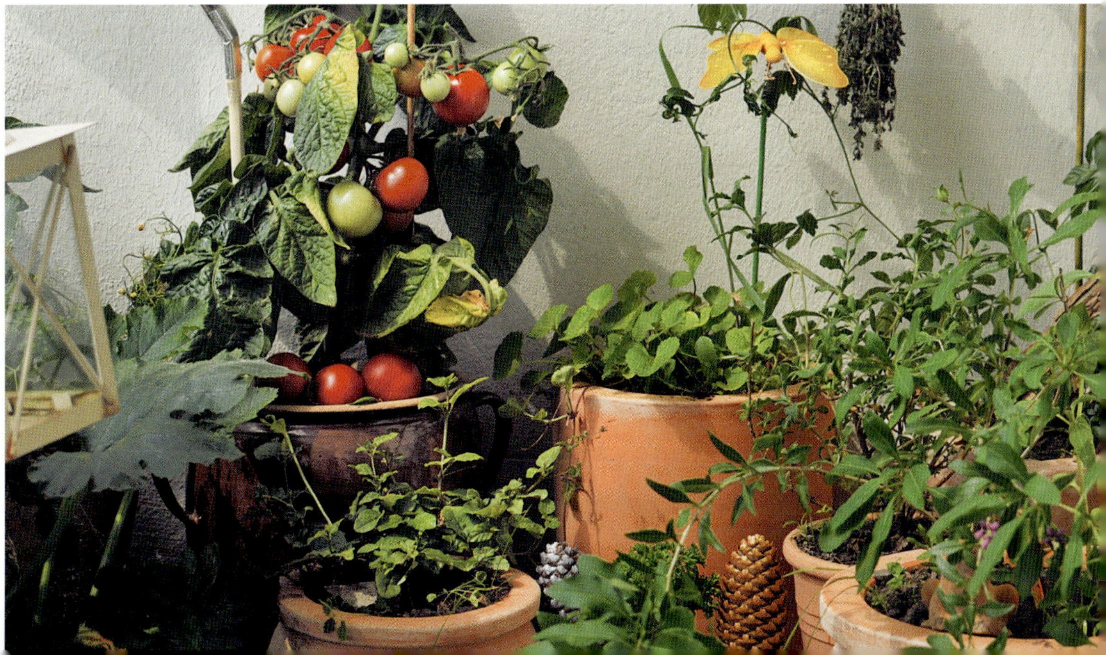

Bäume werden viele hundert Jahre alt, ohne den Standort zu verlassen. Eine Brennnesselstaude, die irgendwo Fuß gefasst hat, breitet sich an diesem Standort aus. Bekommen langlebige Pflanzen, wie beispielsweise Zwergobstgehölze, Weinstöcke oder Beerenobststräucher, auf dem Balkon einen Platz zugewiesen, dann werden sich die Pflanzen (bei einer guten Standortwahl) an diesen Platz gewöhnen und bald schon sehr ergiebige Ernteerträge liefern. Eine Redensart besagt, dass man alte Bäume nicht mehr verpflanzen soll. Diese Redensart sollte man beherzigen! Auch wenn auf dem Balkon, bedingt durch eine Kübelkultur, gänzlich andere Bedingungen für die Pflanzen herrschen als beispielsweise in einem Garten, wird sich jede Pflanze im Lauf der Zeit an den neuen Standort anpassen. Man muss Geduld haben und kann die Pflanze dabei unterstützen: etwa bei empfindlich kalten Temperaturen den Kübel gegen Durchfrieren isolieren oder Rankhilfen anbieten, Zweige vor dem Umknicken schützen etc. Nur den Standort sollte die Pflanze nicht wechseln. Es ist bestimmt gut gemeint, das Säulenobstbäumchen zum Schutz gegen den Frost in den Keller zu bringen – es geht jedoch an den „Lebensgewohnheiten“ vorbei (es sei denn, es handelt sich um ein Gewächs, das traditionell im Keller überwintert wird). Frage: Wenn sie einen Birnbaum im Garten hätten, würden Sie den in den Keller schaffen?

Langlebige Pflanzen können sich an den zugewiesenen Standort anpassen.

Wer weiß, dass in einer Flasche Ketchup einer bekannten Marke über 70 Stück Würfelzucker stecken oder dass ein ganz normaler Fruchtjoghurt aus dem Kühlregal einen ähnlich hohen Zuckergehalt aufweist wie eine Limo oder Cola, der kommt nicht umhin, so viele Lebensmittel wie nur möglich selbst zuzubereiten und die Alternativen zu nutzen, die von der Natur bereitgehalten werden. Mit einigen wenigen Zutaten, die auch vom Balkon stammen können – Beerenobst, Kräuter und „Zucker“ (Stevien) –, ist dies auch sehr einfach und macht Freude!

Mein Fazit: Selbstversorgung vom Balkon ist möglich und kann eine runde Sache sein. Jedoch muss die beste Form der Selbstversorgung vom Balkon von jedem selbst gefunden werden. Wichtig ist, dass man genügend Geduld aufbringt, damit sich die Pflanzen auf dem Balkon entwickeln können. Diese „Entwicklung“ kann indes Monate dauern, mitunter sogar Jahre (bei mehrjährigen Pflanzen).

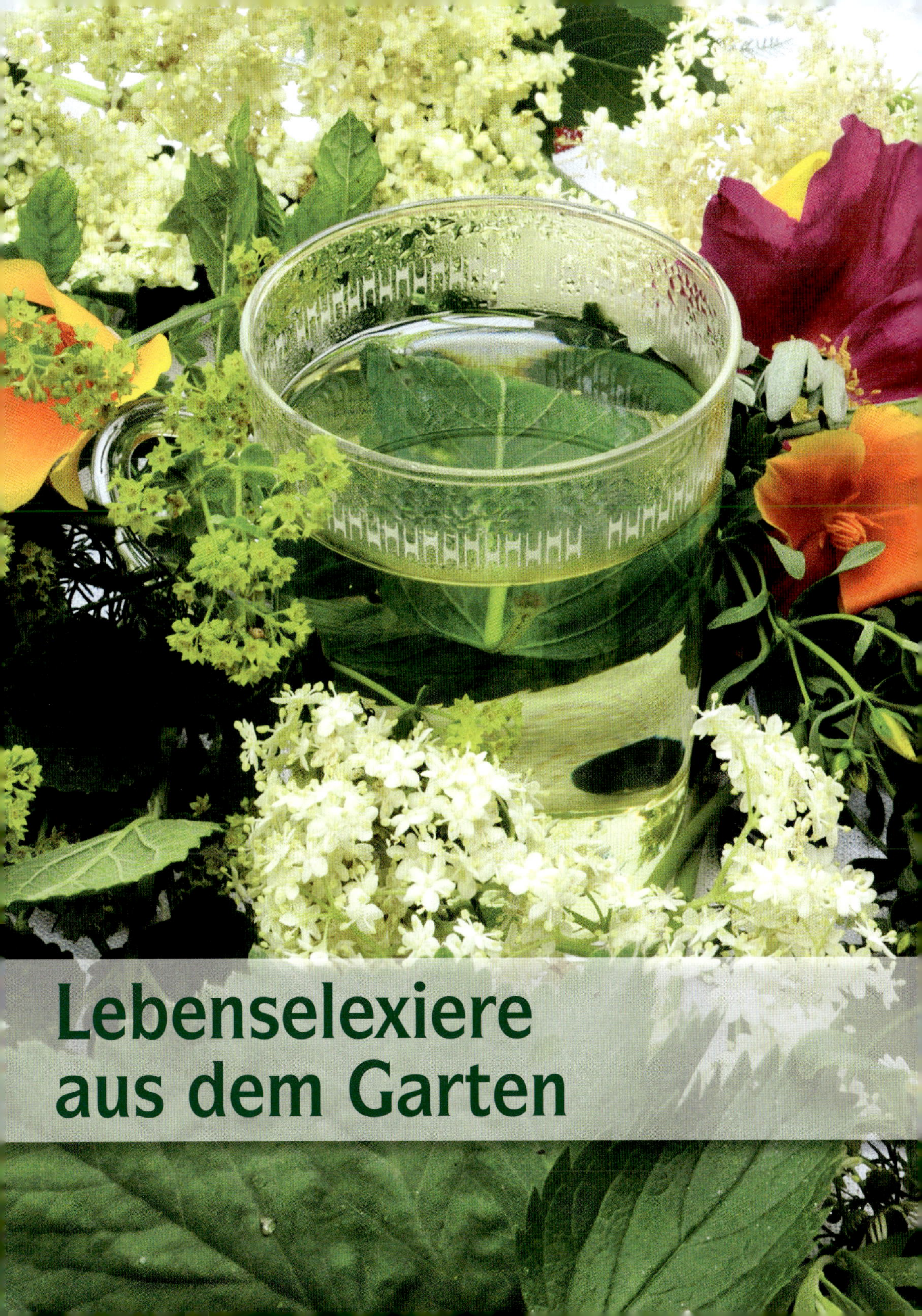

Lebenselexiere aus dem Garten

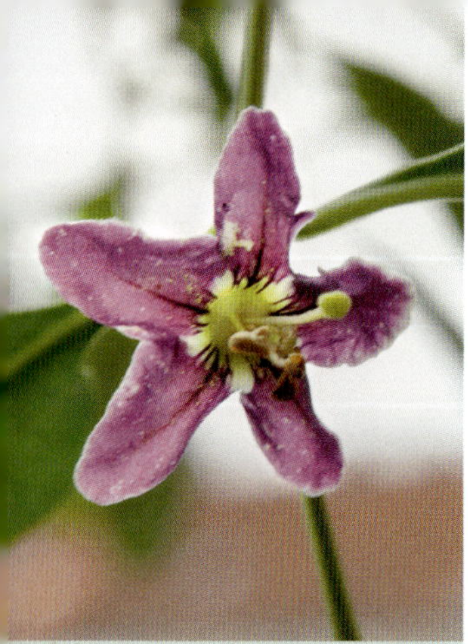

„Haben wir nicht alle gelernt, dass man einen Menschen nicht nach seiner Herkunft, sondern nach seinem Charakter zu beurteilen hat? Die Beurteilung einer Pflanze sollte nach den gleichen Richtlinien erfolgen."
(Michael L. Blumert)

Jiaogulan – Das „Kraut der Unsterblichkeit"

Stevien: Süßkraft ohne Kalorien

Kapuzinerkresse: Der Keimkiller

Goji-Beere: Umstrittenes „Wundermittel"

Apfelbeere: Vergessene Gesundheitspflege für die ganze Familie

Die Exoten

Der Geheimtipp für Gesundheitsbewusste

Niemand kann genau datieren, zu welcher Zeit die Pflanzenwelt das Interesse der Menschen geweckt hat; es muss jedoch aus jenen Tagen stammen, als die Menschen damit begonnen hatten, Pflanzen systematisch anzubauen. Von diesem uralten Interesse rührt wohl das Bedürfnis her, die Geheimnisse der Pflanzen zu lüften.

So manche Pflanze wurde in hiesigen Regionen erst durch die Reisen, die verwegene Seefahrer wie Christoph Kolumbus oder auch Ferdinand Magellan unternahmen, bekannt; sie gehörten zu den eher beiläufigen Entdeckungen ihrer abenteuerlichen Erkundungsfahrten, die natürlich aus einem anderen Grund heraus unternommen worden waren. Die Kartoffel, deren Ursprung im peruanischen Gebiet liegt, ist so eine Pflanze, oder die Topinambur, die von kanadischen Eingeborenen angebaut wurde; aber auch die Paprika, die in Mittelamerika beheimatet war, oder der Zuckermais, der – natürlich nicht in der heutigen Hochzüchtung – bereits von den Inkas verzehrt wurde. Längst sind diese eingebürgerten Pflanzen nicht mehr aus unserem Speiseplan wegzudenken. Dass der „Alte Fritz" (Friedrich der Große; König in bzw. von Preußen) unter Androhung von körperlicher Gewalt seinen „Kartoffelbefehl" durchsetzen musste, um den Kartoffelanbau zu beleben, mutet heute reichlich irritierend an.

Wer weiß, ob unsere Nachkommen nicht auch einmal schmunzeln werden, wenn sie erfahren, dass der Mensch auch im 21. Jahrhundert seine Vorbehalte gegen das Neue und Unbekannte nicht abgelegt hatte und unbekannten Pflanzen immer noch mit ängstlichem Vorbehalt begegnete. Oder gehören Sie zu den wenigen Menschen hierzulande, die bereits Goji-Beeren verzehrt haben? Dann kennen Sie sicher auch den Geschmack des legendären Jiaogulan-Tees? Ist Ihnen eine Pflanze mit dem Namen Gotu Kola ein Begriff? Um es vorwegzunehmen: Gotu Kola, jenes Kraut aus Indien, das den Elefanten ein sagenhaftes Gedächtnis bescheren soll, wird bereits eifrig von der Industrie mit Patenten belegt; Extrakte des Krauts sollen angeblich erfolgreich zur Hautstraffung sowie zur Hautverjüngung eingesetzt worden sein.

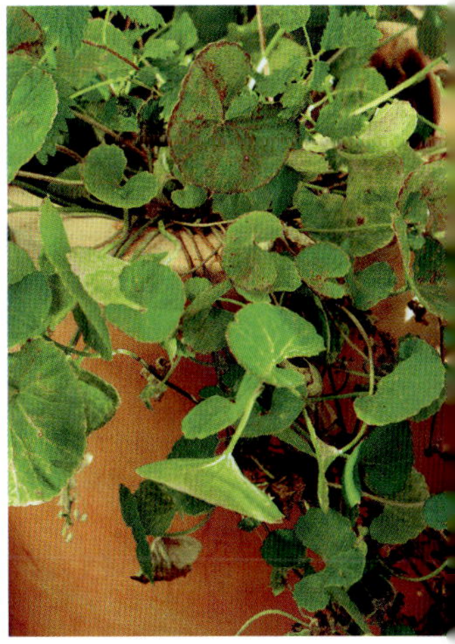

Extrakte der Gotu Kola werden erfolgreich zur Hautstraffung und -verjüngung eingesetzt.

Die genannten exotischen Pflanzen sind keineswegs die einzigen, die eine verblüffende Wirkung auf das Wohlbefinden und die Gesundheit ausüben sollen. Die Heimat dieser Pflanzen ist häufig der asiatische Raum. Dort werden sie schon sehr lange mit großem Erfolg verwendet. Die Namen dieser Pflanzen muten fremd an und die Aussprache der ungewöhnlichen Buchstabenketten stellt für ungeübte Zungen eine Herausforderung dar. Aber das sollte niemanden davon abhalten, eigene Erfahrungen zu sammeln. In den Vereinigten Staaten sind einige dieser Exoten bereits fester Bestandteil der Gesundheitsbewegung. Dort vertraut man den Erfahrungen alter fernöstlicher Heilkunst, die sich über viele Jahrhunderte bewährt hat. Wer sich ihrer Kraft bedienen möchte, muss bislang tief ins Portemonnaie greifen. Dabei wachsen einige dieser Pflanzenschätze auf dem Balkon und im Garten.

Jiaogulan – Das „Kraut der Unsterblichkeit"

Die Buchstabenkette, die den Namen dieses wunderbaren Geschenks der Natur bildet, spricht sich ganz einfach: „Dschi-oh-gu-lan". Hinter diesem Namen, der wörtlich übersetzt „Gewundene Rankenorchidee" bedeutet, verbirgt sich eine Rankpflanze, die es in sich hat!

Beschrieben wurde das gesundheitsfördernde Gewächs bereits 1784 von Carl Peter Thunberg (ein schwedischer Naturforscher und Professor für Medizin und Naturphilosophie) in seinem Werk „Flora japonica". Allerdings war die Wissenschaft in dieser Zeit außerstande, den tatsächlichen gesundheitlichen Nutzen dieser Pflanze zu entschlüsseln. Deren umfassende Erforschung begann bereits Ende 1980. Intensiv befassten sich Wissenschaftler aus China, Japan, Irland, Deutschland, Italien und der Tschechei mit dem Kraut, das von der traditionellen Medizin Chinas schon sehr lange eingesetzt wird. Das Interesse an dieser Pflanze wird damit begründet, dass das Kraut ähnlich wie Ginseng wirkt. Befürworter der Pflanze behaupten, dass Jiaogulan (*Gynostemma pentaphyllum*) noch besser sei, da die Pflanze mehr Saponine aufweise; bisher konnten

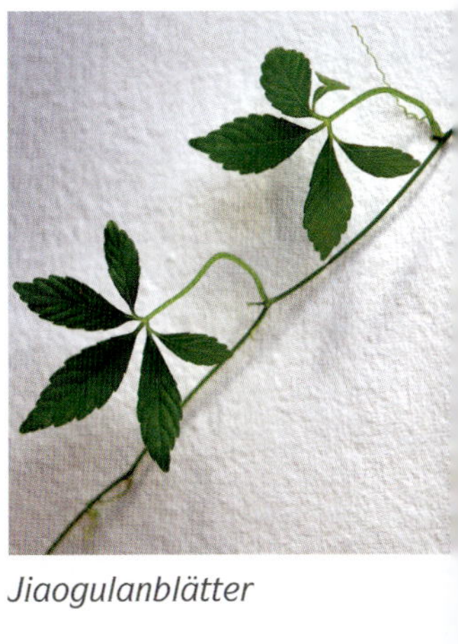

Jiaogulanblätter

über 80 bestimmt werden. Dr. Jialiu Liu (Pathologieprofessor an der Medizinischen Hochschule von Guiyang) hat sich mit den Geheimnissen dieser Pflanze wissenschaftlich auseinandergesetzt. Seine Erkenntnisse sind derart positiv, dass Jiaogulan sogar in den Krankenhäusern Chinas verschrieben wird. Es konnte nachgewiesen werden, dass Jiaogulan sowohl als Adaptogen als auch als Antioxidans (also stressabbauend) wirkt. Der 1982 verstorbene österreichisch-kanadische Mediziner Dr. Hans Seyle betonte mit unmissverständlichen Worten den Wert der Fähigkeit des Körpers, sich anzupassen. Seiner Meinung nach bedeutet der Verlust der Fähigkeit zur Adaption den Tod. Jiaogulan fördert diese Fähigkeit auf eine harmonische Weise. Wie wohltuend der Tee aus der Pflanze wirkt, kann man bereits nach 1–2 Tassen Jiaogulantee deutlich spüren.

Jiaogulan wird in den Krankenhäusern Chinas verschrieben.

Die Heimatgebiete dieser Wildpflanze liegen in Zentralchina, Japan, Thailand, Korea, Indien und Malaysia. Dort, wo die Pflanze auftritt, wird sie traditionell als energetisierender Tee oder als Gemüse verwendet. Jiaogulan gedeiht noch in Höhen über 3000 m. In China heißt die Pflanze tatsächlich „Kraut der Unsterblichkeit". Diese robuste Pflanze bildet zahlreiche Ranken, die eine Höhe von über 8 m erreichen können. Die Pflanze ist winterhart, sollte jedoch vor zu starken Temperaturstürzen und vor ungewöhnlich hohen Minusgraden geschützt werden.

Jiaogulan im Garten und auf dem Balkon

Wichtig für eine gesunde Entwicklung dieser wärmeliebenden Pflanze ist ein nahrhafter humoser Boden, der möglichst reichhaltig sein sollte,

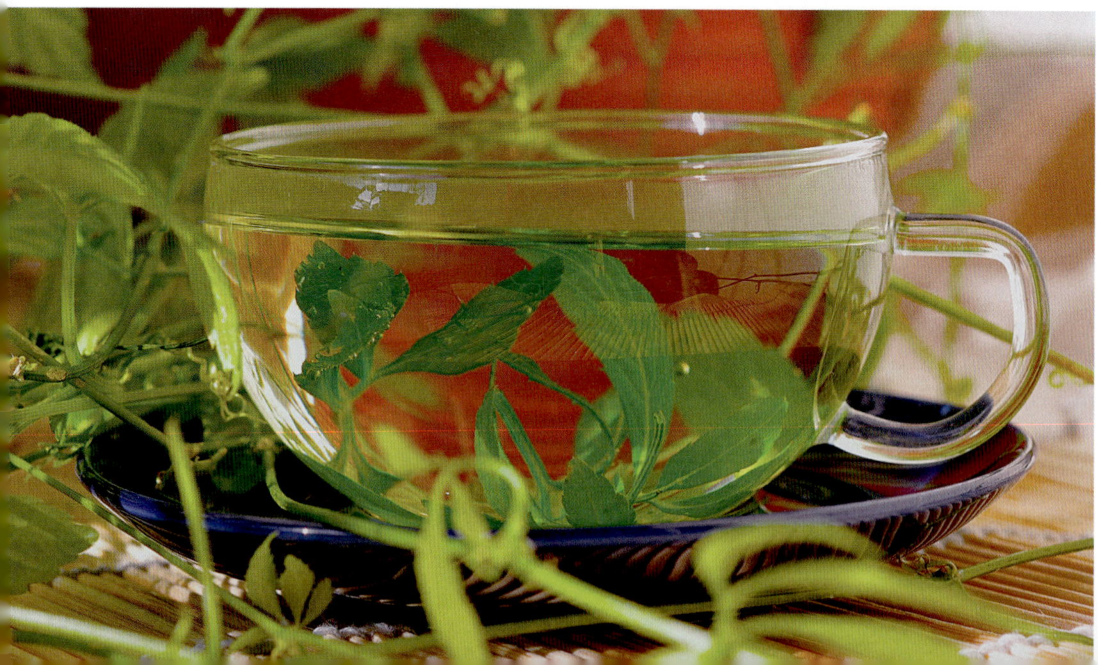

Frische Jiaogulanblätter einfach mit kochendem Wasser brühen und fertig ist ein aromatischer, leicht süßer Tee, der wohltuende Eigenschaften aufweist.

damit die späteren Inhaltsstoffe auch in einer zufriedenstellenden Menge in den Blättern enthalten sind. Regelmäßiges Gießen ist wichtig, damit die kräftig wachsende Pflanze reichlich Feuchtigkeit zur Entwicklung zur Verfügung hat.

Jiaogulan kann in der Wohnung sogar anstelle normaler Zimmerpflanzen kultiviert werden!

Merke!

Auf zu kaltes Gießwasser reagiert Jiaogulan mit einem Gelbwerden der Blätter.

Im Wuchs erinnert die Pflanze an den einheimischen Knöterich (*Persicaria*), der ebenso kraftvoll an Hindernissen emporklettert, diese überwindet und im Lauf der Zeit bedeckt, oder, falls kein Hindernis den Weg versperrt, über den Erdboden kriecht. Die Jiaogulan-Pflanze wird von einer Energie getrieben, die nur durch den Begriff „herkulisch“ angemessen beschrieben wird.

Jiaogulan ist ein äußerst „eigensinniges“ Gewächs, das mit den angebotenen Rankhilfen verfährt, wie es ihm gefällt. Die Pflanze mag es nicht, wenn sie „reguliert“ und an den Rankhilfen angebunden wird: Sie reduziert dort das Wachstum und treibt es in einem anderen „freien“ Trieb voran.

Die Jiaogulan-Pflanze mag es nicht, an Rankhilfen fixiert zu werden.

Sind keine Nacktschnecken im Garten, sollte sich die Pflanze ungehindert nach allen Seiten entwickeln können. Bei der Pflanzung ist zu bedenken, dass die Triebe dabei gut und gerne einen Radius von bis zu 8 m um die Stammpflanze bilden können.

Das eigensinnige Wesen ist aber auch an dem Verhalten dem Licht gegenüber zu erkennen. Wird die Pflanze in den Schatten – beispielsweise unter einen Obstbaum – gepflanzt, schiebt sie ihre Triebe in die Sonne. Pflanzt man Jiaogulan dagegen an einen sonnigen Standort, werden die Triebe in den Schatten verlagert.

Versuchen Sie, bei der Wahl des Standortes auf diese Besonderheit Rücksicht zu nehmen. Auch wenn das paradox klingen mag: Ich meine, dass die Pflanze über das „bewusste“ Besiedeln von Licht- und Schattenplätzen sogar die eigene Photosynthese steuern kann und ebenso den Wärmehaushalt reguliert. So lässt sich wahrscheinlich auch erklären, wieso Jiaogulan derart ausgleichend wirkt; sie ist ein Meister im Ausgleichen und ihr eigenes Adaptogen.

Nacktschnecken mögen Jiaogulan übrigens besonders gern. Die beste Prävention bilden zahlreiche Radieschen, die man in der Nähe der Stammpflanze kultivieren sollte, um Schneckenfraß zu verhindern.

Im Garten ist Jiaogulan winterhart. Jedoch ist es kein immergrünes Gewächs. Sind die Blätter eingetrocknet, fallen sie ab. Im Frühjahr treibt

Jiaogulan hat den Vorteil, winterhart zu sein.

die Pflanze aus den Rhizomen neu aus. Die Wurzelstöcke können zur Vermehrung geteilt werden.

Merke!

Starker Schneckenfraß verhindert zwar den Wuchs oberhalb des Erdbodens, jedoch reagiert die Pflanze umgehend und bildet unterhalb eine Vielzahl von Rhizomen.
Wer kräftige Pflanzen im Garten möchte, sollte den Schnecken im ersten Jahr nicht jeden Bissen verleiden. Es ist jedoch wichtig, regelmäßig zu kontrollieren, dass die Nacktschnecken nicht sämtliche Grünteile verzehren, sondern lediglich kräftigend „stutzen"! In der folgenden Vegetationsphase grünt Jiaogulan dann umso kräftiger.

Was Sie weiter zum Thema „Sinnhaftigkeit von Schneckenfraß" wissen sollten: Einige Pflanzen reagieren auf eine „Beweidung" anders als auf einen Schnitt. Es wurde bewiesen, dass Gras, das beispielsweise von Kühen oder Schafen beweidet wird, besser vernarbt und deutlich zügiger nachschiebt, als wenn es beispielsweise von einem Rasenmäher abrasiert wird. Vor diesem Hintergrund unternahm ich einen Versuch, bei dem ich herausfinden wollte, ob dies auch für Jiaogulan zutrifft. Bei meinem Versuch, den Wuchs anzuregen, beobachtete ich, dass kein nennenswerter Impuls ausgelöst wurde, wenn einige Jiaogulan-Triebe kurz über dem

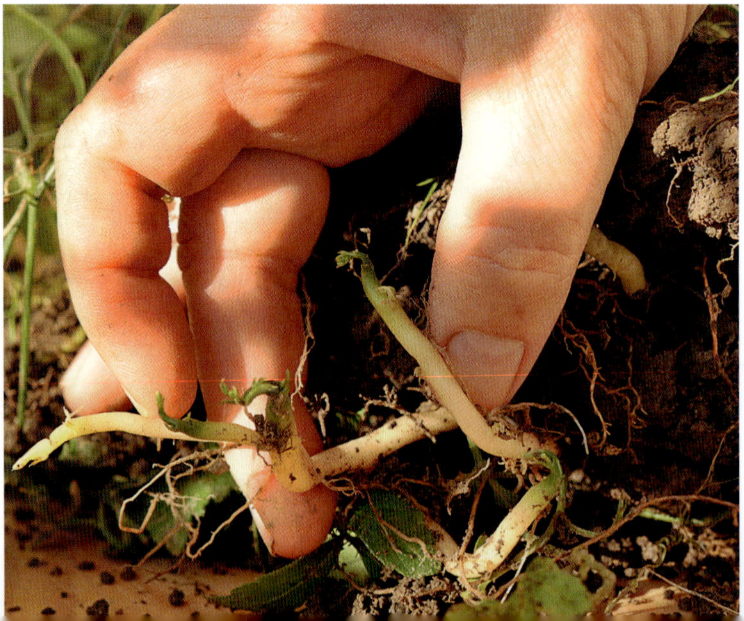

Nach einem Schneckenfraß entwickeln sich zahlreiche, besonders stark ausgeprägte Rhizomwurzeln, die sofort wieder austreiben und viele Blätter bilden.

Erdboden mit einem Messer abgetrennt wurden. Dagegen reagierte die Pflanze auf den „Schädlingsbefall“ durch die Schnecken umso mehr und bildete deutlich mehr kräftige Rhizome.

Kultivierung auf dem Balkon

Auch auf dem Balkon kann die Rankpflanze mühelos kultiviert werden. Das Pflanzgefäß muss nicht einmal überdimensioniert sein – 5 Liter Inhalt reichen für eine Saison vollkommen aus; mehr Inhalt ist natürlich vorteilhafter. Wichtig ist, dass die Erde nicht austrocknet und sehr nahrhaft ist. Bei der Verwendung eines relativ kleinen Kübels sollte jedoch nach 2–3 Jahren eine Wurzelteilung erfolgen.

Bei Balkonpflanzen ist es wichtig, dass die Erde im Kübel nicht austrocknet.

Die beste Zeit zum Teilen der Wurzel ist das Frühjahr. Wechseln Sie dabei auch gleich den Erdboden, den Sie gegen einen frischen humosen Boden austauschen. Lassen Sie hier Vorsicht walten, damit die Wurzeln dabei nicht verletzt werden. Staunässe ist unbedingt zu vermeiden!

Merke!

Stark wachsende Pflanzen auf dem Balkon/auf der Terrasse sollten regelmäßig gedüngt werden, damit die Erde in den Gefäßen nicht auslaugt. Am besten bereitet man in einem Gefäß (Einweckglas) eine Jauche, die aus zahlreichen grünen Pflanzenteilen besteht. Zum Schütteln kann der Deckel aufgeschraubt werden, ansonsten sollte das Glas offen sein und im Schatten aufbewahrt werden. Wenn die Pflanzen in der Stadt gesammelt werden, sollte man diese nicht an stark befahrenen Straßen pflücken, sondern in Parkanlagen oder in Kleingartenanlagen suchen.

Auch wenn die Pflanze sich nicht vom Angebot einer Rankhilfe beeindruckt zeigt und eigene Wege geht – was man, so dies möglich ist, tolerieren sollte, um ein befriedigendes Ernteergebnis zu erzielen –, ist das Aufstellen einer Rankhilfe sinnvoll. Verwenden Sie keine Rankhilfe aus Metall: Die Wärme, die das Metall unter Sonneneinwirkung entwickelt, behindert den Wuchs oder überhitzt den Trieb derart, dass er abstirbt.

Rankhilfen aus Metall können durch Sonneneinwirkung sehr heiß werden.

Pflanzzeit

Jiaogulan wird als Samen oder als Topfware angeboten. Die Anzucht aus Samen ist relativ einfach, sollte jedoch während der wärmeren Zeit – etwa ab Mitte April – erfolgen. Sobald die Keimpflänzchen eine entsprechende Größe aufweisen, sollten sie vereinzelt werden.

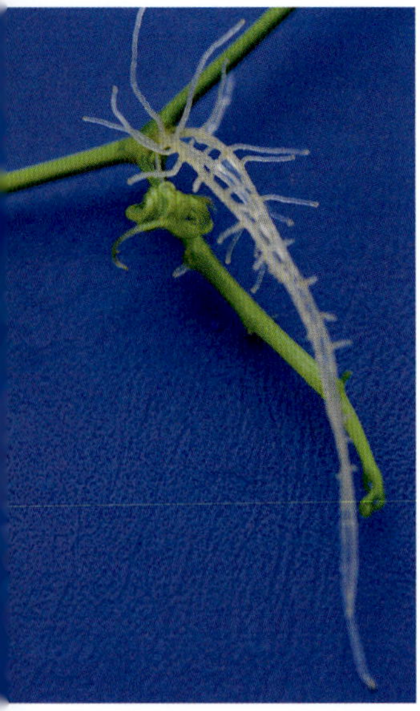

Bereits nach zwei Wochen im Wasserbad – lediglich ein Teil des Triebes kommt ins Wasser, der größere Teil ragt heraus – hat sich eine stattliche Wurzel gebildet, die nun in einen vorbereiteten Topf eingepflanzt werden kann.

Wird Jiaogulan im Topf erworben, kann die Pflanze jederzeit in den Garten oder auf dem Balkon gesetzt werden. Denken Sie daran, die Pflanze so auszurichten, dass sie sowohl Sonne als auch Schatten zur Verfügung hat. Ich pflege mein Exemplar auf dem Balkon in einem Gefäß, das ich in etwa einen Meter Höhe aufgestellt habe. Zudem habe ich eine Rankhilfe über dem Topf befestigt. Die Pflanze hat einen Großteil der Triebe in den Schattenbereich unterhalb des Topfes getrieben und einen (unwesentlichen) Teil an der Hilfe verankert.

Vermehrung

Es ist möglich, Jiaogulan selbst zu vermehren. Dies kann durch Wurzelteilung, durch eine Anzucht aus Samen oder aus bewurzelten Triebspitzen erfolgen. Bei der Teilung der Wurzel sollte darauf geachtet werden, dass der Wurzelstock nicht verletzt wird; sonst hat man im Ergebnis der Stammpflanze Schaden zugefügt. Besser ist es, die Hauptpflanze am Standort zu belassen und den Boden mit Humus und Mineralien gut zu versorgen, sodass der Erdboden auch eine sehr gut entwickelte Pflanze ausreichend mit Nährstoffen versorgen kann. Statt eine Wurzel zu teilen, können Triebspitzen mit einem scharfen Messer abgetrennt und zur Vermehrung verwendet werden.

Nicht immer blüht Jiaogulan im Garten oder im Kübel, sodass man zur Anzucht aus Samen auf den Fachhandel zurückgreifen muss. Säen Sie die Samen erst aus, wenn sich der Boden gleichmäßig erwärmt hat. Dies fördert die Entwicklung der Pflanze erheblich.

Merke!

Sollte Jiaogulan an einem Standort Probleme haben, kann die Pflanze während der Vegetationsphase umgepflanzt werden. Bevor Sie dies jedoch realisieren, ergründen Sie die Ursachen für das Kümmern. Es ist möglich, dass Störungen durch den Erdboden – wenn beispielsweise „Altlasten" vergraben wurden – verursacht werden. In einem solchen Fall ist es sinnvoller, die Bodenqualität anzupassen. Auch störende Lichtverhältnisse können mitunter beseitigt werden. Ist die Lichteinstrahlung zu hoch, sollte ein Schutz vor direkter und zu starker Sonneneinstrahlung angelegt werden. Im umgekehrten Fall kann ein Schattenbereich, sofern er durch eine Pflanze verursacht wird, durch Entfernen von störenden Zweigen verbessert werden. Auch Pflanzen müssen sich an einem neuen Standort eingewöhnen!

Eine Vermehrung des Jiaogulan durch Triebspitzen ist möglich. Trennen sie hierzu Triebe auf etwa 5–7 Blätter Länge von der Stammpflanze und stellen Sie diese in ein Gefäß mit klarem Wasser. Sollte Regenwasser zur Verfügung stehen, kann dieses verwendet werden; bei Leitungswasser empfiehlt es sich, das Wasser zwei Tage abstehen zu lassen. Stellen Sie in dieses Wasser die Triebspitzen und diese an einen hellen, nicht vollsonnigen Ort. Nach etwa zwei Wochen bilden sich erste Wurzeln. Das Wasser im Gefäß sollte nicht gewechselt und das Pflanzenteil nicht bewegt werden. Stellen Sie das Gefäß darum nicht an einen Ort, an dem es die nächsten Tage nicht unbewegt verbleiben kann! Gönnen Sie der „neuen“ Pflanze Zeit, sich zu entwickeln und an die neuen Gegebenheiten zu gewöhnen. Versuchen Sie für die Bewurzelung der Triebspitzen die Gegebenheiten zu schaffen, denen auch die Stammpflanze ausgesetzt war.

Wird Leitungswasser als Anzuchtwasser verwendet, sollte es zwei Tage abstehen!

Tipp!

Jiaogulan bildet selbsttätig bewurzelte Rhizome aus. „Lenken“ Sie diese einfach in einen weiteren Kübel, bedecken Sie diese mit ein wenig Erde und trennen Sie die neue Pflanze von der Mutterpflanze mit einem scharfen Messer, sobald diese kräftig genug ist.

Jiaogulan-Ernte

Sobald die Pflanze genug Blätter gebildet hat, können diese laufend geerntet werden. Die frischen Blätter können einfach nach dem Abspülen gekaut oder frisch gebrüht als Tee getrunken werden. Die Farbe des Tees sollte gelblich sein, das Aroma ist leicht süßlich und angenehm. Die empfohlene Tagesdosis liegt bei einem Liter Tee. Um alle Inhaltsstoffe aus den frischen Blättern zu ziehen, brühe ich diese mindestens zweimal auf.

Jiaogulan kann laufend geerntet werden.

Wichtige Inhaltsstoffe

Flavenoide, Polysaccharide, Aminosäuren, Vitamine, Mineralien und essentielle Spurenelemente.

Heilwirkung

- Fördert den Stoffwechsel
- Wirkt stressmindernd
- Stärkt das Herz
- Senkt Blutzucker und -fette
- Stressabbauend
- Immunsystemstärkend

- Wirkt gegen eine Verklumpung der Blutplättchen, kann somit wirksam sein gegen Schlaganfall und Herzinfarkt sowie bei der Vermeidung von Thrombosen
- Hilft gegen Bluthochdruck
- Senkt das „schlechte" Cholesterin LDL

Mein Fazit: Jiaogulan ist eine Pflanze, die auch für Anfänger geeignet ist. Wichtig sind ein guter nährstoffreicher Boden und reichlich Feuchtigkeit; Staunässe muss jedoch unbedingt vermieden werden. Für diese Pflanze spricht weiter, dass man sie auf einem Balkon und überdies sogar in der Wohnung halten kann. Außer dem Nordbalkon ist jede Lage geeignet. Bei einem Südbalkon sollte an eine frühzeitige Beschattung gedacht werden. Sonnenblumen spenden zum Beispiel Schatten, ohne zu behindern.

Bei einem Kilopreis von zirka 50–80 Euro ist diese Kultur auch in finanzieller Hinsicht unbedingt lohnenswert. Außerdem schmeckt der Tee, aus frischen Blättern bereitet, deutlich besser.

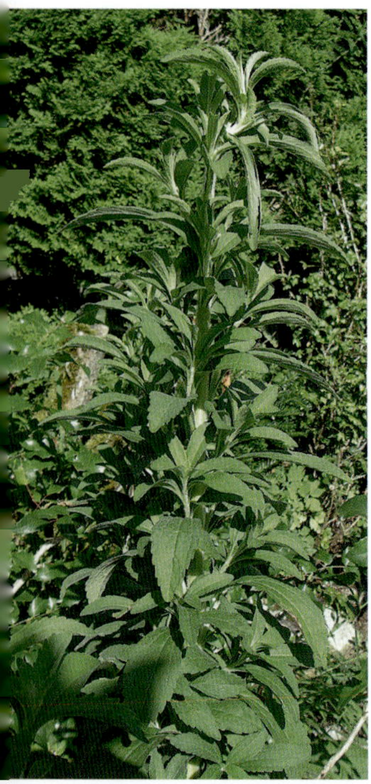

Steviastaude – gedeiht auch in unseren Breiten.

Stevien – Süßkraft ohne Kalorien

In der jüngsten Vergangenheit ist eine Pflanze in den Fokus der Öffentlichkeit gelangt, die eine Verwendung von Zucker oder Süßstoffen erheblich reduzieren kann und somit ebenfalls in die Riege derjenigen Pflanzen gehört, die für unsere Gesundheit und unser Wohlergehen bedeutsam sind. Die Rede ist von Stevia (*Stevia rebaudiana*), eine Pflanze, die auch unter dem Namen Süß- oder Honigkraut bekannt ist. Das Ursprungsgebiet liegt in Südamerika, wo die Pflanze wild vorkommt. Die Eingeborenen Südamerikas nutzen die Süßkraft der Pflanze schon seit Jahrhunderten; die Seefahrer berichteten bereits im 16. Jahrhundert über diese unscheinbare Pflanze, die zur Familie der Korbblütler gehört. Die grünen, ein wenig gezahnten Blätter erreichen eine Größe von etwa 2–3 cm Länge. Je nach Standort kann eine Pflanze eine Höhe von etwa 1 m erreichen, wobei die kantigen Stängel sperrig senkrecht emporwachsen.

Im asiatischen Raum hat die Verwendung der getrockneten Blätter bereits Tradition. Bereits seit Anfang der 1970er Jahre wird beispielsweise in Japan die Süßkraft genutzt und Stevia als Süßungsmittel in großem Umfang verwendet. In Europa hat die Verwendung der Pflanze als Süßungsmittel eine Vielzahl Kontroversen ausgelöst, die von Negativmeldungen begleitet wurden. Ende 2011 wurde Stevia von der Europäischen Kommission als Süßungsmittel freigegeben, nachdem die Europäische Behörde für Lebensmittel allen Unkenrufen zum Trotz Stevia-Konsum für unbedenklich erklärt hatte. Das Wunderbare ist, dass diese Süßkraft keine Kalorien aufweist – sogar Diabetiker dürfen sie verzehren, da sie keinen Anstieg des Blutzuckerspiegels bewirkt – und dass Wissenschaftler herausgefunden haben, dass keine Kariesgefahr bei einer Verwendung besteht.

Das Süßungsmittel kann überall dort eingesetzt werden, wo der Geschmack Süße verlangt. Neben Getränken und fruchtigen Desserts können sogar Marmeladen und Gelees mit Stevia gesüßt und traditionell zubereitet werden. Das einzige Problem, das derzeit besteht, besteht in der Verwendung bei Rezepturen, die nach Gewicht zubereitet werden, beispielsweise bei den Backwaren. Jedoch können einfachere Backrezepte durchaus mit Steviazugabe gesüßt werden: Waffelteige, Ausbackteige oder Eierkuchen gelingen garantiert. Kreativität ist allerdings gefragt.

Stevia als Süßungsmittel sollte sparsam eingesetzt werden, da die Süßkraft 70–450 Mal stärker ist, als es bei normalem Zucker der Fall ist!

Verwendet werden die frischen oder die getrockneten Blätter. Geben Sie einfach ein frisches Blatt mit in den Kräutertee und brühen Sie diesen ganz normal auf oder zerbröseln Sie das getrocknete Kraut, bevor der Tee gebrüht wird. Gleiches gilt für die Teigbereitung. Auch alkoholische Auszüge auf Kräuterbasis (Magenbitter) können durch Stevia neue Geschmackvarianten erhalten.

Tipp!

Getrocknete Blätter weisen in der Regel eine doppelt so hohe Süßkraft wie Frischware auf.

Im Garten und auf dem Balkon

Die Pflanze bevorzugt einen sonnigen und warmen Standort. Die Ansprüche an den Boden sind gering, jedoch zahlt sich ein humoser, gut mit Nährstoffen versorgter Boden im Ernteertrag aus. Bei einer Kübelkultur sollte darauf geachtet werden, dass der Kübel nicht austrocknet und der Boden mit Nährstoffen angereichert ist. Das sichert gute Erträge. Stevia ist, darauf sei hier hingewiesen, nicht winterhart.

Stevia lässt sich in Kübeln kultivieren, ist aber nicht winterhart.

Pflanzzeit

Vom Handel werden Topfpflanzen angeboten. Diese können ab Mitte Mai ins Freiland gesetzt werden.

Vermehrung

Samen im Fachhandel erhältlich. Die Kultur ist unproblematisch; das Saatbeet sollte feinkrümelig und frei von Beikräutern sein. Von einer Pflanze können jedoch auch Stecklinge gewonnen werden: Ernten Sie mittels scharfem Gerät grüne Pflanzenstängel-Spitzen von etwa 10–15 cm Länge, entfernen Sie die Blätter vom unteren Teil des Stängels in einer Höhe von etwa 3–5 cm und schieben Sie diesen Stängel in eine vorbereitete, gründlich aufgelockerte und nasse Stelle im Garten (dadurch wird der Stängel vollkommen vom Erdboden umgeben und kann sich zügig bewurzeln). Am vorteilhaftesten ist, diese Vermehrungsmethode in den Abendstunden durchzuführen. Nachdem der Setzling im Erdboden steckt, wird er mit gut temperiertem Gießwasser eingeschwemmt. Mehrere Tage in Folge sollte der Steckling in den Morgen- oder Abendstunden angegossen werden.

Den Erdboden um den Steckling laufend feucht halten.

Ernte

Die Ernte der Blätter ist denkbar einfach: Fortlaufend bei Bedarf. Zur Bevorratung können die Stängel der Pflanze zurückgeschnitten werden. Diese schieben erneut aus. Vor den einsetzenden Nachtfrösten kann die ganze Pflanze beerntet werden. Die Blätter werden von den Stängeln gestreift und an einem luftigen Ort getrocknet. Verwahren Sie die getrockneten Blätter in einem Baumwollsack an einem trockenen und luftigen Ort auf.

Kann eine Pflanze frostfrei im Keller überwintert werden, sollte im Spätherbst – etwa vier Wochen, bevor die Pflanze ins Winterquartier einzieht – ein kräftiger Rückschnitt erfolgen.

Wichtige Inhaltsstoffe

Flavonoide, Glykoside (Steviosid).

Heilwirkung

Durch eine Reduzierung des raffinierten weißen Zuckers kann den Problemen, die ein überhöhter Konsum birgt, vorgebeugt werden. Auch die Entstehung des Sodbrennens wird durch den Verzehr nicht begünstigt, sodass Personen, die oft unter einer Übersäuerung des Magens leiden, von der neuen Süße profitieren. Überlieferungen der Eingeborenen besagen, dass der Konsum herzstärkend und gefäßerweiternd wirken soll. Darüber hinaus sind folgende Eigenschaften festzuhalten:

Süßkraft ohne Reue: Stevien

- Senkt das Kariesrisiko
- Beeinflusst nicht den Blutzuckerspiegel
- Diätisches Süßungsmittel
- Steigert nicht den Gehalt an Magensäure

Derzeit beschäftigen sich zahlreiche Universitäten in unterschiedlichen Fachbereichen mit der Verwendung und der Wirksamkeit der *Stevia rebaudiana*. Die Ergebnisse der Forschungen bleiben abzuwarten. Doch auch die Lebensmittelkonzerne sind alarmiert und wittern einen Rekordgewinn; besonders vor dem Hintergrund einer bereits in politischen Gremien diskutierten und sogar in Ungarn, Rumänien und Dänemark eingeführten Fett- und Zuckersteuer.

Mein Fazit: Wer gern süße Nahrungsmittel verzehrt und dabei die Kalorien berücksichtigen möchte, dem ist die Verwendung anzuraten. Die Möglichkeiten sind breitgefächert und mit ein wenig Phantasie werden sich ständig neue erschließen.

Kapuzinerkresse – Der Keimkiller

Dieses dekorative Pflänzchen weist Eigenschaften auf, die einen Gartenbesitzer nur staunen lassen. Man ahnt ja, wenn man den Wuchs der beliebten Blume beobachtet, dass diese Pflanze etwas ganz Besonderes sein muss: Die Vitalität endet nicht einmal, wenn Pflanzen und Pflanzenteile auf den Kompost gelandet sind: Auch dort blühen die gelben, orangen oder herrlich roten Blüten weiter, als ob sie noch immer mit dem Erdboden verbunden wären.

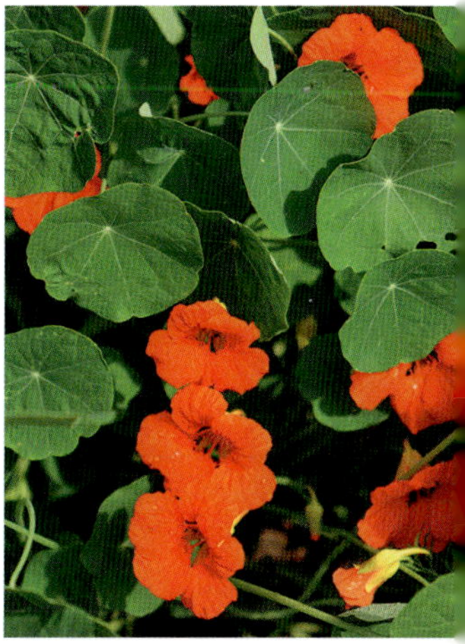

Kapuzinerkresse ist mit den wunderschönen Blüten und dekorativen Blättern ein perfekter Blickfang, der in keinem Garten fehlen sollte.

Dass die aus Südamerika stammende Pflanze aber nicht nur besonders frohwüchsig, sondern auch ebenso heilkräftig ist, haben Forscher beweisen können. In den Blättern, Blüten und Samen findet sich ein Stoff, der vergleichbar mit einem Antibiotikum ist – ein Keimkiller. Bei entzündlichen Harnweginfekten und bei Atemwegserkrankungen, wie Bronchitis, aber auch bei Entzündungen des Rachens, der Nebenhöhlen, bei grippalen Infekten oder Husten kann die Pflanze erfolgreich eingesetzt werden. Heilanwendungen sind innerlich und äußerlich möglich.

Ebenso kann Kapuzinerkresse kosmetisch verwendet werden: Sie regt den Haarwuchs an und regeneriert trockene Haut. *Personen, die ihre Seife selbst herstellen, empfehle ich, diese auch mit den Blüten dieser Pflanze zu bereichern.*

Tipp!

Verzehren Sie die jungen Blätter der Kapuzinerkresse einfach gemeinsam mit einem grünen Salat. Auch die Blüten sind essbar.

Im Bedarfsfall kann ein Tee aus 30 g frischen Pflanzenteilen, mit 1 l kochendem Wasser bereitet und in kleinen Dosen über den Tag verteilt, eingenommen werden.

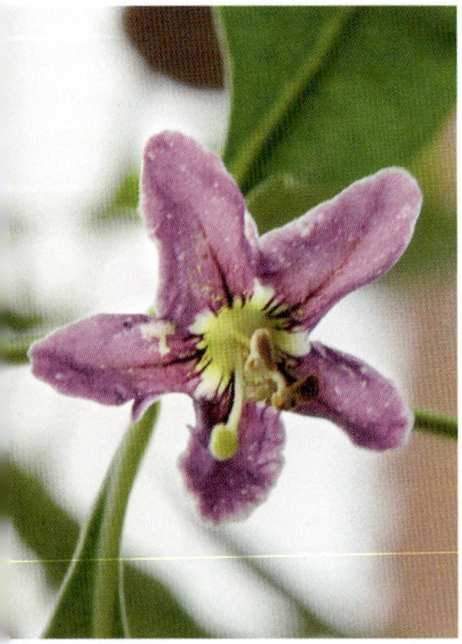

Goji-Beeren-Blüte

Goji-Beere – Umstrittenes „Wundermittel"

So ist es immer, wenn die Bekanntheit steigt: Aus dem „Gemeinen Bocksdorn" (auch „Teufelszwirn" oder „Wolfsbeere" genannt – nicht zu verwechseln mit der Tollkirsche!) wurde die Goji-Beere, jene sommergrüne, krautige und strauchartige Pflanze, deren orangefarbene oder korallenrot-ovale Beerenfrüchte einen tonisierenden, sprich kräftigenden Einfluss auf Gesundheit und Wohlbefinden ausüben sollen.

Ehemals zählte die Goji-Beere zu den Zierpflanzen und wurde auch zur Begrünung von Straßen verwendet. Der Name „Teufelszwirn" weist auf deren Fähigkeit zum Wuchern hin. Gartenliebhaber verzichteten auf eine Bereicherung ihres Gartenstaudensortiments durch diese Pflanze, aus Angst vor einer ungezügelten Verbreitung. Diese findet bei der Goji-Beere über Wurzelausläufer statt – ähnlich bei der Himbeere oder beim Sanddorn – oder durch die Samen in den Beerenfrüchten, wenn diese von Tieren gefressen und an einem anderen Ort ausgeschieden werden. Zusätzlich kann sich die Pflanze auch durch abgesackte Zweige, die Kontakt zum Boden aufnehmen können, vermehren. Die Goji-Beere ist eine Meisterin im Verbreiten ihrer Art.

Die chinesische Provinz Ningxia beansprucht für sich, die Beeren zu kultivieren, die am wirksamsten sind und begründet dies damit, dass der Anteil an über 100-Jährigen in dieser Region, die als Kräuterkammer Chinas gilt, extrem hoch sei. Dieses Phänomen wird vor allem auf den gesteigerten Konsum dieser Beeren zurückgeführt. Der fruchtbare Boden der Ningxia-Region wird von den mineralreichen Ablagerungen des Himalaja-Gebirges genährt. Die Ablagerungen sind ein Segen für die Natur und ein Segen für die Bevölkerung, was einmal mehr beweist, wie wichtig eine gute Bodenqualität für den Erhalt unserer Gesundheit ist. Auch wenn die Goji- oder auch Wolfsbeere (*Lycium barbarum*) in der traditionellen chinesischen Medizin verwendet wird, ist die Herkunft der Pflanze bislang nicht geklärt.

Goji-Beere im Garten und auf dem Balkon

Goji-Beeren bevorzugen einen sonnigen, mineralisierten, nicht zu stickstoffhaltigen Boden.

Im Hausgarten oder auf dem Balkon/der Terrasse ist eine Kultur problemlos möglich. Allerdings sollte den Ansprüchen an den Standort Rechnung getragen werden. Goji-Beeren mögen einen sonnigen, stark mineralisierten Boden, der nicht zu stickstoffhaltig sein sollte. Bei zu viel Stickstoff verliert die Pflanze bereits im Spätsommer ihre Vitalität und wird oft von Echtem Mehltau befallen. Außerdem verträgt sie keine sauren Böden.

Die Pflanze bildet einen sommergrünen Strauch, dessen Zweige leichte Bögen beschreiben. Die Blätter sind lanzettenförmig, glattrandig und können eine Größe von mehreren Zentimetern Länge bei einer Breite von etwa 1–3 cm erreichen. Junge Blätter sind essbar und können zu Gemüse verarbeitet werden. Ende Mai kann je nach Witterung und Lage die Blühphase einsetzen; die Blüten sind unscheinbar und von leicht violetter Färbung. Die Blühphase endet Ende September. Aus den Blüten entwickeln sich die ovalen Beerenfrüchte, die je nach Standort in der Größe variieren, aber eine Länge von etwa 2 cm erreichen können.

Ähnlich dem Sanddorn verträgt auch die Goji-Beere starke Fröste bis –25 °C. Da die Pflanze sich über Wurzelausläufer vermehrt, empfiehlt es sich, eine Abgrenzung – „Himbeerbarriere" – zu setzen. Vorsicht: Die Goji-Beere entwickelt spitze Dornen! Die Blüten werden im Übrigen durch Insekten befruchtet.

Die Goji-Beere ist winterhart und vermehrt sich stark über Wurzelausläufer.

Bei einer Kultur in Kübeln sollten große Pflanzgefäße bevorzugt verwendet werden. Je weniger Inhalt solch ein Gefäß hat, desto schwächer entwickelt sich die Pflanze. Ausreichend Feuchtigkeit sorgt für eine reiche Blühphase. Stehende Nässe sollte jedoch vermieden werden.

Optimale Bedingungen für eine Balkonkultur herrschen auf einem Balkon mit südlicher, südwestlicher und westlicher Ausrichtung. Deshalb empfiehlt sich die Balkonkultur gerade Leuten, die einen sehr heißen Südbalkon begrünen möchten. Die Goji-Beere verträgt volles Sonnenlicht. Nur unter Einfluss vollen Sonnenlichts nämlich entwickeln die Beeren eine harmonische Süße! Da die Wurzeln in einem Kübel anderen Bedingungen unterworfen sind, sollte bei starken Frösten ein Kälteschutz vor einem Ausfrieren schützen. Ein guter und kostengünstiger Kälteschutz ist Zeitungspapier, welches zusammengeknüllt den Kübel umschließt.

Reife Beeren neben unreifen: Die Goji-Beeren-Ernte kann bis zu den ersten Frösten anhalten.

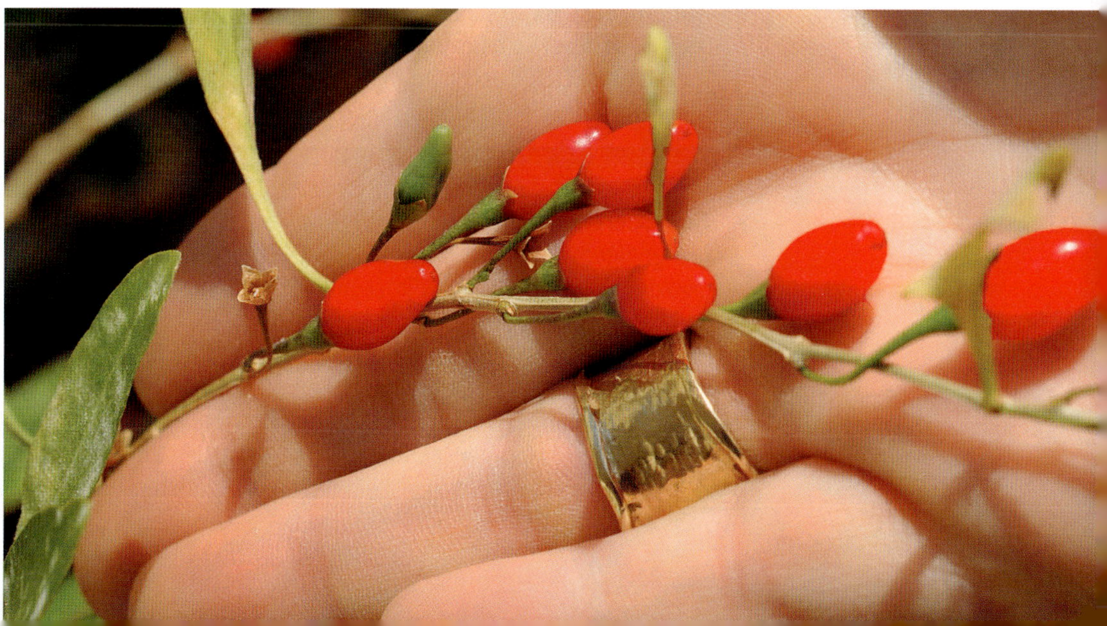

Pflanzzeit

Die beste Zeit zur Aussaat ist der Spätsommer/Herbst. Auch Rhizome können in dieser Zeit am besten verpflanzt werden. Wird die Goji-Beere im Handel in einem Topf erworben, kann sie jederzeit in den Garten gepflanzt werden. Es empfehlen sich jedoch bei einer Pflanzung im Sommer die Abendstunden.

Tipp!

Achten Sie darauf, dass die Pflanze einen vollsonnigen Standort zugewiesen bekommt und gießen Sie diese mit abgestandenem Wasser an.

Vermehrung

Vorteilhaft ist die Vermehrung durch Ausläufer oder Stecklinge.

Der „Gemeine Bocksdorn" kommt in mehreren Arten vor. Um sicherzugehen, dass wirklich die Varietät *Lycium barbarum* kultiviert wird, empfiehlt sich der Erwerb geeigneten Materials im Fachhandel. Größtenteils werden hier Jungpflanzen in Töpfen angeboten. Haben diese reife Beeren gebildet, können die Samen, die vom Fruchtfleisch umschlossen werden, ausgesät und die Pflanzen vermehrt werden. Vorteilhafter ist jedoch die Vermehrung der Pflanze durch Ausläufer oder Stecklinge.

Merke!

Die Beschreibungen des Geschmacks der frischen Beeren fallen recht unterschiedlich aus und reichen von köstlich oder gut über erbsig und gemüsig bis hin zu herb, bitter und sauer. Der Geschmack ist vom Standort und der Sonneneinwirkung abhängig.

Goji-Beeren-Ernte

Die reifen Beeren können – so sie süß sind – roh verzehrt oder getrocknet werden. Eine Bereitung als Tonikum (alkoholischer Auszug) ist empfehlenswert. Es kann auch ein Saft aus den Beeren gewonnen werden. Dieser hat in einem Versuch an Mäusen gezeigt, dass die schädlichen Einflüsse des UV-Lichtes durch den Goji-Beeren-Saft erheblich gemindert werden.

Im Journal of Biotechnology[3] erschien im November 2010 im Übrigen eine Arbeit über die entzündungshemmenden Auswirkungen bei einem Genuss dieser Beere.

Wichtige Inhaltsstoffe

Vitamine, besonders der B-Gruppe; hoher Anteil an Mineralien und Spurenelementen, Aminosäuren, Proteinen und Polysacchariden.

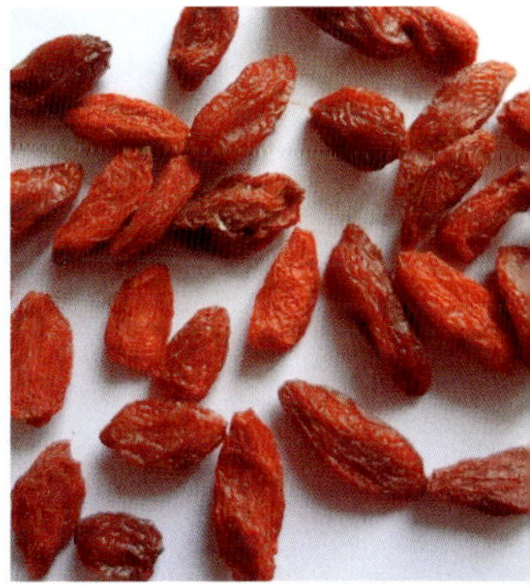

Getrocknete Goji-Beeren

Heilwirkung

- Antioxidans
- Immunmodulation
- Anti-Aging

Derzeit wird die Wirksamkeit der Goji-Beere intensiv erforscht. Viele Behauptungen konnten bisher wissenschaftlich nicht belegt werden. Während meiner Recherche stieß ich insbesondere im Internet immer wieder darauf, dass die gesundheitliche Bedeutung im Zusammenhang mit „medizinischen Studien“ hervorgehoben wurde. Leider fehlten die Quellenangaben dieser „Studien“ fast immer.

Mein Fazit: Einem Heilmittel, das als „Wundermittel“ angepriesen wird, sollte man grundsätzlich sehr skeptisch gegenüberstehen. Das Gleiche gilt für die daraus hergestellten Produkte. Die traditionelle chinesische Medizin verwendet getrocknete Goji-Beeren erfolgreich gegen eine Vielzahl von Krankheiten und gesundheitliche Störungen. So soll Bluthochdruck bei einer regelmäßigen Einnahme der Beere gesenkt werden können; Gleiches gilt für den Blutzucker. Auch eine Steigerung der Vitalität ist bis in das hohe Alter möglich. Und dank der Vitamine, besonders des B-Komplexes, können die Nerven und, durch Vitamin A, auch die Sehkraft gestärkt werden. Das Vitamin C sorgt überdies für eine Steigerung der Abwehrkräfte.

Bluthochdruck soll bei regelmäßiger Einnahme der Goji-Beere gesenkt werden können.

Ergebnisse von Forschungen des Instituts für Pharmazeutische Biologie an der Universität von Basel belegen eine Wirksamkeit im Hinblick auf die Vorbeugung altersbedingter Erkrankungen. Jedoch wird in einer Schweizer Fachzeitschrift in einem Artikel für Ganzheitsmedizin[4] um Zurückhaltung gegenüber diversen im Internet kursierenden Angeboten geworben: Nicht jedes angepriesene Produkt hält, was es verspricht!

Apfelbeere – Vergessene Gesundheitspflege für die ganze Familie

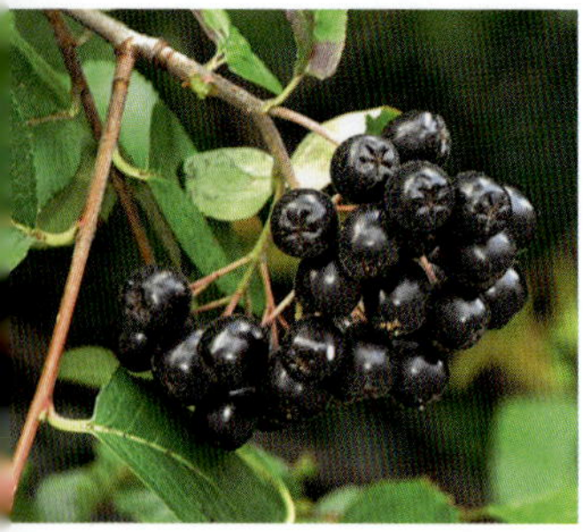

Reife Apfelbeeren

Die Apfelbeere (*Aronia Melanocarpa*) ist ein Exot der ganz anderen Art; sie war bereits einmal Teil einer Gesundheitsbewegung, die jedoch abrupt beendet wurde. So ganz in Vergessenheit geraten ist die schwarze Beere, die in Dolden an einem dekorativen und sommergrünen Strauch hängt, aber doch nicht. Bevor die Wiedervereinigung beide deutsche Staaten zusammenführte, gab es in der ehemaligen DDR Bestrebungen, die Errungenschaften des Sowjetstaates zu übernehmen und, so dies realisierbar war, obendrein zu perfektionieren. Im Fall der Apfelbeere ist dies auch gelungen. Die Beere wurde in vielen Produkten verarbeitet.

Bei der Apfelbeere handelt es sich um ein robustes Wildobst aus der Familie der Rosengewächse. Die Urform war ursprünglich im östlichen Gebiet Nordamerikas beheimatet. Dort wurden die Beeren bereits von den Indianern verzehrt, die dadurch mit den wichtigen Vitaminen während der Wintermonate versorgt wurden.

In vielen osteuropäischen Ländern, aber auch im mittelasiatischen Altai-Gebiet wurde bereits in den 1950er Jahren eine erwerbsmäßige Kultur des Beerenobstes betrieben. Hierzulande befand sich die größte Plantage in der Nähe Bautzens, also auf dem Gebiet der ehemaligen DDR. Diese Plantage wurde 1975 von der LPG „Berglandobst" angelegt, nachdem die damalige Sowjetunion die Apfelbeere zum Heilmittel erklärt und in die Sortenlisten aufgenommen hatte.

Zahlreiche Gewürze, Kräuter und Beeren sind für ihren sehr hohen Phenolgehalt bekannt.

Die Wissenschaft sucht verstärkt nach potentiellen Quellen von antioxidativen Phenolen. Die Suche umfasst Gemüse, Obst, Blätter, Ölsaat, Getreide, Baumrinde und Wurzeln. Zahlreiche Gewürze und Kräuter sowie Beeren sind als pflanzliches Material mit einem sehr hohen Phenolanteil bekannt. Gerade Beeren und Früchte enthalten oft eine Vielzahl an Flavonoiden und Phenolsäuren mit antioxidativer Wirkung. Einen besonders hohen Wert erreicht die Apfelbeere. *Der Verzehr von Produkten, die aus Apfelbeeren hergestellt oder damit bereichert wurden, kann also nur empfohlen werden.*

Ich gebe immer einige reife Beeren in meinen Frühstückstee. Bevor ich diesen mit kochendem Wasser überbrühe, zerdrücke ich die Beeren mit einer Gabel. Der Tee schmeckt, zusammen mit den Teekräutern, ein wenig nach „Weihnachtspunsch" und ist genau das Richtige für graue Tage im Spätherbst.

Apfelbeere im Garten und auf dem Balkon

Als Wildobstart ist die Kultur der Apfelbeere unproblematisch: sie siedelt selbst noch dort, wo man einen Strauch nicht mehr vermuten würde. Die

Apfelbeere kann aufgrund ihrer geringen Ansprüche in sehr unterschiedlichen Gebieten angebaut werden. Apfelbeeren gedeihen auf trockenen basischen Böden und auf nassen, mitunter sogar sauren oder salzhaltigen Böden. Sogar auf steinigen Böden von geringer Bodengüte kann die Apfelbeere Früchte tragen. Jedoch sind für einen guten Ernteertrag und eine ausreichende Inhaltsstoffanreicherung nahrhafte, humose Böden vorteilhafter. Trockene Sandböden und verdichtete nasse Böden sind als Standort ungeeignet. Gelegentliches Gießen während der Trockenzeiten ist nicht Bedingung, schadet jedoch nichts.

Merke!

Apfelbeeren sind extrem winterhart. Lediglich Gebiete, die unter extrem verzögerten Spätfrost leiden, könnten der Blütenbildung schaden.

Die Blüte setzt etwa Mitte März ein. Die dekorativen Blüten bilden sich meistens an den Zweigen, die genug Licht einfangen können und sich im äußeren Bereich des Strauches befinden. Die Pflegemaßnahmen sind denen der Johannisbeere ähnlich. Je älter eine Apfelbeere wird, desto stärker sollte der Rückschnitt erfolgen, damit sich ständig neues und unverbrauchtes Holz bilden kann. Ferner müssen jene Triebe entfernt werden, die sich aus dem Boden entwickeln.

Je älter der Strauch wird, desto stärker sollte er zurückgeschnitten werden.

Die Kultur der Apfelbeere auf dem Balkon ist ohne Probleme möglich. Die Kübel sollten groß genug sein, um einen Strauch ernähren zu können. Im Verhältnis zur Gartenkultur sollte der Rückschnitt kräftiger sein.

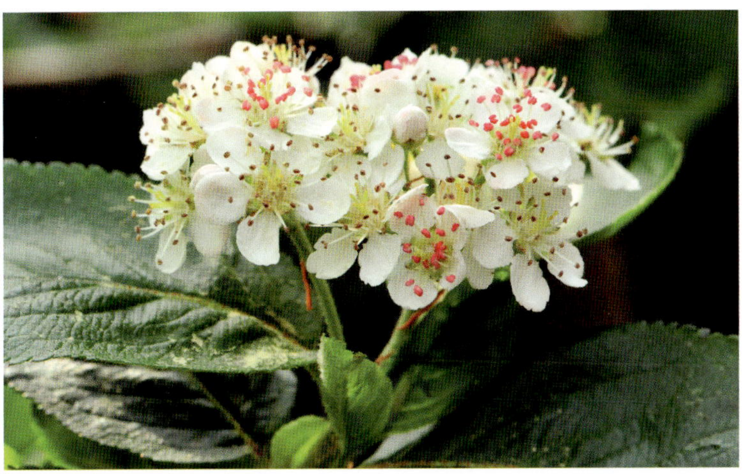

Die zarten Blüten der Apfelbeere bilden eine Dolde.

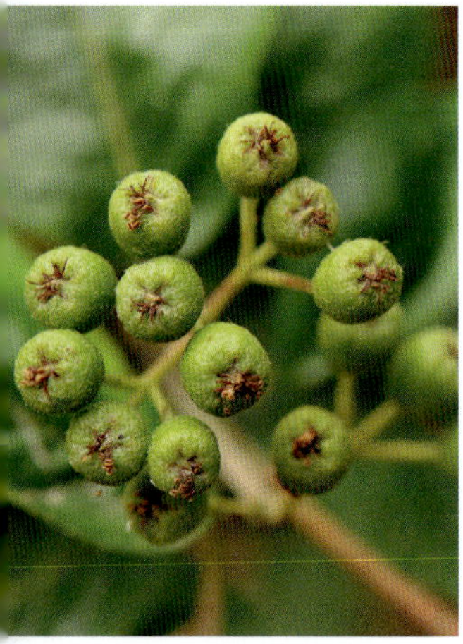

Die Apfelbeere wächst auch an halbschattigen Standorten.

Der Vorteil: Apfelbeerenobst kann auch auf halbschattigen Standorten kultiviert werden, sodass selbst schwierige Balkonlagen Erträge liefern können. Wichtig ist, dass sich im Gefäß keine Staunässe entwickeln kann.

Apfelbeerenernte

Ab September etwa färben sich die anfangs grünen Beeren tief schwarz. Ehe sie abfallen, sollten sie bis etwa Oktober abgeerntet werden. Apfelbeeren können problemlos eingefroren und aufgetaut werden, ohne dass die Früchte die Farbe verlieren oder nach dem Auftauen zusammenfallen.

Die etwa erbsengroßen Früchte schmecken im rohen Zustand herbbitter und sind nicht für den Rohverzehr geeignet. Jedoch kann man Apfelbeeren mit anderen Früchten mischen, um daraus Konfitüre, Marmelade und Gelee und Kompott herzustellen. In einer Mischung mit Erdbeeren färben sie die Erdbeermarmelade deutlich intensiver.

In der ehemaligen DDR wurden die beinahe schwarzen Beeren auch zu Säften, Likören und Joghurt verarbeitet. Besonders delikat war der rubinrote Wein, der aus den Beerenfrüchten bereitet wurde.

Merke!

Aronia-Beeren können als „gesunder Farbstoff" sehr vielfältig in der Küche verwendet werden. Dank des Saftes lassen sich fruchtige Joghurt-Bereitungen, Puderzuckergüsse für Backwaren, hausgemachte Limonaden und anderes mehr rubinrot färben.

Wichtige Inhaltsstoffe

Ein sehr hoher Flavonoidgehalt, reichlich Vitamin K, Vitamin C, Folsäure, reichlich Tannine, zahlreiche Mineralien, Spurenelemente.

Heilwirkung

- Antioxidans
- Immunmodulation
- Wirkt regenerativ
- Anti-Aging
- Blutdrucksenkend

Apfelbeere soll sehr wirksam bei Magen-Darm-Problemen und bei Leber- und Gallenleiden sein.

Die Heilanwendungen sind sehr vielfältig und breitgefächert. In der ehemaligen Sowjetunion waren die Apfelbeeren ein Heilmittel; besonders wirksam bei Bluthochdruck, bei Magen-Darm-Problemen, bei Allergien und Leber- und Gallenleiden. Der Verzehr kurbelt das Abwehrsystem an, steigert die Blutbildung und unterstützt die Regeneration des Knochen-

und Muskelgewebes. In Teilen Osteuropas wird ein Auszug aus den Beeren auch gegen Strahlenschäden eingesetzt.
In der Küche ist die Apfelbeere gut einsetzbar. Sie kann jeden Kompott bereichern, zu Kuchenbelag verwendet oder zu Süßspeisen mit Quark oder Joghurt zubereitet werden, sodass bereits Kinder in den Genuss der Apfelbeere gelangen. Der Saft hat ein herbes, aber aromatisches Aroma und eignet sich hervorragend zur Verwendung in fruchtigen Suppen.

Zur Likörbereitung – alkoholischer Auszug – kann die Apfelbeere ebenfalls gut verwendet werden. Füllen Sie bitte gereinigte, aber trockene Beeren in ein Gefäß und befüllen Sie dieses mit mindestens 40%igem Alkohol. Zur Verbesserung des Geschmackes kann Kandiszucker hinzugefügt werden. Danach das fest verschlossene Gefäß an einem warmen Ort mehrere Wochen ruhen lassen.

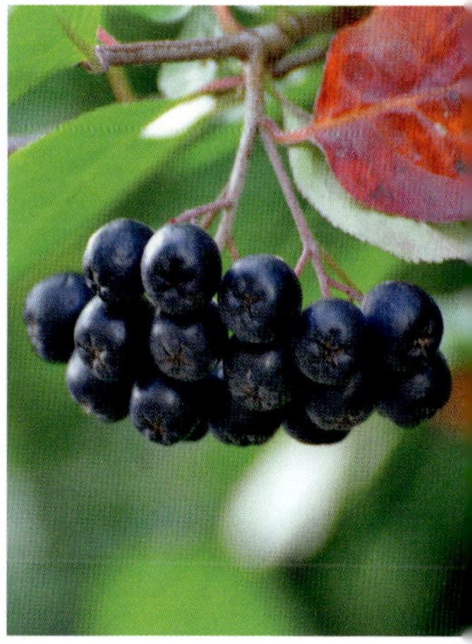

Apfelbeeren sind reich an Antioxidantien

Mein Fazit: Die Apfelbeere ist nicht nur eine dekorative Pflanze, sondern leistet einen sehr wichtigen Beitrag für die Gesundheit und das Wohlergehen und sollte in jeder „Naturapotheke" einen Platz finden. Gerade der hohe Gehalt an Antioxidantien macht die Beere für Jung und Alt in der heutigen Zeit unentbehrlich. Flavonoide und andere Phenole sind zur Vorbeugung gegen Krebs- und Herzerkrankungen wichtig. Tannine sind aufgrund ihrer stark antioxidativen Wirkung sehr gesundheitsfördernd.

Ich empfehle jedem, der in seinem Garten Platz hat oder auf dem Balkon einen Kübel platzieren kann, die Kultur und den regen Verzehr der Apfelbeere. Eine besonders dekorative Sorte für die Kübel- und die Gartenkultur ist im Handel unter dem Namen „Rubina" erhältlich. Bei dieser Sorte färbt sich das Laub im Herbst leuchtend rot.

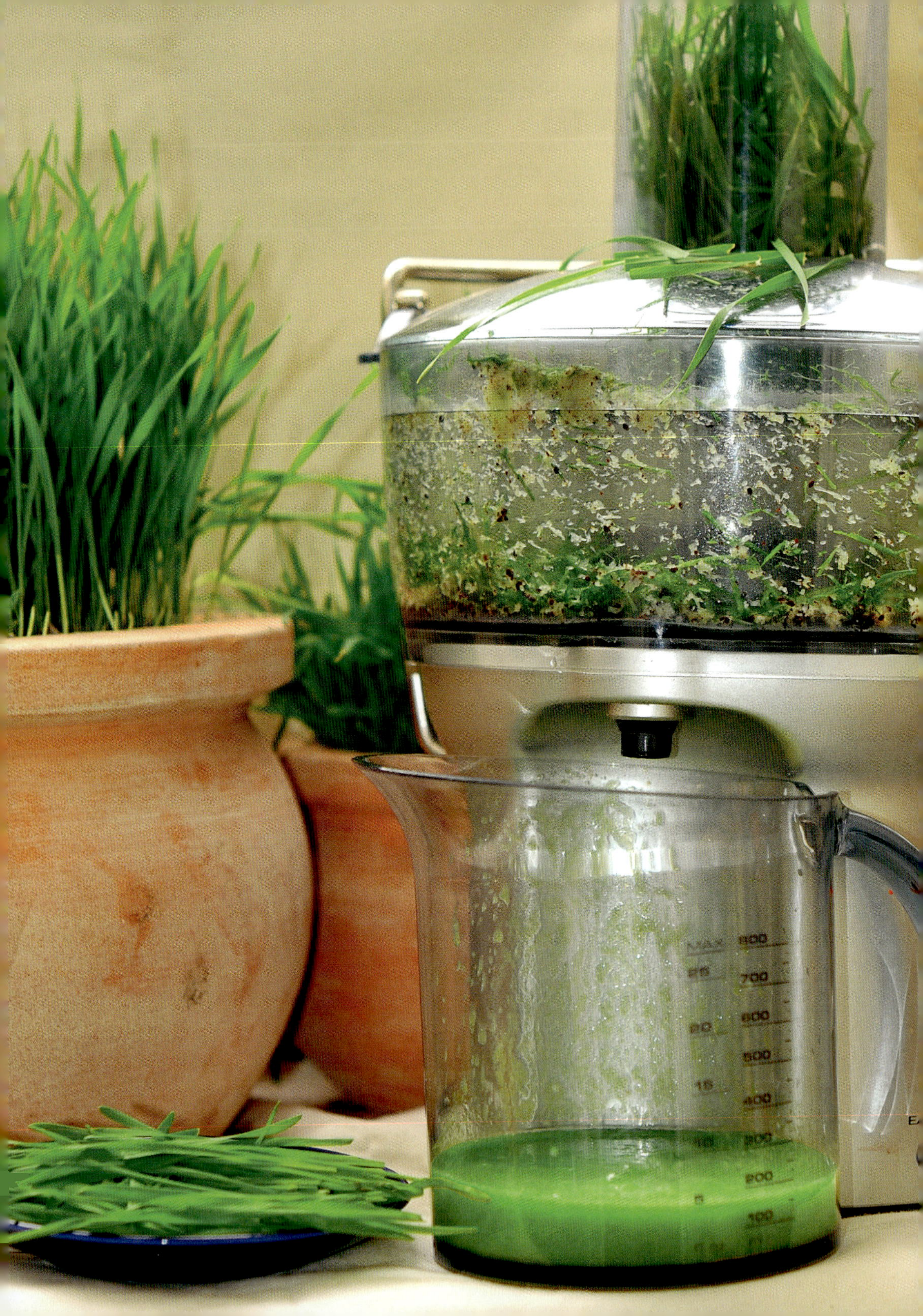
MAX 800
25 700
20 600
500
15 400
10 300
200
5
100

Sprossen- und Keimgemüse
Jederzeit gesunde Gemüse-Keim-Nahrung

Die Anzucht

Über das Wurzelverhalten

Über den Geschmack

Ansetzen von Sprossen

Der Begriff „Sprossen-" und „Keimgemüse" bezeichnet entweder die Keimlinge bestimmter Pflanzen oder Jungpflanzen, die bereits grüne Blätter gebildet haben.

Durch das Keimen werden Stoffwechselvorgänge in Gang gesetzt. Keimende Samen sind äußerst vital und mit einer Vielzahl sekundärer Pflanzenstoffe ausgestattet. Sprossen- und Keimgemüse werten sogar Treibhausgemüse auf, die weite Transportwege zurückgelegt haben. Sprossengemüse sorgt für Abwechslung im Speiseplan und ist absolut gesund – wenn es denn richtig kultiviert wird.

Zur Sprossen- wie zur Keimling-Kultur eignen sich zahlreiche Getreidesorten, Samen von Knollengemüsen, Blattgemüse-Samen, Samen von Hülsenfrüchten, Kürbis- und Sonnenblumenkerne sowie Leinsaat. Geschmackliche Vorlieben können bei der Kultur von Sprossengemüsen berücksichtigt werden. Wichtig ist, dass die Samen für die Anzucht von Sprossengemüse geeignet sind. Der Handel bietet eine Vielzahl Samen speziell hierfür an. Der Erwerb empfiehlt sich, da man bei diesen Samen sicher vor einer Verunreinigung ist, falls es an der eigenen Samengewinnung scheitert. So wie fast immer kann man auf unterschiedlichste Weise entweder erfolgreich sein oder scheitern.

Bild gegenüber:

Weizengras lässt sich sehr gut zu einem „Powerdrink" mixen.

Tipp!

Ehe Sie viel Geld für teure Apparate ausgeben, versuchen Sie die Sprossenanzucht erst einmal mit einfachen Utensilien, die Sie in jeder Küche finden. Beginnen Sie mit den Samen, die unkompliziert in der Verwendung sind.

Gärtnern und Selbermachen bedürfen immer auch eines Quäntchen Glücks.

Als erfahrene Hausgärtnerin und Selbstversorgerin weiß ich, dass das Können im Gärtnern und im Selbermachen auch immer eines Quäntchens Glücks bedarf. So gibt es in jeder Saison in der Einweckzeit immer ein Glas, das sich nicht „zukochen" lässt, Pflaumenmus, der allen sorgfältigen Vorbereitungen zum Trotz anbrennt, Sauerkraut, das einmal nicht von Milchsäurebakterien bereichert wird, oder Teeblätter, die weit entfernt sind von der Fermentation ...

Derartige Erlebnisse sind kein Beinbruch und ereilen auch Profis. Und das Handtuch wegen kleiner Rückschläge werfen – wer will das schon? Wenn einmal etwas nicht so gelingt, wie es gelingen sollte, überlegen Sie ganz entspannt, woran das Vorhaben gescheitert sein könnte.

Einfach zu kultivierende Sprossen-Samen

- Kresse
- Getreide
- Senf
- Kohlpflanzen
- Radieschen/Rettich
- Mungobohne

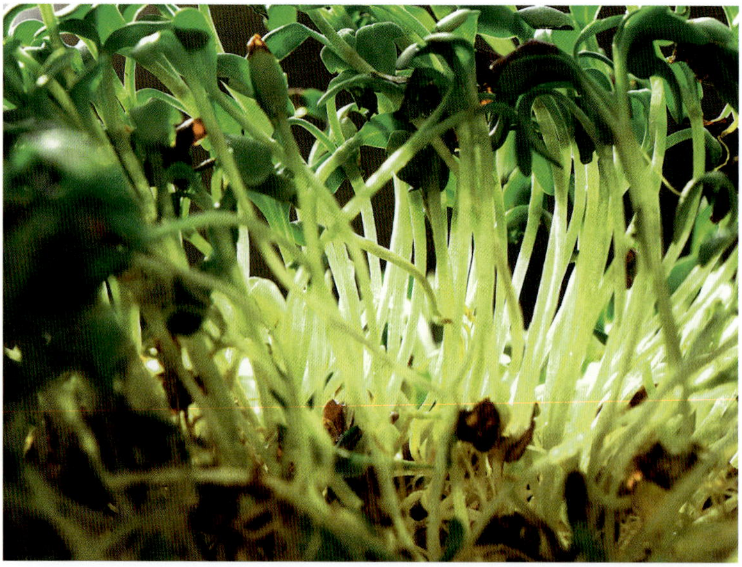

Erntereife Kresse-Sprossen

Die Anzucht

Man benötigt:

- ein Gefäß, das zum Keimen geeignet ist (der „Bio-Snacky“ leistet gute Dienste)
- eine Sprühflasche zum Befeuchten
- den jeweiligen Samen

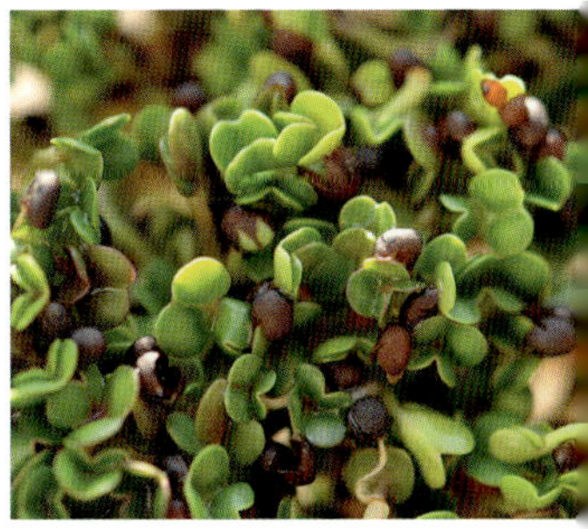

Keimende Brokkolisamen

Probleme bei der Anzucht von Sprossen und Keimpflanzen bereiten oft Schimmelpilze, die sich in den keimenden Samen rasch ausbreiten und die Ernte ungenießbar machen.

Merke!

Verzehren Sie bitte keine Sprossen/Keimpflanzen, die von Schimmelpilzen befallen sind! Auch dann nicht, wenn nur ein geringer Befall sichtbar ist. Das Entsorgen befallener Partien sollte möglichst vorsichtig geschehen, damit sich keine Sporen in der Wohnung ausbreiten können.

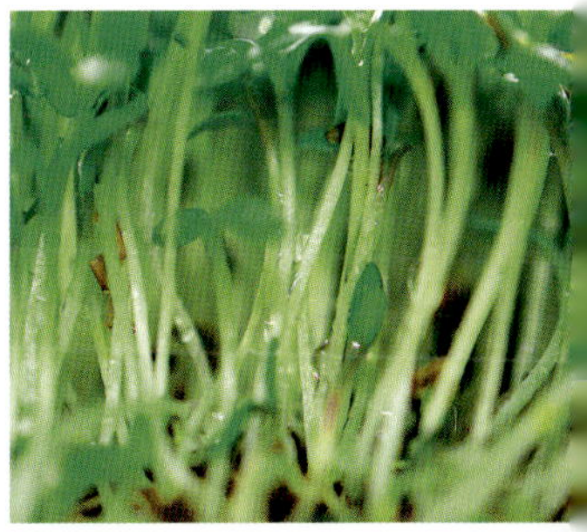

Kresse

Schimmelpilze oder deren Abbauprodukte sind in der Regel toxisch und können schwere Erkrankungen verursachen. Dabei ist die Färbung des Schimmelpilzbefalls unerheblich. Das Gespinstartige, Wattige ist das Myzel, dessen Fädengebilde im ganzen Umfang nur mit einem Mikroskop sichtbar ist. Eine Formel, die für alle Schimmelpilze gilt: Je höher der Wassergehalt ist, desto schneller und intensiver kann sich das Myzel ausbreiten.

Schimmelpilze treten besonders dann auf, wenn die Lichtverhältnisse kärglich sind – was beispielsweise auf eine zu dichte Aussaat zurückzuführen ist. Darum keimen die Samen am besten dort, wo das meiste Sonnenlicht zu erwarten ist. Auch das dumpfe feuchte Klima, das mitunter in den vom Handel angebotenen Keimgeräten herrscht, kann umgangen werden, wenn die Sprossen mit Luft versorgt werden. Deswegen ruhig den Deckel abnehmen, wenn die Sonne scheint. Täglich Samen, Sprossen und Keimpflanzen mit frischem Wasser abbrausen.

Ein weiteres Problem stellt die Versorgung mit ausreichend Feuchtigkeit dar. Wer nicht täglich brausen kann, sollte die Keimpflanzenvariante auf Erde versuchen. Ich verwende, so möglich, gern Gartenerde für meine Keimpflanzenanzucht. Diese verteile ich etwa 5 mm bis 1 cm stark auf den Fließtüchern, die es passend zum Sprossengerät gibt. Für umfangreicheres „Gärtnern“ kann auch eine Kiste verwendet werden. Am besten legt man den Boden mit Zeitungen aus – die Druckerschwärze ist nicht mehr giftig.

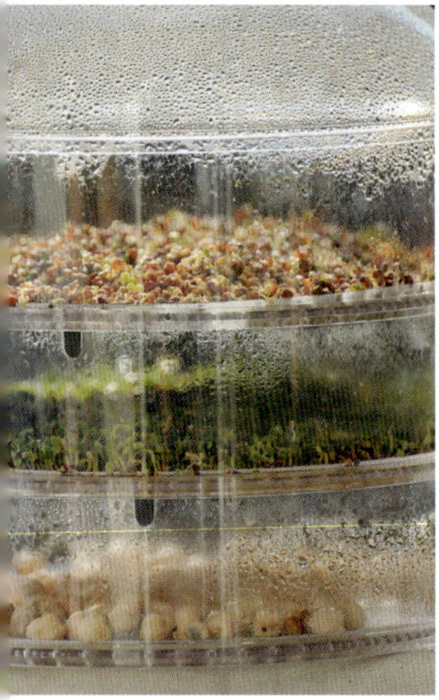

Dreistöckiger Keimapparat zur Anzucht, gefüllt mit Kichererbsen (unten), Radieschensamen (Mitte) und Kresse (oben)

Tipp!

Wer wasserdurchlässige Anzuchtgeräte verwendet, sollte darauf achten, dass der Untergrund nicht durchweichen kann! Ein Stück Wachstuch als Unterlage verhindert das Austreten des Gießwassers.

Geeignete schadstoffgeprüfte Erde kann in jeder Gärtnerei erworben werden. Sie sollten jedoch unbedingt angeben, wozu Sie die Erde verwenden wollen.

Folgende drei Schritte stehen am Beginn:

1. Zunächst werden die Samen gründlich gewaschen. Dies geschieht am besten unter fließendem Wasser. Das Wasser sollte etwas temperiert sein, ca. auf Raumtemperatur.
2. Einweichen der Samen in temperiertes Wasser (beschleunigt die Keimung).
3. Ausbreiten der Samen im Keimbehältnis.

Man kann natürlich verschiedene Samen schon vor und während der Aussaat mischen. Dies ist ganz einfach, wenn man die Zeiten, die der jeweilige Samen zum Keimen benötigt, kennt. Außerdem begünstigen sich manche Keimlinge untereinander.

Wer Sprossen mischen möchte, sät die Sorte zuerst aus, die am längsten zur Entwicklung benötigt, und fügt weitere Samen zu einem späteren Zeitpunkt hinzu. Auf diese Weise kann man mit ein wenig Geschick einen wunderbaren Sprossenmix auf den Tisch stellen, der vor Gesundheit nur so strotzt.

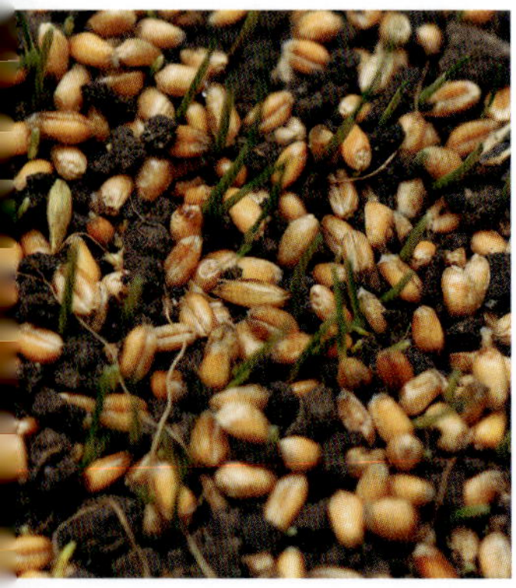

Frisch gekeimte Weizenkörner

Gründe, warum Samen nicht keimen

- Zu trocken
- Überlagert (zu alt)
- Falsch gelagerte Samen
- Temperatur zu niedrig oder zu hoch
- Oxydierendes Metallgefäß

Über das Wurzelverhalten

In den ersten Tagen treiben die Samen ihre Wurzeln nach oben. Das ist normal. Wichtig ist, dass die feinen Wurzeln viel Feuchtigkeit bekommen, damit sich aus den Samen Keimlinge entwickeln.

Über den Geschmack

Über Geschmack kann man streiten: Nicht alles schmeckt jedem. Bockshornklee-Keimlinge sind stark aromatisch und werden mit zunehmendem Alter bitter. Auch andere Keimlinge verändern sich im Geschmack. Einfach ausprobieren und selbst ein Urteil bilden.

Sprossengemüse	Ernte nach	Keim-Temp.	Quellverhalten	Einweichzeit	Keimling-Ernte nach
Adzukibohne	4 Tagen	18 °C	gut	18 Std.	
Bockshornklee	2 Tagen	18 °C	gut	8 Std.	8 Tagen +/-
Brokkoletti	4–5 Tagen	20 °C			7 Tagen +
Buchweizen	12 Tagen	18–21 °C	gut	14 Std.	12 Tagen +
Erbsen	3 Tagen	18–20 °C	gut	12 Std.	-
Gerste	3 Tagen	18 °C	nicht gut	6 Std.	12 Tagen +
Hafer	4–5 Tagen	20 °C	nicht gut	4 Std.	12 Tagen +
Kichererbsen	2–4 Tagen	20 °C	gut	4 Std.	-
Kohl	5–7 Tagen	20 °C		4 Std.	8 Tagen +
Kresse	5–6 Tagen	20 °C	gut	-	6 Tagen +
Linsen	3 Tagen +	18 °C	gut	12 Std.	6 Tagen
Radieschen	5 Tagen	18–21 °C	nicht gut	4 Std.	
Rettich	4–5 Tagen	20 °C	nicht gut	1 Std.	8 Tagen +
Sonnenblumen	2 Tagen	18–20 °C	nicht gut	5 Std.	8–12 Tagen
Weizen	3–4 Tagen	20 °C	nicht gut	12 Std.	14 Tagen

* Die Keimzeiten sind von der Licht- und Raumtemperatur abhängig (Zirkawerte).

Ansetzen von Sprossen

Bevor die Sprossensamen zum Keimen in das betreffende Gerät eingefüllt werden, müssen sie gründlich abgebraust werden. Leitungswasser ist in der Regel zu kalt und verzögert die rasche und gesunde Entwicklung des Keimlings. Verwenden Sie bitte handwarmes, nicht über 20 °C erwärmtes Wasser zum gründlichen Abspülen der Samen. Geben Sie die Samen in ein Gefäß und reinigen Sie diese durch Umrühren und Umwenden. Danach wird das verwendete Wasser abgegossen. Zum Abgießen eignet sich ein Sieb. Erwärmen Sie dann nochmals Wasser und schütten Sie dieses über die nassen Samen im Sieb. Achten Sie dabei darauf, dass alle Samen abgespült werden. Wer auf Nummer sicher gehen will, wiederholt diesen Vorgang noch einmal. Danach werden die nassen Samen für ein paar Stunden eingeweicht, ehe sie gleichmäßig auf der Fläche ausgebreitet werden, auf der die Samen auch keimen sollen. Denken Sie daran, dass viele Samen quellen und verwenden Sie dementsprechend weniger.

Die Samen mit handwarmen Wasser durch Umwenden und Rühren reinigen.

Merke!

Auch das Behältnis zum Sprossenziehen sollte vor dem Gebrauch einer gründlichen Reinigung unterzogen werden. Denken Sie immer daran, dass aus den Samen Lebensmittel entstehen!

Meine Empfehlung

1. Eine wunderbar einfache Methode, auch in der kalten Jahreszeit Grünes auf den Tisch zu bekommen, ist die Anzucht von Süßgräsern (Getreide). Diese sind in der Regel kältetolerant (Weizen, Roggen, Gerste) und gedeihen problemlos. Es lohnt immer, Getreide keimen zu lassen oder Grünlingen die Zeit zu geben, sich zu entwickeln.

   Getreidesprossen sollten verwendet werden, wenn der Keim die Länge des Korns erreicht hat; die feinen Wurzeln, die das Getreide bildet, werden drahtartig und dadurch unangenehm im Mund. Allen Getreidearten werden besondere gesundheitliche Wirkungen zugesprochen, vor allem gilt dies für den Weizen.

   Weizengras – etwa handhoch gewachsener Getreidegrünling – kann mit einer Haushaltsschere geerntet und ähnlich Petersilie verwendet werden. Die Vielzahl der Inhaltsstoffe macht den Verzehr ganz besonders wertvoll für den Erhalt der Gesundheit. Es wurden über 100

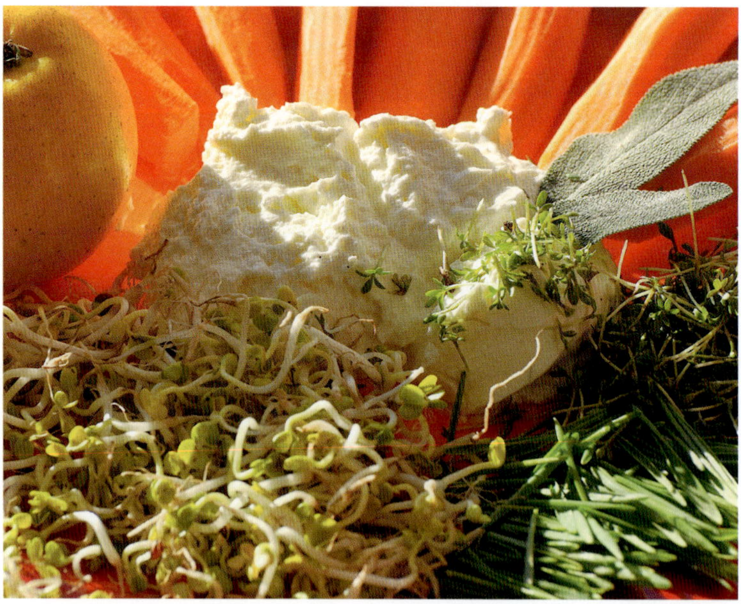

Eine gesunde Mahlzeit sollte abwechslungsreich und farbenfroh zusammengestellt werden. Im Bild: Karotten und ein Apfel (Ananasrenette), Magerquark, Brokkolikeimlinge und Weizengras

Substanzen isoliert, unter denen sich alle bekannten Mineralstoffe und bioaktiven Vitalstoffe in ausreichendem Umfang befanden. Das Eiweiß ist deutlich besser verwertbar als das Eiweiß aus tierischer Nahrung, wodurch der Erhalt des Muskels und dessen Spannkraft unterstützt werden. Sportlern ist der Verzehr sehr anzuraten, da der Verzehr den Körper nicht belastet. Nach einer langen und schweren Krankheit ist zur Rekonvaleszenz die kleine grüne Pflanze genau die richtige Wahl. Man kann die Pflanze zu Saft verarbeiten – mittels Rohentsafter – oder täglich verzehren. Streuen Sie die Getreidegrünlinge in den Salat, auf das Butterbrot oder mischen Sie diese unter den Frühstücksquark. Weizengras spricht optisch nicht nur an, sondern es schmeckt auch; im Geschmack erinnert es ein wenig an Mais. Noch ein Vorteil: Getreidegras kann mehrfach beerntet werden; es schiebt nämlich nach.

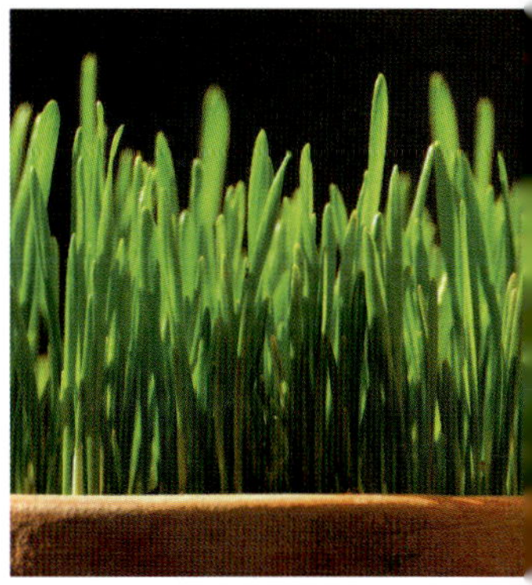

„Schnittreifes" Weizengras

Heilwirkung

- Antioxidans
- Anti-Aging
- Immunmodulation
- Verbessert die Sauerstoffversorgung in den Zellen
- Regeneriert Muskeln und bessert deren Funktion
- Blutbildend
- Vitalisierend

2. Ebenfalls sehr einfach und effektiv ist die Anzucht von Kresse. Diese kann ebenfalls ganzjährig gezogen werden. Kresse ist jedoch nicht kältetolerant und benötigt zur Entwicklung einen hellen und mäßig warmen Standort. Die Heilwirkung dieser kleinen, frohwüchsigen Pflanze ist breit gefächert. Kresse sollte in keinem Haushalt fehlen; diese weist nämlich einen hohen Jodwert auf und der Verzehr unterstützt die Schilddrüse. Ferner regt Kresse den Appetit an, fördert die Verdauung, reinigt das Blut und kann bei einem grippalen Effekt zudem leichtes Fieber senken. Der Verzehr führt zu einer Verbesserung bei schlechtem Atem und wirkt lindernd gegen Heiserkeit und Erkältungserscheinungen. Dass in der Kresse enthaltene Senföl weist antivirale Eigenschaften auf und soll überdies auch gegen Krebserkrankungen wirksam sein.

Kresse unterstützt durch ihren hohen Jodgehalt die Schilddrüse.

Merke!

Hülsenfrüchte entwickeln beim Keimen oft Gase. Darum sollten keimende Hülsenfrüchte oft angesprüht werden.

Heilwirkung

- Vitalisierend
- Diuretikum
- Immunmodulation
- Antiviral
- Antioxidans

Mein Fazit: Wer den Einstieg in die Sprossenanzucht und Grünkeimlingskultur gefunden hat, der sollte unbedingt das Thema vertiefen und möglichst viele Samen in möglichst vielen Variationen zu ziehen versuchen. Gerade Keime und Sprossen enthalten sehr viele Vitamine (Weizenkeimöl weist einen sehr hohen Vitamin-E Wert auf) in sehr hoher Konzentration. Außerdem entstehen beim Prozess des Keimens Enzyme, Hormone und andere Botenstoffe, die vom menschlichen Organismus zum Erhalt von Gesundheit und Wohlbefinden dringend benötigt werden.

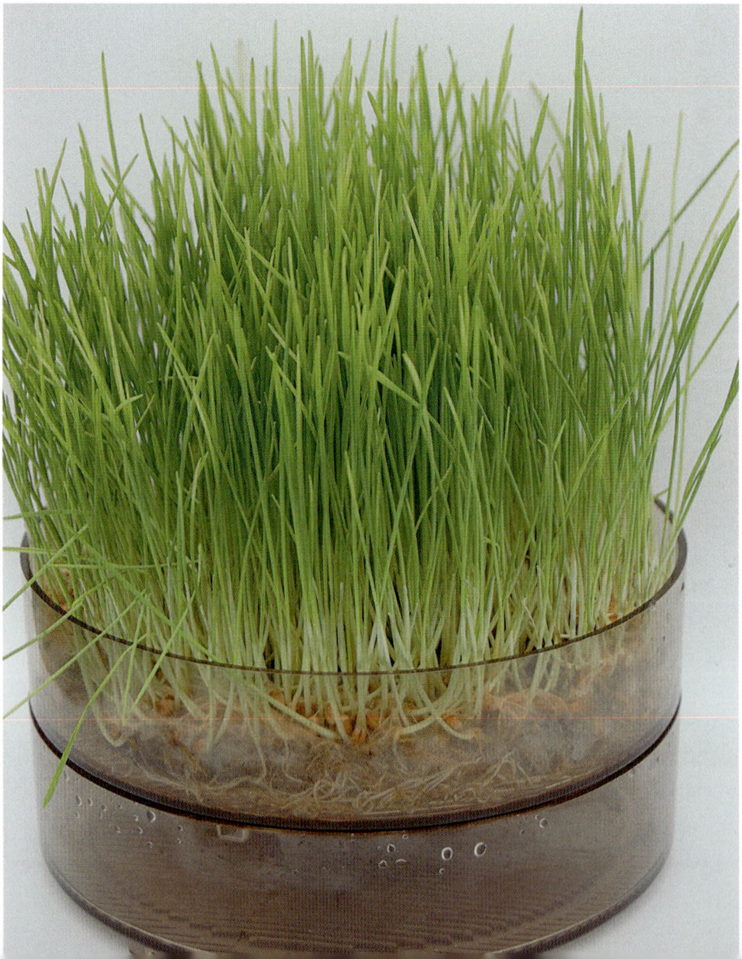

Weizengras kann mehrfach geerntet werden.

Das Aroma der Natur

Ausgesuchte Kräuterschätze

In der heutigen, weitgehend industrialisierten Landwirtschaft spielen Mondphasen und Sternenstände keine Rolle mehr. Felder, auf denen Heilpflanzen und Kräuter gedeihen, werden nach industriellen Methoden bewirtschaftet. Landwirtschaftliche Unternehmen, die Kräuter und Heilpflanzen produzieren, bedienen den Markt und orientieren sich dabei an der Nachfrage. Dieses Manko eröffnet die Möglichkeit zur Kultivierung nicht oder nur schwer erhältlicher Kräuter, die bei entsprechender Pflege und Ernte zu Heilpflanzen werden können.

Auch aus der guten Küche sind Kräuter nicht wegzudenken; sie ersetzen oft das Zuviel an Salz oder anderen Geschmacksverstärkern, mit denen Geschmack in Speisen gezaubert wird. Außerdem weisen Kräuter oft einen positiven Einfluss auf Gesundheit und Wohlergehen auf. In den Kräuterbüchern älteren Datums finden sich unzählige Ratschläge, mit denen auf natürliche, aber auch auf eine magische Art und Weise die Verwendung von Kräutern empfohlen wird.

Kräuter sind wahre Vielseitigkeitstalente: Man kann mit ihnen das Essen verfeinern, aus ihnen Tee zum Trinken oder für Waschungen bereiten oder aus ihnen Auszüge für Bäder bereiten. In getrockneter Form verschönern sie als Sträuße, Potpourris oder Duftkissen das Wohnumfeld. Dass der Duft, der manchem getrockneten Kräutlein entweicht, ein bewährtes Mittel gegen Schädlinge darstellt, sei hier auch erwähnt.

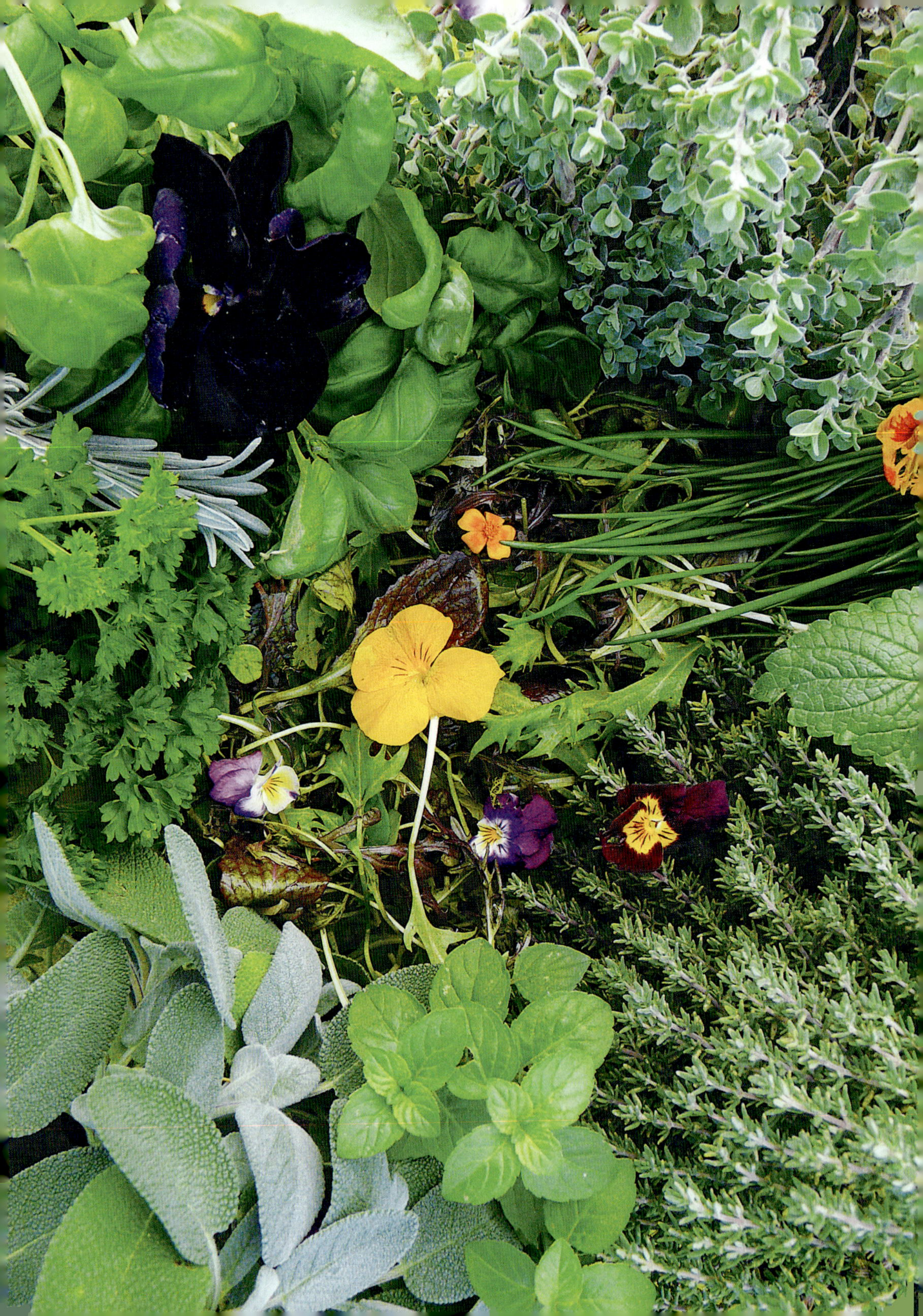

Tipp!

Wer aromatische Kräuter ständig zur Verfügung haben möchte, der sollte sie im Garten oder auf dem Balkon ziehen. Kräuter gedeihen in Kübeln und Töpfen, in einer Kräuterspirale, die man liebevoll im Garten anlegen kann, oder in einem Kräuterbeet.

Zahlreiche Wildpflanzen, die starke Heileigenschaften aufweisen, können aus der Wildsammlung ergänzt werden. Vorsicht: Kräuter können bei einer entsprechenden Dosierung nicht nur Schädlingen gefährlich werden!

Vor nicht einmal allzu langer Zeit galten viele Kräuter als Zauberpflanzen und waren in regem Gebrauch. Sie wurden für Verwünschungen genauso verwendet wie zu Morden oder zur Entzauberung. Hexensalben (Flugsalben) wurden aus Kräutern bereitet, aber auch bewusstseinserweiternde Räuchermischungen. Kräuter, auch jene, die wir heute zur täglichen Ernährung verwenden, können Gutes bewirken – aber es auch umkehren!

Viele Kräuter galten als Zauberpflanzen.

Stark duftende Kräuter nicht leichtsinnig überdosieren: Die ätherischen Öle können ungewollte Wirkungen entfalten, und zwar besonders dann, wenn diese Kräuter traditionell angebaut und beerntet werden.

Basilikum – Blätter als Augenweide

Die herrlich zarten, grünen Blätter, die das Basilikum (*Ocimum basilicum*) zum Blickfang machen, sind eine Augenweide, die gesteigert wird, wenn man sich des wundersam balsamischen Geschmacks erinnert. Neben den grünen Sorten, die größtenteils in Kräutertöpfen vom Handel angeboten werden, erobern zunehmend auch die roten Sorten den Markt.

Basilikum wird im Handel in Kräutertöpfen angeboten.

Heilwirkung

- Antidepressivum
- Antiseptisch
- Fiebersenkend
- Schleimlösend

Tipp!

Bei juckenden Insektenstichen einfach ein frisches Blatt zerdrücken und damit die betreffende Stelle einreiben.

Salbei – Das Kraut gegen jede Krankheit

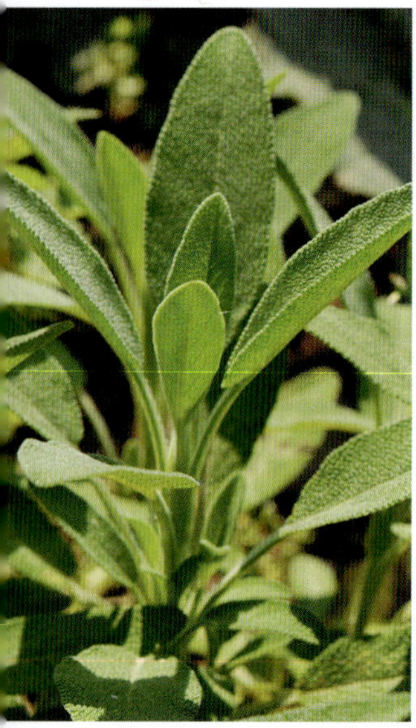

Salbei hat in der Volksmedizin einen hohen Stellenwert.

Der Salbei (*Salvia officinalis*) ist eine Heilpflanze, deren Heilkräfte schon sehr lange genutzt werden; bereits der lateinische Name, der sich von salvare ableitet, was „heilen" oder „gesund sein" (salvere) bedeutet, verdeutlicht die Wertschätzung. Der gelehrte Geistliche Konrad von Megenberg (1309–1374) nannte den Salbei auch *ambrosia deorum* (Götterspeise).

Vom Handel werden grüne Triebe samt frischen Blättern angeboten. Diese werden in der Regel zum Würzen von Fisch- und Fleischgerichten verwendet. Auch getrocknete Blätter sind erhältlich, die wie frische Waren benutzt werden können. Außerdem bietet der Handel Topfwaren an. Salbei kann in der Küche als Würze und zudem auch als Hausmittel gegen eine Vielzahl Beschwerden eingesetzt werden.

In der Küche und zu Heilzwecken empfiehlt sich die Verwendung von „Gartensalbei", der in milden Lagen auch verwildert anzutreffen ist.

Tipp!

Vorsicht bei starken Salbeizubereitungen: Verschiedene Unterarten weisen unterschiedliche Inhaltsstoff-Zusammensetzungen auf. So kann eine Unterart reich an Campher sein, während eine andere Unterart reich an dem Nervengift Thujoni[5] ist. Ein sehr starker Teeaufguss kann gegen Ungeziefer auf dem Kopf verwendet werden.

In der traditionellen Volksmedizin war Salbei in regem Gebrauch und wurde gegen zahlreiche gesundheitliche Störungen in Form von Tees, Extrakten und Tinkturen verwendet. Besondere Wirkung der Salbeiblätter auf den Mund- und Rachenraum wurde von der Signaturlehre (Lehre von den Zeichen der Natur) der Pflanze zugeordnet, da die Oberfläche der Blätter eine stark eingekerbte, netzartige Nervatur aufweist, die dem Äußeren der Zunge ziemlich ähnlich ist. Bis heute hat sich das Gurgeln bei Halsschmerzen und -entzündungen bewährt.

Salbei eignet sich für die Bepflanzung sehr heißer Balkone.

Für die Balkonkultur ist Salbei empfehlenswert; es eignet sich insbesondere als Bepflanzung für sehr heiße Balkone. Die Toleranz gegen Trockenzeiten lässt ihn gerade für Menschen wertvoll werden, die wenig Zeit in die Pflege einer Pflanze investieren können. Bei der Kultivierung im Topf/Kübel bitte bedenken, dass die Pflanze sich im Verlauf der nächsten Jahre entsprechend entwickeln wird. Wählen Sie, um ein Umpflanzen zu vermeiden, gleich bei der Pflanzung ein größeres Gefäß.

Ein altes Sprichwort fragt: Warum muss ein Mensch sterben, der im Mai Salbei isst? Die Antwort: Weil gegen den Tod im Garten kein Kraut gewachsen ist.

Die Chinesen hingegen verstanden nicht, weshalb Menschen, die einen so wertvollen Tee haben, ihn gegen chinesischen Tee eintauschen und tauschten zwei Kisten ihres Tees gegen eine Kiste Salbeitee.

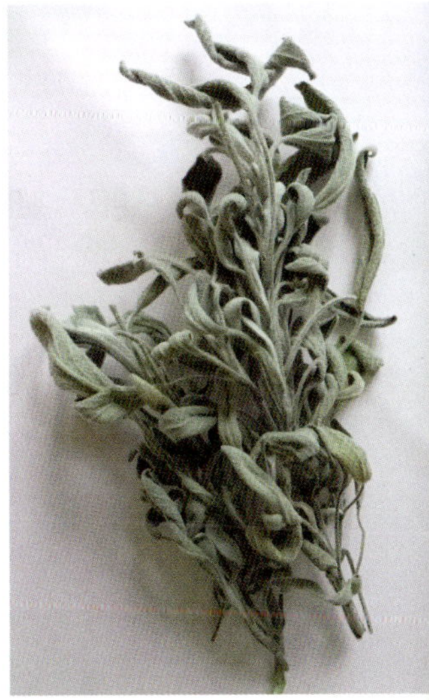
Getrockneten Salbei luftdicht aufbewahren

Salbeiernte

Die Pflanzenteile sollten grundsätzlich über den verholzten Trieben mit einem scharfen Messer/Rosenschere abgetrennt und an einem luftigen Ort getrocknet werden. Wird im Spätsommer dieser Trennschnitt noch einmal durchgeführt, empfiehlt sich ein Frostschutz bereits bei kalter Witterung unter der 0°-Grenze.

Da Salbei rasch das Aroma verliert, sollten bei Bedarf Blätter geerntet und weitestgehend frisch verwendet werden. Getrocknete Blätter sollten luftdicht verschlossen verwahrt werden.

Merke!

Da während der direkten Sonneneinstrahlung der Gehalt an ätherischen Ölen am höchsten ist, sollte für Heilanwendungen nur bei schönem Wetter geerntet werden.

Wichtige Inhaltsstoffe

Ätherische Öle, Gerbstoffe, Bitterstoffe.

Heilwirkung

- Anti-Aging
- Tonisierend
- Antibiotisch
- Immunmodulation
- Antiseptisch
- Blähungswidrig

(Tinktur hat sich bei der Parkinsonschen Krankheit zur Senkung des Speichelflusses bewährt.)

Volksgesundheitswissen

Die Heilanwendungen sind sehr vielfältig und breitgefächert; Salbei hilft bei Halsproblemen, Zahnfleischblutungen, unreinen und schlecht heilenden Wunden, genauso wie bei Atemnot, Husten, Seitenstechen, Nachtschweiß, Krämpfen, Zittern; sogar die Vorzüge der Verwendung bei Schlaganfällen werden von Kneipp hervorgehoben. Der protestantische „Kräutervater" Hieronymus Bock empfahl die Gartenkultur besonders denjenigen Leuten, die nicht genug Geld hatten, um teure Ärzte aufsuchen zu können. Er verordnete Salbei-Zubereitungen zur Rekonvaleszenz bei Nervenproblemen. Auch in der Frauenheilkunde wurde Salbei früher geschätzt und wurde besonders bei zu schwacher oder unregelmäßiger Periode angewandt. Kneipp rät bei Nieren- und Leberleiden zum Gebrauch von Salbeitee und empfiehlt zur Steigerung der Wirkung den gleichzeitigen Gebrauch von Salbei und Wermut zu gleichen Teilen. Waschungen mit Tee aus Salbeikraut können bei schlecht heilenden Wunden Hilfe bringen. Bock empfiehlt 10 g auf 1 Liter Wasser. Doch auch als Mittel gegen Nachtschweiß – auch Personen, die unter „nassen Händen" leiden –, gegen Mundgeruch, gegen lockere Zähne, zur Zahnfleischpflege oder bei Nervenleiden, die vom Rückenmark ausgehen (auch Zittern, Erregung, Lähmungen), wurden Salbei-Zubereitungen mit Erfolg eingesetzt. Gegen Mundgeruch hilft das Kauen eines frischen Blattes – am besten auf nüchternem Magen –, gegen lockere Zähne und zur Kräftigung des Zahnfleisches sollte das Zahnfleisch mehrmals täglich mit frischen Salbeiblättern eingerieben werden. Ansonsten empfiehlt sich der Teekonsum.

Bei Nieren- und Leberleiden empfiehlt Kneipp Salbeitee.

Salbei kann in Weißwein gesotten werden. Dieser Wein hilft, chronischen Husten zu stillen. Auch hier sollten kleine Dosen, über den Tag verteilt, eingenommen werden. Gleichzeitig kann der Körper mit Salbeitee täglich gewaschen werden. Nach dem Waschen sollte jedoch die Haut nicht vollkommen trockengerieben werden.

Johann Künzle empfiehlt ein „Gurgelwasser", das ich persönlich auch nur weiterempfehlen kann, und zwar besonders denjenigen Menschen, die immer „bei Stimme" sein müssen.

Salbei-Gurgelwasser

Die Zubereitung ist einfach: Man nimmt mindestens 40%igen Alkohol und gießt diesen in ein fest verschließbares Gefäß, in das etwa eine Handvoll frische, zerdrückte Salbeiblätter gefüllt worden sind. Kurz schütteln und das fest verschlossene Gefäß für acht Tage der Sonne aussetzen. Danach den Salbeiauszug filtern und in eine Flasche füllen.

Für ein Gurgelwasser nimmt man etwa 1 TL Auszug auf ein Glas Wasser. Bei Problemen im Hals kann auch mehrmals täglich gegurgelt werden.

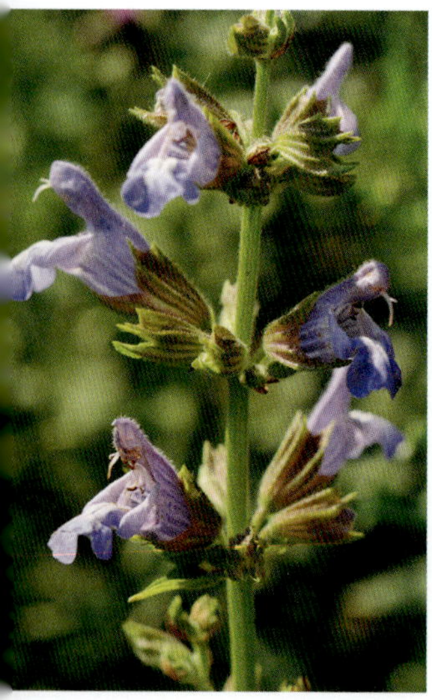

Salbeiblüte

Nach Künzle ist Salbei auch das Kraut, das die Lungen reinigt. Er empfiehlt hierfür auch das Rauchen der Blätter. Einen ähnlichen Effekt verspricht das Rauchen von Huflattichblättern; die Huflattichblüten ergeben einen wunderbar auswurffördernden Tee.

Merke!

Schwacher Salbeitee wirkt schweißtreibend, starker Salbeitee hingegen wirkt schweißhemmend!

Auch unerfüllte Kinderwünsche können dank der Kraft des Salbeis erfüllt werden; jedenfalls glauben dies die Frauen in Bosnien. Sie trinken am fünften Tag nach der Periode ein Gläschen frischen Salbeisaft. Nach dem Genuss dieses Getränks soll eine halbe Stunde abgewartet und dann der Beischlaf vollzogen werden.

Salbeimilch
Wunderbar beruhigend bei Halsbeschwerden und gegen grippale Infekte wirkt Salbeimilch. Auf $^{1}/_{4}$ l Milch wird ein gehäufter EL getrocknete Salbeiblätter gegeben und bei mäßiger Wärmezufuhr 10 Min. lang geköchelt. Täglich 3 Tassen. Die Salbeimilch kann mit Honig gesüßt werden, allerdings darf sie dann nicht mehr so heiß sein, da Honig unter Hitzeeinwirkung wertvolle Inhaltsstoffe einbüßt.

Petersilie – Heilsames Würzkraut

Petersilie (*Petroselinum crispum*) schmeckt aromatisch und verbreitet in der Küche einen frischen balsamischen Duft, wenn sie zerkleinert wird. Dass Petersilie ein Würzkraut ist, ist bekannt, dass aber eine „gute" Petersilie ein wertvolles Heilmittel sein kann – auch Hildegard von Bingen schätzte das unscheinbare grüne Kraut – wurde vergessen. Im Verlauf einer wissenschaftlichen Studie des Instituts für Immunologie der Universität Witten/Herdecke stellte sich heraus, dass ein Inhaltsstoff der Petersilie – das Apigenin – Krebszellen an der Teilung und Verbreitung im Körper hindert. Außerdem weist die Petersilie viel Vitamin C auf. Deshalb sollte das Würzkraut frisch verwendet und kurz vor dem Servieren lediglich über die Suppe gestreut werden.

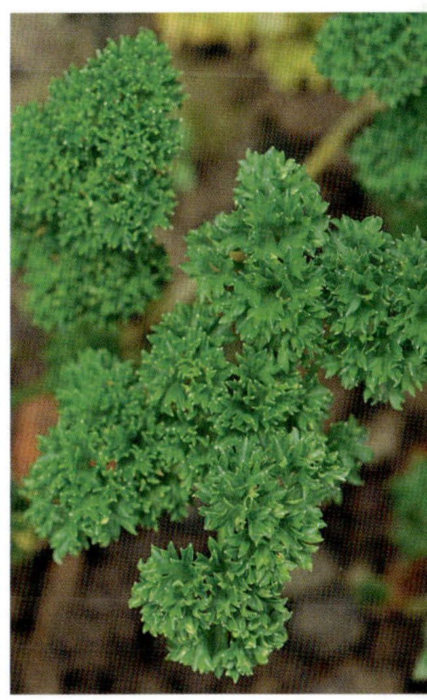
Petersilie

Petersilie gedeiht im Garten und im Kübel. Petersilie ist ein Doldenblütler, die Blühfarbe ist Gelblich-grün. Die Pflanze ist zwei- bis mehrjährig. Die Blätter sind glänzend und verschiedenartig gefiedert. Die Samen erinnern in Farbe und Form an gewöhnlichen Kümmel, sind jedoch etwas breiter. Die Petersilie ist winterhart und muss lediglich vor zu starken Minusgraden geschützt werden.

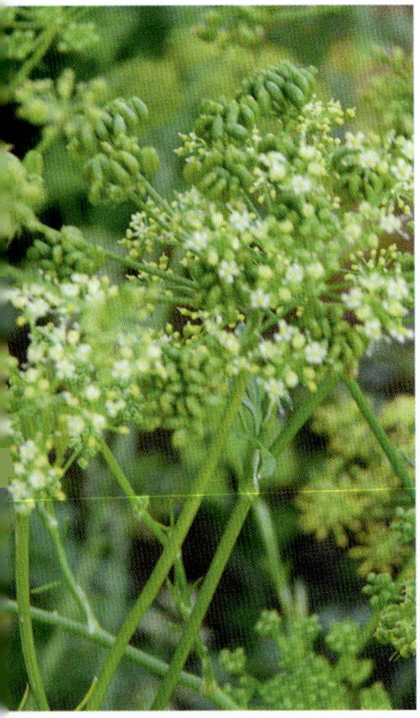

Samenbildende Petersilie

Wichtige Inhaltsstoffe

Ätherische Öle (es konnten 50 verschiedene Verbindungen nachgewiesen werden), viel Vitamin C sowie Vitamin A und B; die reifen Früchte enthalten Öle (Apiol) und sind reich an Chlorophyll.

Heilwirkung

- Diuretikum
- Tonikum
- Krampflösend
- Schleimlösend

Volksgesundheitswissen

Gegen Ödeme und Wasseransammlungen kann Petersilie verwendet werden; ein gutes Diuretikum ist eine Teebereitung aus den reifen Samen. Setzen sie hierfür die Samen in kaltem Wasser an und lassen sie es, nachdem es einmal kräftig aufgesprudelt hat, zehn Minuten bei mäßiger Temperatur ziehen. Über den Tag verteilt kleine Dosen warm trinken und den Körper reichlich mit anderweitiger Flüssigkeit (Wasser, Tee, Saft) versorgen.

Selbst die Wurzel der „normalen" Petersilie galt früher als offizinelles Mittel. Sie wurde gebraucht, wenn es Probleme bei der Harnausscheidung zu beseitigen gab. Hier wird die Verwendung eines Absudes der Wurzel empfohlen.

Petersilie soll die Harnausscheidung anregen.

Bei Problemen mit dem Harnwegapparat kann der Samen, gebrüht oder in kaltem Wasser über Nacht angesetzt, Besserung bringen. Für einen Kaltauszug wird 1 EL Samen auf ½ l Wasser gegeben. Für einen Tee aus Samen wird 1 TL Samen auf einen ¼ l Wasser gegeben. Zugedeckt 10 Minuten ziehen lassen und langsam trinken.

Petersilie, die zusammen mit Süßholz gekocht wurde, kann bei Nierensteinleiden Besserung bringen: Petersilie bricht den Stein und das Süßholz öffnet die Harngänge. Blühende Stängel werden in Weißwein aufgekocht und zur Kräftigung des Herzmuskels empfohlen. Einen Weinauszug bereitet man nach Künzle aus Wein, der mit grünem Kraut, Honig und etwas Essig gekocht und kurmäßig über längere Zeit getrunken werden sollte. Bei Einschlafproblemen kann dieser Tee auch am Abend getrunken werden.

Kräuterpfarrer Künzle empfiehlt den regen Gebrauch des grünen Krautes zur Pflege von Leber, Nieren und zur Anregung der Harnausscheidung. Er empfiehlt drei Mal täglich eine halbe Tasse Tee, die aus dem grünen Kraut bereitet wurde.

Hildegard von Bingen sagt: „Im Geist des Menschen erzeugt sie [die Petersilie] Ernst." (Physica 1)

Bockshornklee – Der Entzündungshemmer

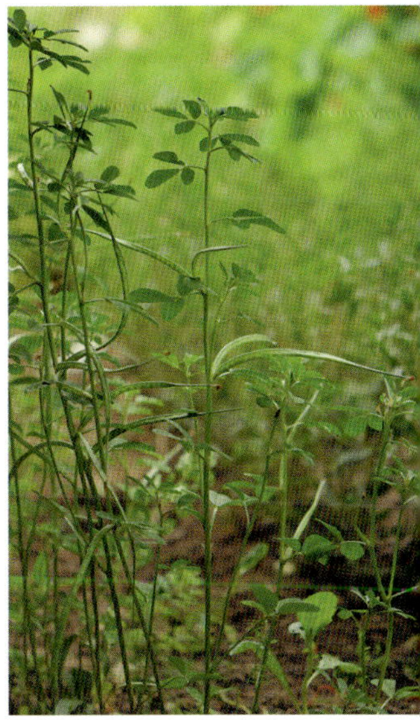

Bockshornkleepflanzen

In der Kultur ist die drahtige und einjährige Pflanze anspruchslos. Ich habe versuchsweise Samen in mittelbarer Nähe zum Holunder (Halbschatten) ausgebracht; die Bockshornklee-Pflanzen (*Trigonella foenum-graecum*) haben sich zufriedenstellend entwickelt und zudem Samen gebildet. Die Pflanzenteile enthalten ätherische Öle, die in den Samen am konzentriertesten sind. Diese werden traditionell zum Würzen verwendet.

Auch in der Volksgesundheitslehre wurde die Pflanze besonders oft bei Entzündungen angewandt. Künzle empfiehlt die Verwendung bei Nagelbettentzündungen, verhärteten Furunkeln und zum Herausziehen von „Fremdkörpern" wie Splittern. Hierzu wird aus den Samen ein „Pflaster" bereitet, das auf die betreffende Stelle aufgelegt wird. Bei Nagelbettentzündung kann auch ein Fingerbad bereitet werden. Entweder man kocht die Samen, bis sie zerdrückt werden können, oder man pulverisiert diese, verrührt das Pulver mit warmem Wasser und streicht den Brei auf die entzündete Stelle.

Bei Mandelentzündung hat sich ein Gurgeltee bewährt, der aus dem Samen und Salbei besteht. Beide Ingredienzien werden gemeinsam ½ Stunde bei mäßiger Wärmezufuhr geköchelt. Mit dem erkalteten Tee mehrmals täglich gurgeln.

Bockshornkleesamen-Tee kann bei Darmreizungen Linderung bewirken und sollte von empfindlichen Personen, begleitend zu einer Verwendung von Abführmitteln, getrunken werden.

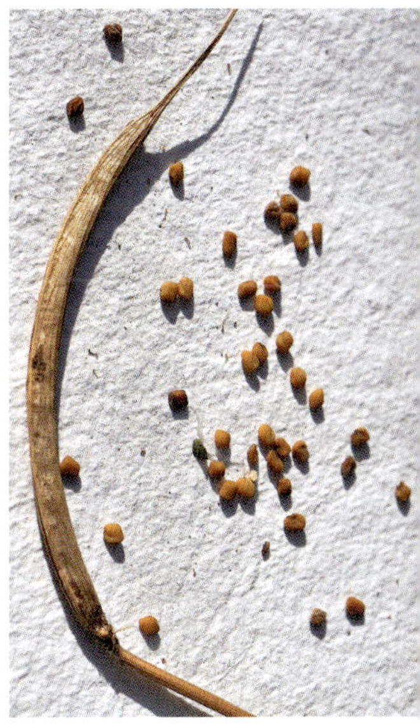

Reife Samenschote des Bockshornklee mit Samen

Zitronenmelisse – Das Kraut für Herz und Nerven

In alten Kräuterbüchern wird der Segen, den die Melisse (*Melissa officinalis*) darstellt, oft ausführlich beschrieben. Bereits im Mittelalter wussten die Mediziner zahlreiche gesundheitliche Störungen, besonders jene des Nervensystems und des Herzens, dank dieser ausdauernden und krautigen Pflanze zu behandeln. Besonders hervorgehoben wurde die schlaffördernde Eigenschaft der Melisse. Im „Zauber-Arzt" von Valentin Kräutermann (d. i. Christoph von Hellwig) aus dem Jahre 1730 heißt es: „Die Melisse macht anmutige Träume, weshalb man sie bei der Abendtafel genießen soll." Als Ursprungsgebiet wird der Mittelmeerraum angegeben.

Die Melisse kann ein stattliches Alter erreichen. Bei guter Pflege und regelmäßigem Rückschnitt kann eine Pflanze bis zu 30 Jahre alt werden.

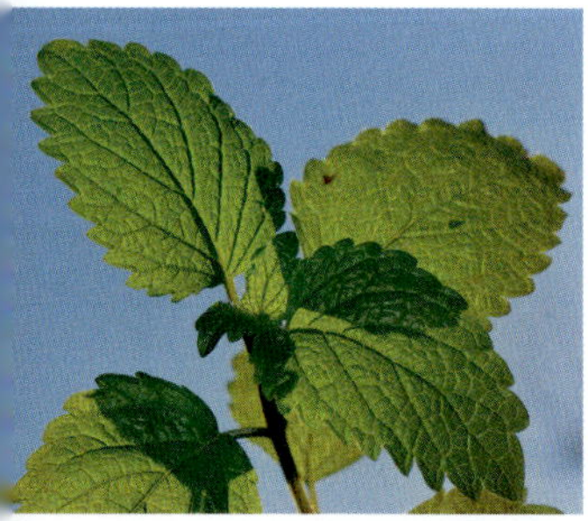

Zitronenmelisse

Die grünen, etwa 1 m hohen, vierkantigen Pflanzenstängel werden kurz vor der Blüte geerntet und dabei etwa einen Handbreit über dem Boden mit einem scharfen Messer abgetrennt.

Wer eine Melisse im Garten hat, braucht sich um deren Vermehrung nicht mehr zu kümmern: Zitronenmelisse samt sich von selbst aus und gedeiht dann an Plätzen, an denen man diese Pflanze niemals hätte ansiedeln können.

Die Balkonkultur ist empfehlenswert

Zitronenmelisse kann in entsprechend großen Gefäßen gut auf dem Balkon kultiviert werden; besonders auf den Balkonen oberer Etagen, da hier eine ausreichende Luftbewegung zu erwarten ist, die den Erkrankungen der Blätter entgegenwirkt. Außer einem Balkon mit nördlicher Ausrichtung ist jede andere Ausrichtung geeignet. Bedenken Sie bei der Wahl des Pflanzgefäßes, dass die Melisse einige Jahre darin gedeihen wird.

Wichtige Inhaltsstoffe

Ätherische Öle, Gerbstoffe, Bitterstoffe.

Heilwirkung

- Schmerzlindernd
- Antiseptisch
- Antidepressivum
- Schweißtreibend
- Entspannend
- Verdauungsfördernd

Volksgesundheitswissen

Melissentee löst Schwermut und stärkt die Nerven.

Melisse hat eine wärmende Kraft. In der Pflanzenheilkunde wird die Pflanze zur Stärkung von Nerven, Herz und Magen empfohlen. Der Tee nimmt die Beklemmung und kräftigt den Herzmuskel, löst die Schwermut, bekämpft Migräne.

Kneipp verwandte den Tee bei Unterleibsproblemen, Verdauungsstörungen, Nervenleiden bis zur Hysterie sowie bei Krampfneigung und nervösem Kopfschmerz. Die von ihm empfohlene Dosis liegt bei 20 g Blättern auf 1 l Wasser.

Melissentee dient dem Verdauungstrakt und fördert die Fähigkeit zur Sauerstoffaufnahme. Personen, die unter Kurzatmigkeit leiden, sollten über eine längere Zeit hinweg einen Tee trinken, der aus Melissenkraut besteht, das in Weißwein gekocht wurde. Es empfiehlt sich das Ansetzen in kaltem Wein; dann kurz aufkochen lassen und 5 Min. ziehen lassen. Mehrere kleine Dosen über den Tag verteilt trinken, und zwar mehrere Tage hintereinander.

Kindern, die unter Alpträumen leiden, sollte vorm Zubettgehen Melissentee gegeben werden: Er verhilft zu sanften und anmutigen Träumen und nimmt die Angst. Ein Pflaster, das aus gestoßenen Blättern und Salz besteht, kann bei Gliederschmerzen und schlecht heilenden Wunden helfen.

Wird Melisse zusammen mit Pfefferminze in Alkohol angesetzt – je 500 g frisches Kraut in ein Gefäß füllen und dieses mit 1,5 l 40%igem Alkohol versetzen –, ergibt das Filtrat nach einer Woche ein vorzügliches Mittel gegen Übelkeit und zur Stärkung der Nerven. Melissentinktur hilft auch bei Problemen mit dem Herzen. Die Ärzte des Mittelalters empfahlen den Tee und die Tinktur bei Beklemmungen sowie bei nächtlichen Unregelmäßigkeiten des Herzschlages.

Melissentinktur aus frischen Blättern wirkt stärker als der Teeaufguss.

Die Tinktur, die aus frischen Blättern bereitet wird, wirkt stärker als der Teeaufguss. Mehrere kleine Dosen, über den Tag verteilt eingenommen (10 Tropfen), entfalten den gesundheitsfördernden Effekt am wirkungsvollsten.

Merke!

Die frischen Blätter können zur Abwehr von Insekten verwendet werden! Reiben Sie bei Bedarf die nicht bedeckten Körperpartien mit frischen Blättern ein und wiederholen Sie dies, sobald der Duft sich verflüchtigt hat.

Paracelsus sagte: „Melissa ist von allen Dingen, die die Erde hervorbringt, die beste Pflanze für das Herz." Plinius der Ältere (23–97 n. Chr.) empfahl die Verwendung überdies bei Hysterie und hypochondrischen Beschwerden.

Kräutertee, bestehend aus Brennnesseln, getrockneten Klatschmohnblüten und Erdrauch, getrockneten Brennnnesselwurzeln, Zitronenmelisse und Kamillenblüten

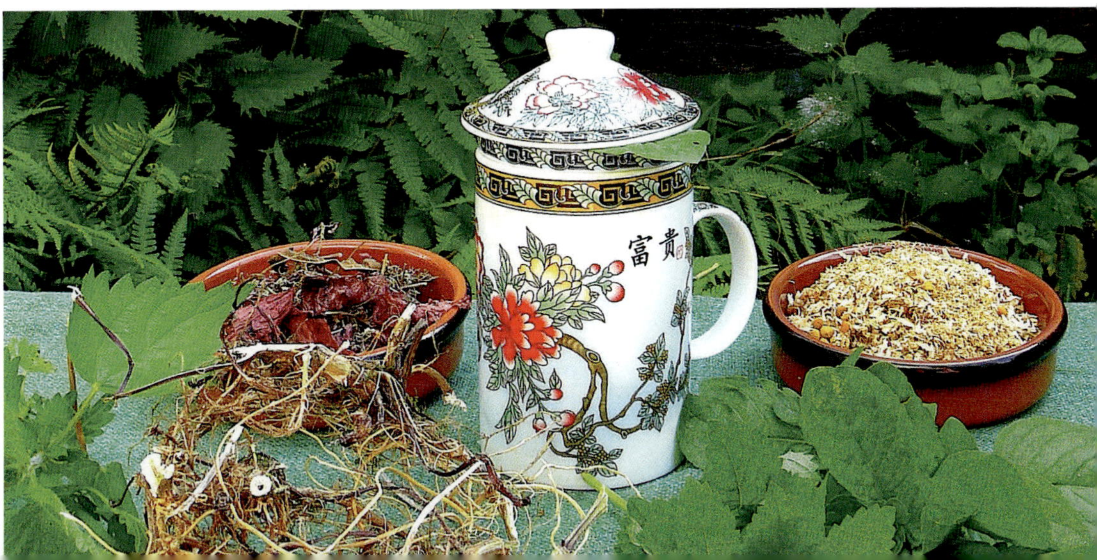

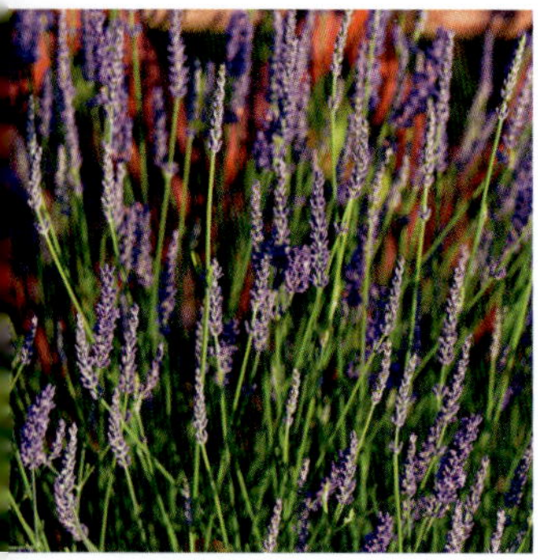
Lavendel in voller Blüte

Lavendel – Das Mittel gegen Blähungen

Ein Rezept für einen ausgezeichneten Schnupftabak aus dem Jahre 1773, dessen Ingredienzien sich aus verschiedenfarbigen Blumenblättern und anderen Pflanzenteilen zusammensetzt, enthält auch die Blüten des Lavendels (*Lavandula angustifolia*). Ob allerdings Goethe, der dem Lavendel sehr zugetan war, nach dieser Rezeptur selbst Schnupftabak herstellte und schnupfte, darüber darf spekuliert werden. In der Volksmedizin wird ein Tee aus Blättern und Blüten gegen Blähungen empfohlen. Im Garten stimmt die Pflanze mit ihrem Wohlgeruch den Menschen froh und macht das Herz leicht. Ob Lavendel Personen anzuraten ist, denen es an einem gesunden Durchsetzungsvermögen und/oder Durchhaltevermögen mangelt, sollte einmal näher untersucht werden.

Die ursprüngliche Heimat dieses Halbstrauches aus der Familie der Lippenblütler ist die felsige Küstenregion des Mittelmeers. Lavendel scheint die Fähigkeit zu haben, Steine sprengen zu können und sich in deren Fugen und Ritzen einzunisten.

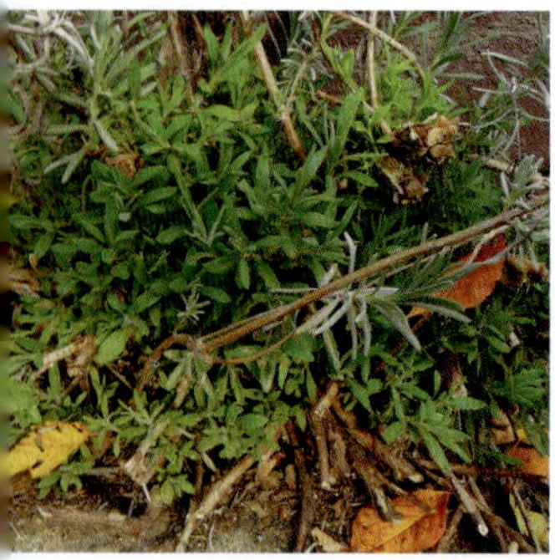
Lavendelaustrieb nach starkem Rückschnitt

Die Balkonkultur ist empfehlenswert

Bei einer Kübelkultur sollten Pflanzgefäße gewählt werden, die genug Platz für Steine bieten. Reichliches Gießen ist nicht nötig; Anfängerpflanze.

Wichtige Inhaltsstoffe

Ätherische Öle, Gerbsäuren, Flavonoide, Cumarine.

Heilwirkung

- Entspannend
- Krampflösend
- Antibakteriell
- Diuretikum
- Kreislauf- und Nerventonikum
- Entblähend

Volksgesundheitswissen

Lavendel verdankt seinen Namen dem lateinischen Wort „salvare“, was auf Deutsch „waschen“ bedeutet. Die Blüten wurden früher oft äußerlich gebraucht und weisen offizinelle Eigenschaften auf. Aus den Blüten kann Lavendelgeist destilliert oder ein Parfüm gewonnen werden. Auch als Teeaufguss wirken die Blüten. Auf 1 l kochendes Wasser gibt man etwa 5 g getrocknete Blüten. Der Blütentee kann gegen Nervosität, Erschöpfung, Migräne und Blähungen hilfreich wirken. Der Aufguss darf nicht in der Schwangerschaft getrunken werden. Die Ernte der Blüten erfolgt erst am Ende der Blütezeit.

Kneipp empfiehlt das Lavendelöl bei Appetitmangel, Blähungen, Schwindel, Kopfweh, Übelkeit und bei Gemütsleiden. Die Dosis wird mit 2 Mal täglich 5 Tropfen angegeben.

Dieses Öl wird durch die Ernte der Blüten gewonnen, die leicht mit Zucker bestreut und in einem fest verschlossenen Glas in die Sonne gestellt werden. Sammelzeit ist in den Mittagsstunden.

Lavendel kann erfolgreich gegen Nervenleiden, Konzentrationsstörungen, Verringerung der Merkfähigkeit, Schlafsucht, Zittern, Krämpfe und gegen Lähmungserscheinungen eingesetzt werden. Verwendet wird Lavendeltee, der aus dem Kraut und den Blüten bereitet wird. Einige Tage in kleinen Dosen (Espresso-Tassen) von diesem Tee trinken.

Lavendel kann gegen Nervenleiden und Lähmungserscheinungen eingesetzt werden.

Gegen Wasseransammlungen wird Lavendel (Kraut und Blüten) zusammen als Fond mit Sellerie, Andorn, Zimt und Fenchel gebraucht. Auch von diesem Absud mehrere Tage hintereinander kleine Dosen trinken. Mit dem Lavendeltee können im Übrigen auch die Pulsadern bestrichen werden.

Lavendelblüten, in Alkohol eingelegt und mindestens vier Wochen an einem warmen Platz verwahrt, ergeben ein gutes Einreibemittel bei rheumatischen Beschwerden. Das Kraut kann bei Kopfschmerz und Schwindel aufgelegt werden. Der Tee, als „Haarwaschmittel" verwendet, soll sich förderlich auf das Gehirn auswirken.

Borretsch – Das Herztonikum

Um es mit den Worten des großen Kräuterheilkundler John Gerard (1545–1612) zu sagen: „Ego borago gaudia semper ago." (Ich, der Borretsch, bringe stets Freude.) Das ist gerade in schweren Lebensphasen eine sehr wichtige Gabe. Und mehr noch: Nach neuesten wissenschaftlichen Erkenntnissen kann davon ausgegangen werden, dass der Borretsch (*Borago officinalis*) die Nebenniere derart stimuliert, dass diese Adrenalin produziert.

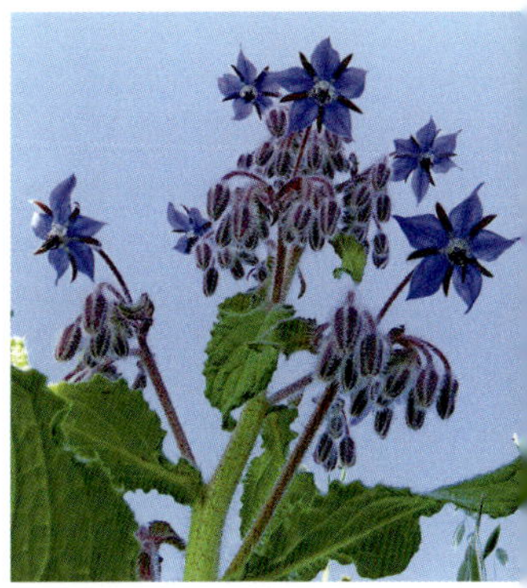

Borretsch erfreut nicht nur das Auge, sondern auch das Herz.

Seit alters her wird der Borretsch auch wegen seiner aufhellenden Wirkung auf das Gemüt und wegen seiner herzstärkenden Eigenschaft geschätzt. In der Volksmedizin kursieren viele Rezepte, die die Verwendung bestimmter Pflanzenteile beschreiben.

Botanisches: Borretsch wird oft auch Gurkenkraut genannt. Dieser Name bezieht sich auf den gurkenähnlichen Geruch, der von der krautigen, oft über 1 m hohen stattlichen Pflanze ausgeht. Dass die Pflanze zu den Raublattgewächsen gehört, spürt man spätestens, wenn man die rauen Blätter berührt. Die reifen Samen werden von Ameisen und Vögeln gefressen und auf diese Weise von den Tieren verschleppt. Es reicht im Allgemeinen eine einmalige Aussaat für die Folgejahre aus.

Merke!

Von besonders heilkräftiger Bedeutung sind die Blüten, die sich etwa von Anfang Juni bis zu den ersten Nachtfrösten Ende September zahlreich an den Stauden bilden.

Die in den Samen enthaltene Gamma-Linolensäure wirkt entzündungshemmend.

Wichtige Inhaltsstoffe

Schleimstoffe, Harze, Saponine, Gerbstoffe, Mineralien, Vitamin C. In den reifen Samen findet sich ein hoher Anteil an ungesättigten Fettsäuren, insbesondere Gamma-Linolensäure.

Vorsicht!

In den grünen Teilen werden Alkaloide gebildet, die leberschädigend wirken. Deswegen sollte die Verwendung des Borretschs als Küchenkraut nicht zu rege betrieben werden.

Heilwirkung (Blüten)

- Diuretikum
- Fiebersenkend
- Antirheumatisch
- Schleimlösend

Volksgesundheitswissen

Borretsch wurde früher bei Ohnmacht als Tonikum verwendet.

Früher wurden die grünen Pflanzenteile bei Ohnmachten und Herzklopfen als Tonikum verwendet. In zahlreichen Rezepten älterer Kräuterbücher wird empfohlen, Pflanzenteile zu verzehren und dazu einen Weißwein zu trinken – oder die Teile werden in Weißwein eingelegt und der Wein wird nach 1–2 Wochen Mazerationszeit in kleinen Dosen getrunken. Ein derartiger Wein macht fröhlich und stärkt Herz, Gedächtnis und Verstand. Die Wirkung der Blüten ist ähnlich, wenn diese einfach verzehrt werden. In den Blüten fehlt das Alkaloid, sodass bei dieser Heilanwendung keine Gefahr im Hinblick auf die Schädigung der Leber ausgeht.

Die Blüten können auch in ein Öl eingelegt werden. Mit diesem Öl können Magen und Herzgegend eingerieben werden, was eine ebenfalls stärkende Wirkung entfalten soll. Am besten sammelt man die Blüten in den Mittagsstunden, wenn der Tau gewichen ist, füllt sie in ein Glas und gießt Öl über sie. Dieses Prozedere wiederholt man, bis genügend Blüten in das Glas eingefüllt worden sind.

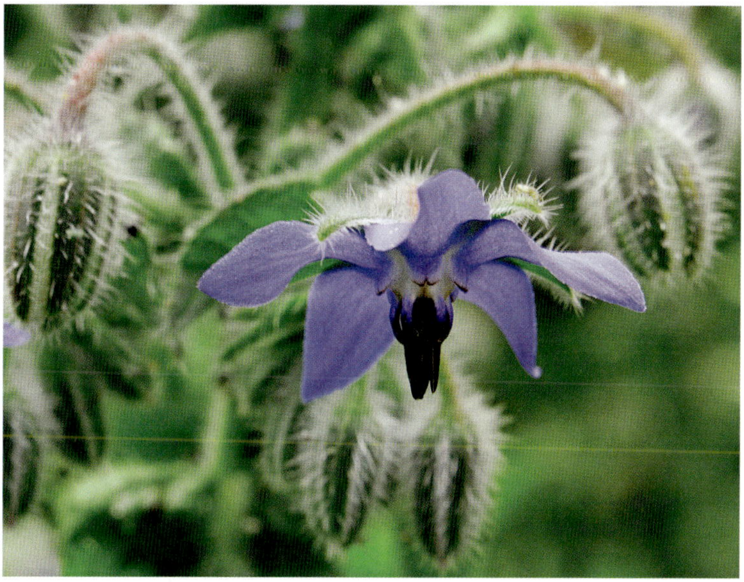

Die Blüten des Borretsch können auch in Öl eingelegt werden, mit welchem die Herz- und Magengegend eingerieben werden kann.

Ein weiteres Rezept bedient sich der Blüten unter Verwendung von Zucker. Die Blüten werden in ein Glas gefüllt, mit Zucker bestreut und danach mit einem Holzlöffel im Glas zerdrückt. Auch dieser Vorgang wird wiederholt, bis sich genügend Flüssigkeit im Glas angesammelt hat. Dieser Zucker hat stärkende Eigenschaften.

In der Schweinehaltung wurde früher auch die Wurzel gegen Rotlauf gebraucht. Künzle empfiehlt Borretschtee bei Rheuma und zur körperlichen Erfrischung.

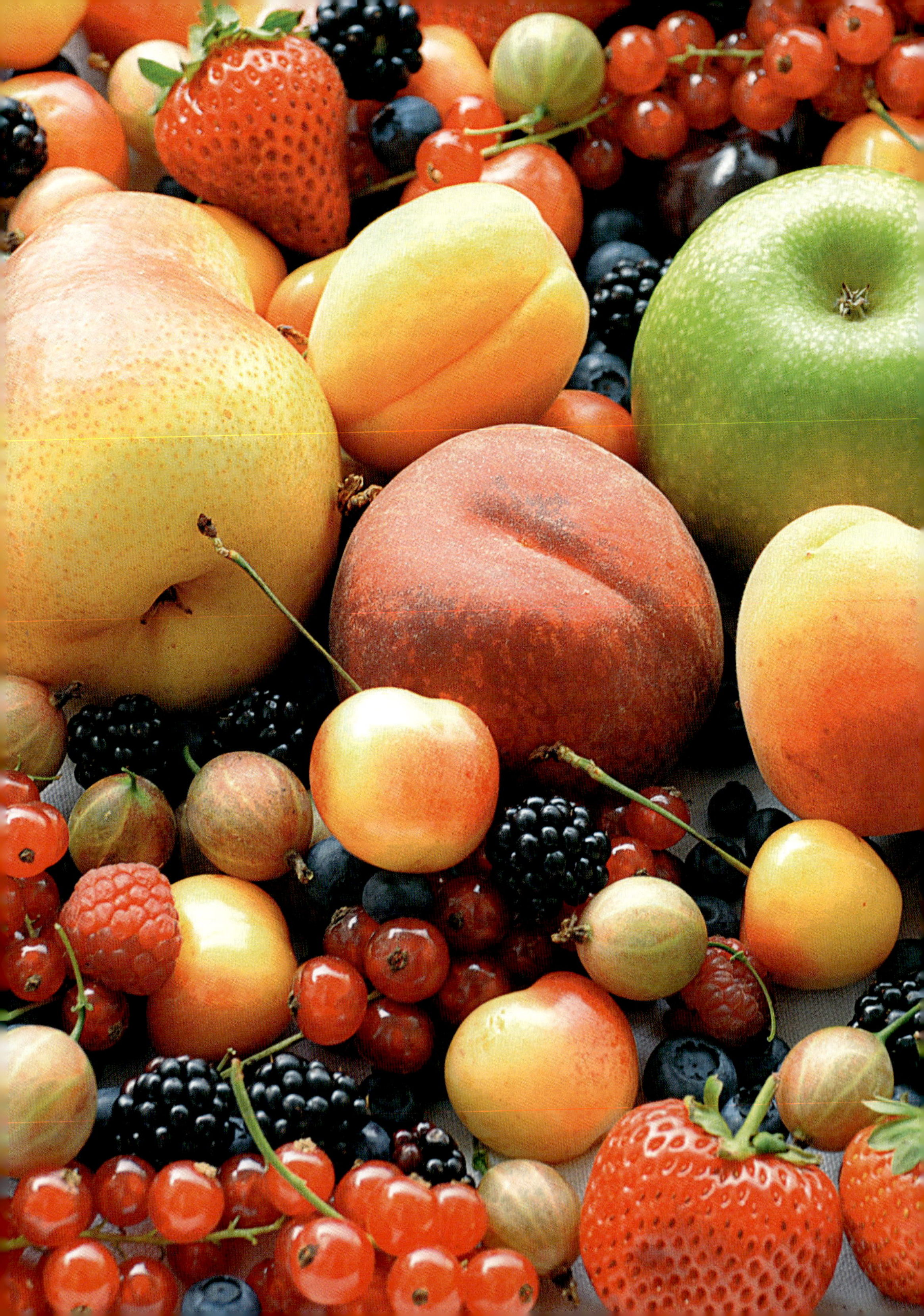

Obst
Natürlich gesund

Obst – besonders frisches – gilt seit jeher als wesentlicher Bestandteil einer gesunden und ausgewogenen Ernährung. Neben allen wichtigen Mineralstoffen sind im Obst zahlreiche Vitamine in ausreichenden Mengen vorhanden. Da die meisten Früchte zu 80 bis 85 Prozent aus Wasser bestehen, sind sie größtenteils arm an Kalorien. Je nach Sorte schwankt der Energiegehalt je 100 Gramm etwa zwischen 40 und 70 Kalorien. Beachtenswert ist jedoch der verhältnismäßig hohe Anteil an bioaktiven Pflanzenstoffen. Schätzungen gehen von 60.000 bis 100.000 sekundären Pflanzenstoffen aus, obwohl bisher nicht einmal 10 % der weltweit vorkommenden Pflanzen analysiert worden sind.[6] Hier handelt es sich um Stoffe, die für optimale Entwicklung der Pflanze verantwortlich sind. Sie regulieren das Wachstum, schützen gegen Schäden durch Umwelteinflüsse oder vor Krankheiten und verleihen dem Obst die typische Farbe.

Viele dieser Stoffe sitzen direkt in und unter der Schale oder werden beim Erhitzen zerstört. Deswegen ist es vorteilhaft, das Obst häufig roh zu essen und es, falls möglich, vor dem Verzehr lediglich gründlich zu waschen anstatt zu schälen. Im Gegensatz zu den primären Inhaltsstoffen (Kohlenhydrate, Eiweiß, Zucker etc.) wirken die sekundären Pflanzenstoffe auch in kleinsten Mengen pharmakologisch auf den Körper.

Merke!

Der richtige Reifezustand ist bei vielen Obstarten und den daraus hergestellten Produkten ein wesentliches Qualitätsmerkmal!

Nachreifendes Obst
Äpfel, Aprikosen, Andenbeeren, Bananen, Birnen, Feigen, Guaven, Heidelbeeren, Kiwis, Mangos, Nektarinen, Pepino, Pfirsiche, Passionsfrüchte, Pflaumen, Stachelbeeren, Wasser- und Honigmelonen.

Obst, das nicht nachreift
Ananas, Brombeeren, Clementinen, Erdbeeren, Granatäpfel, Grapefruits, Himbeeren, Johannisbeeren, Kirschen, Limetten, Limonen, Litchis, Mandarinen, Maulbeere, Orangen, Quitten, Trauben, Zitronen.

Merke!

Der Verzehr von Früchten, von denen ein unangenehmer Geruch ausgeht, kann gesundheitlich bedenklich sein.

Durch richtigen Umgang Qualität erhalten

Obst und Gemüse nicht nebeneinander lagern!

Obst ist ein Stück lebendige Natur. Auch nach der Ernte sind Atmungs- und Stoffwechselprozesse nicht abgeschlossen. So scheiden reife Obstarten häufig das Reifegas Ethylen aus. Gemüse reagiert sehr empfindlich auf dieses Reifegas. Es ist wichtig, dass Obst und Gemüse nicht nebeneinander gelagert werden.

Reifes Obst sollte bevorzugt im Kühlschrank oder im kühlen Keller aufbewahrt werden. Da viele Farbstoffe lichtempfindlich sind, sollte Obst lichtgeschützt gelagert werden – in einem luftigen Schrank, einem perforierten Karton oder in einer braunen Papiertüte, die ebenfalls perforiert wurde. Um Druckstellen oder Verletzungen vorzubeugen, wird das Obst locker nebeneinander und nicht übereinander gelagert. Zudem müssen beschädigte Früchte unbedingt entfernt werden, da sie frühzeitig faulen und schimmeln und andere Früchte „anstecken".

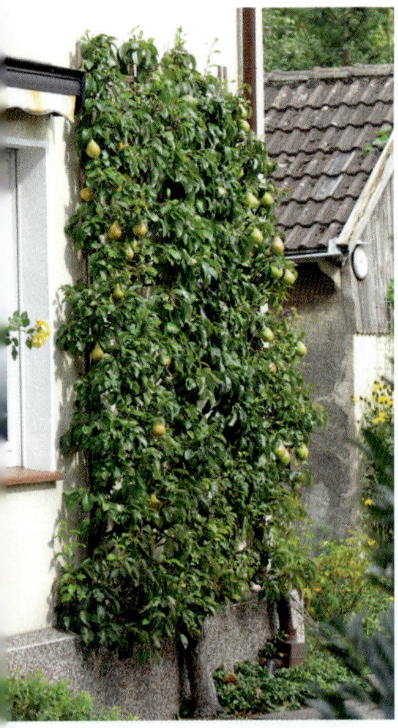

Spalierobstbau ist fast in jedem Garten möglich.

Obst für den Balkon

Es ist erstaunlich, wie stark sich der Markt mit „Zwergobst/Säulenobst" entwickelt hat. Die große Auswahl, die in jedem gut sortierten Fachmarkt erhältlich ist, ermöglicht dem Obstliebhaber, so er über keinen Garten verfügt, die Obstbaum-Kultivierung auf der Terrasse oder dem Balkon. Mittlerweile wurden auch Säulenobstbäume produziert, die zwei Sorten auf einem Stamm vereinen. Das ist bestimmt sehr vorteilhaft. Jedoch sollte die Kaufentscheidung mit Blick auf den Balkon oder die Terrasse gut überlegt werden. Der Ertrag dieser kleinen Bäume hält sich in Grenzen und reicht höchstens zum Naschen aus. Wer wissen möchte, wie aromatisch sonnengereiftes Obst wirklich schmeckt, kann dies auf diesem Weg erfahren. Allerdings sind Kosten und Nutzen genau abzuklären.

Wichtig für das Gelingen der Obstkultur auf dem Balkon sind der Standort, die Erde und die Größe des Kübels. Natürlich sollten auch passende Befruchtersorten in der Nähe sein und Insekten, die die Blüten befruchten.

Damit eine Obstkultur gelingen kann, sollten auch passende Befruchtersorten in der Nähe sein.

Bevor man sich jedoch für eine Obstkultur entscheidet, sollten auch die damit verbundenen, eventuellen Folgen bedacht werden:

- Der Zeitaufwand bei der Kübelkultur wächst in dem Verhältnis, in der die Kübelgröße sinkt!
- Ein Baum, der Früchte tragen soll, braucht reichlich Nährstoffe und viel Feuchtigkeit. Bei kleinen Pflanzgefäßen sollte der Baum regelmäßig gedüngt und gegossen werden. Starke Winde und Sonneneinstrahlung können binnen Stunden einen Kübel vollkommen austrocknen, sodass mitunter zweimal pro Tag gegossen werden muss!
- Reifes Obst lockt Vögel und Insekten an: Wespen, die in reife Früchte Höhlen fressen, in denen sie vollkommen verschwinden, können Kindern und Erwachsenen gleichsam gefährlich werden. Der Stich einer Wespe in den Mund- oder Rachenraum kann fatale Folgen haben.
- Obstbäume sind Laubbäume: Im Herbst färbt sich das Laub und dann fällt es. Ein herrlicher und üppiger Weinstock auf dem Balkon wirft seine vergilbten Blätter ab und der Wind treibt diese auch auf den Balkon des Nachbarn.
- Reifes Obst will geerntet werden: Falls in der Zeit, in der beispielsweise die Nektarine reift, der Baumbesitzer im Urlaub ist, lösen sich die Früchte dessen ungeachtet von den Stielen, fallen zu Boden und verfaulen dort. Faulendes Obst lockt Insekten an und bietet Schimmelpilzen einen idealen Nährboden.

Grundsätzlich gilt

Die Entscheidung für die Obstsorte sorgfältig überlegen! Dann den Standort prüfen und die Sortenauswahl diesem anpassen. Auf besondere Pflegemaßnahmen achten und diese auch durchführen. Staunässe in den Kübeln vermeiden. Auf Balkonen in oberen Stockwerken besonders den früchtetragenden Baum gegen Abknicken infolge starker Winde schützen. Die Erde mit ausreichend Nährstoffen versorgen, jedoch nicht überdüngen. Rankendes Obst, wie Hauswein, Brombeeren oder Himbeeren, mit einem Spalier stützen.

Früchtetragende Obstbäumchen auf Balkonen gegen Abknicken schützen!

Merke!

Bei einer Obstkultur auf oberen Stockwerken bedenken, dass sich Früchte lösen und vom Balkon stürzen können. Dies kann zu Verletzungen bei Unbeteiligten oder zu Sachbeschädigungen führen. Ein fallender Apfel aus luftiger Höhe kann bereits Hämatome verursachen.

Auch Zwerg- oder Säulenobstbäume sind Obstbäume. Sämtliche Pflegemaßnahmen sollten auch bei ihnen angewendet werden, damit die Gesundheit der Pflanzen gewahrt bleibt und Ernteerträge erzielt werden. Auch das Beerenobst auf dem Balkon bedarf eines Rückschnittes, so wie die Sträucher, die in den Gärten gedeihen.

Das Beerenobst – Kleine Früchte, große Wirkung

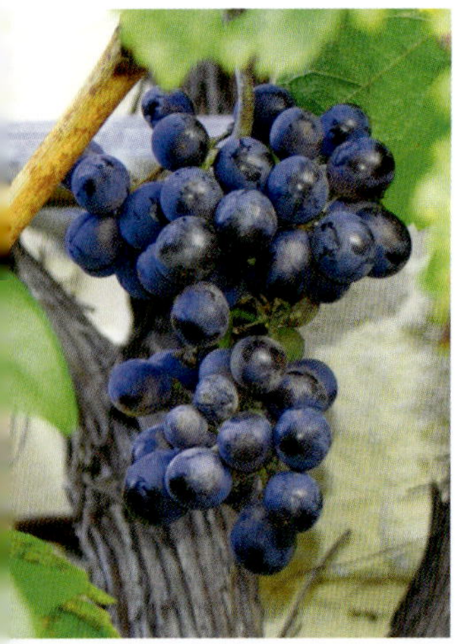

Reife Weintraube

In der Natur hat das Beerenobst einen hohen Stellenwert. Beerenobstgewächse besiedeln, auf den unterschiedlichsten und mitunter extremsten Standorten und unter sehr variablen Bedingungen, den gesamten Globus. Saure Böden und lichtarme Verhältnisse werden von Beerenobstsorten gleichwohl erfolgreich bewohnt, ebenso heiße Trockengebiete. Selbst aus steinig-trockenen Böden können Beerenobstgewächse noch genügend Nahrung ziehen, um Früchte reifen zu lassen. Dass Beerenobstgewächse dies vermögen, zeugt von einer ungewöhnlichen Energie und einem ungewöhnlich stark ausgeprägten Überlebensdrang. Mensch und Tier haben seit jeher die Kraft der Beerenfrüchte zu nutzen gewusst. Im Lauf der Entwicklung wurden die „wilden Beeren" züchterisch bearbeitet. Die meisten Beerenobstarten, die wir heute kennen und schätzen, sind das Ergebnis einer langen Bearbeitung. Ziel der Zucht war in den meisten Fällen eine Steigerung des Ertrages bei gleichzeitiger Verbesserung des Geschmackes; viele Beeren waren im Ursprung deutlich saurer oder bitterer.

Was Sie weiter wissen sollten

Einige Beerenobstsorten kann man auch in Wald und Flur antreffen; auch in den Städten finden sich Beerenobstsorten, die dort verwildert vorkommen. Sind die Standorte unbelastet – in den Städten abseits reich befahrener Straßen –, lohnt das Sammeln. Besonders reich an Vitaminen, sekundären Pflanzenstoffen und Aroma sind frische Waldhimbeeren, Walderdbeeren oder Brombeeren. Weniger schmackhaft sind die Beeren von der Eberesche, der Kornellkirsche oder dem Weißdornstrauch, die ab etwa Ende September reifen. Doch auch diese weniger schmackhaften Beeren können verwendet werden und ergeben bei richtiger Behandlung und einer passenden Rezeptur gesunde und köstliche Speisen. Rot färben sich im Herbst die Hagebutten und die Früchte der Heckenrose. Hagebutten sind besonders reich an Vitamin C und können zu Tee oder süßem Brotaufstrich verwendet werden. Wichtig ist, dass die Kerne, die von einem Gespinst aus zahlreichen Härchen umgeben sind, entfernt werden. Wem jedoch der Aufwand des Entfernens zu groß ist, der kann auch mit ganzen Früchten einen Fruchtwein der Spitzenklasse zaubern[7]. Auch Sanddornbeeren können abseits der Straßen geerntet und zu gesunden Nahrungsmitteln verarbeitet werden. Und mit etwas Glück kann man in lichten Wäldern oder an Waldrändern – oft an Waldwegen – auf Johannisbeeren, Stachelbeeren oder Heidelbeeren treffen. Die Früchte sind zwar etwas kleiner als die, die an den kultivierten Sträuchern der Gartenbeeren gedeihen, jedoch weisen gerade die Wildformen das ganze breitgefächerte Potential auf, mit dem die Natur das Beerenobst gesegnet hat. Gerade unter den Wildformen finden sich jene Pflanzen, die einen harten Kampf um die Existenz bestehen und bis an das Lebensende um das Fortbestehen kämpfen müssen. Der Überlebenstrieb dieser Beerenobstgehölze ist elementar. Beeren von diesen Pflanzen zu verzehren, bedeutet elementare Energie aufzunehmen. Das Gleiche gilt für den Verzehr von Wildpflanzen. Menschen, die die Möglichkeit haben, sollten regelmäßig Wildpflanzen in ihren Speiseplan aufnehmen. *Wer in der Lage ist, sich durch Wildsammlung mit Beerenobst zu versorgen, sollte dies auch nutzen.*

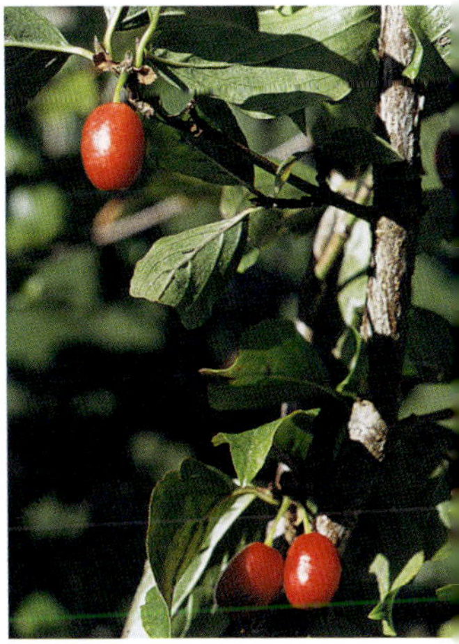

Kornellkirsche

Bei zahlreichen Wildobstarten ist eine Verwendung sinnvoll. Volksgesundheitlich wurden früher alle Teile verwendet.

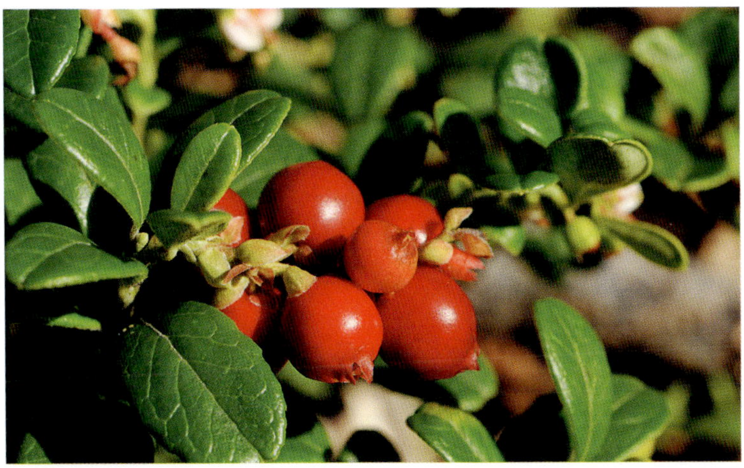

Preiselbeeren enthalten den Wirkstoff Anthocyan; sie haben sich bei Blasen- und Nierenbeschwerden bewährt.

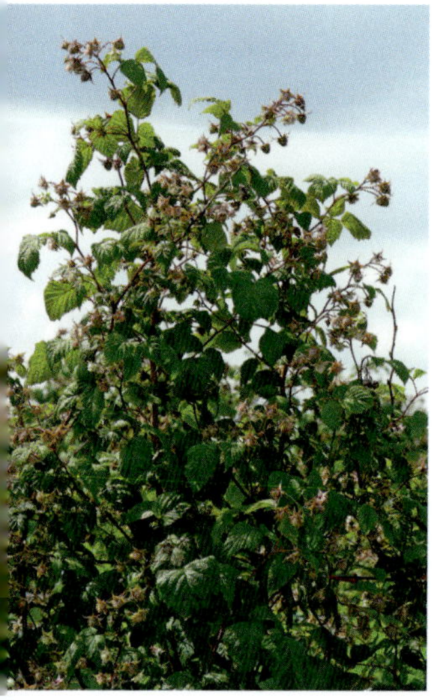

Himbeersträucher bringen neben den köstlichen und heißbegehrten Früchten nebenbei – quasi als „Abfallprodukt" – auch ein wunderbares Teepotential in den Garten.

An Folgendes sollten Sie denken:

- Der Holunder ist ein vielseitig verwendbares Wildobst, dessen Blätter und Blüten ebenfalls verwendet werden können. Aber: Die Vögel verzehren die Beeren ebenfalls und tragen so zur Verbreitung der Pflanze bei. Wer Holunder in den Garten pflanzt, sollte die zahlreich aufgehenden Jungpflanzen rechtzeitig entfernen – ansonsten hat man bald einen Holunderwald auf dem Grundstück.
- Brombeeren, Himbeeren und Sanddorn bilden Wurzelausläufer. Um ein ungehindertes Ausbreiten der Pflanzen zu verhindern, sollten Barrikaden in die Erde gesetzt werden.
- In klimatisch ungünstigen Lagen rechtzeitig an einen Schutz vor Frost denken.
- Johannisbeeren, Stachelbeeren und Hauswein können oft von Mehltau oder Blattläusen befallen werden. Wer gezielt mehltauresistente Pflanzen in seinen Garten holt, kann auf chemische Behandlungen verzichten. Bei Blattlausbefall können die befallenen Triebspitzen entfernt werden – oder die Blattläuse werden mit einem umweltverträglichen Präparat (Neemöl) besprüht.
- Die beste Vorsorge gegen Blattläuse bietet ein naturnaher Garten, der von zahlreichen Insekten bewohnt wird. Hierzu gehören im Übrigen auch Wespen, die Blattläuse verspeisen!
- Erdbeeranpflanzungen können von unterschiedlichen Schädlingen befallen werden. Diese reichen von einem Befall durch Insekten, die entweder die Pflanze schädigen oder deren Wurzel befallen, bis hin zu Pilzerkrankungen. Ständige Beobachtung der Anpflanzung ist genauso wichtig wie eine ausreichende Pflege.

In der Volksheilkunde soll der Frischsaft der Eberesche gegen Lungenentzündung und Bronchitis helfen.

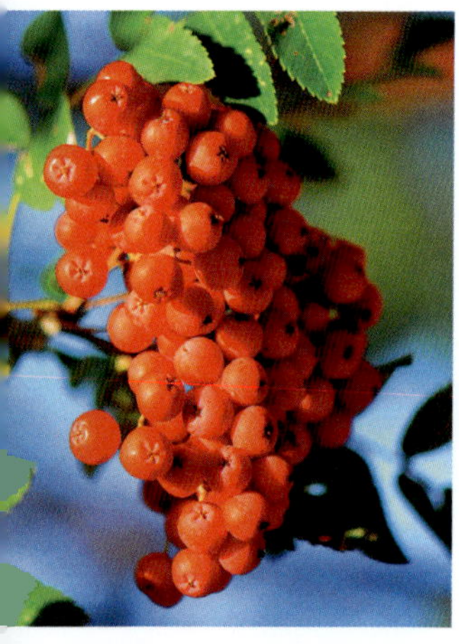

Eberesche – Nicht nur die Beere für Vögel

So verführerisch die orange- bis scharlachroten Beeren auf den Betrachter auch wirken mögen – hier ist Vorsicht geboten: Solange keine ausreichende Frosteinwirkung sie entbittert hat, schmecken sie zum Davonlaufen. Wie der Name schon sagt, handelt es sich hier um Vogelbeeren! Übrigens weist der lateinische Namen *Sorbus aucuparia* ebenfalls auf diesem Umstand hin; er lautet nämlich auf Deutsch: die sich zum Vogelfang eignet (deshalb auch Vogelbeere).

An Inhaltsstoffen wären der hohe Vitamin C-Gehalt (höher als in Zitrusfrüchten) sowie das Sorbit (süß schmeckender Alkohol, der ebenfalls in Kirschen vorkommt) nennenswert. An Mineralien übertrumpft die

Eberesche sogar die Schwarze Johannisbeere. Zudem kommt in den rohen Früchten neben Wein-, Apfel-, Bernstein- und Zitronensäure auch die Parasorbinsäure vor. Parasorbinsäure kann zu Reizungen der Magen- und Darmschleimhäute führen, deshalb gilt der Genuss der rohen Vogelbeere als bedenklich. Durch Kochen oder Trocknen wird diese Säure allerdings zerstört.

In der Volksheilkunde wurde der Frischsaft (nach der Entbitterung) bei Lungenentzündung und Bronchitis angewendet. Es wird empfohlen, mehrmals täglich einen Teelöffel einzunehmen; in Verbindung mit echtem Honig soll sich die Heilwirkung steigern lassen. Die Beeren hingegen, getrocknet und auf nüchternen Magen eingenommen, sollen die Verdauung anregen, wie das Mus bei Harn- und Steinbeschwerden gute Dienste leisten soll.

Getrocknete Beeren der Eberesche sollen die Verdauung anregen.

In der Küche überzeugt die Vogelbeere durch ihre Vielseitigkeit. Wer sie kennenlernen möchte, sollte allerdings nicht zu lange warten; auch die Vögel fühlen sich von den Beeren angezogen. Nach einer Entbitterung (in der Gefriertruhe, wenn Väterchen Frost auf sich warten lässt) eignen sich Vogelbeeren zur Bereitung von Marmelade, Kompott oder Fruchtsaft. Bekannt dürfte die „Ebereschenmarmelade“ sein, die gern als Beilage zu Pasteten, Wild oder Geflügel gereicht wird. Bei Heiserkeit sollen über den Tag verteilt mehrere getrocknete Beeren gekaut werden.

Tipp!

Der Hausgarten bietet oftmals viel Platz für das Pflanzen unterschiedlicher Beerenobstarten. Bevor man sich für den Kauf entschließt, sollte man jedoch genau überlegen, welchen Zweck das Obst zu erfüllen hat und welches Zeitbudget zur Betreuung der Pflanzen aufgewendet werden kann.

Anden- oder Kapstachelbeere – Energie für den Balkon

Wie der Name Andenbeere (*Physalis peruviana*) schon vermuten lässt, befindet sich die Heimat der Kapstachelbeere in der Andenregion. Andenbeeren gehören wie Tomaten oder Kartoffeln zur Familie der Nachtschattengewächse; sie sind mehrjährig. Eine Verwandtschaft zur Stachelbeere – wie der Name es vielleicht vermuten lässt – besteht allerdings nicht. Hingegen ist die Lampionblume, auch unter dem Namen „Judenkirsche“ bekannt, eine „Schwester“ der Andenbeere. Die Früchte dieser Zierpflanze sind allerdings nicht genießbar.

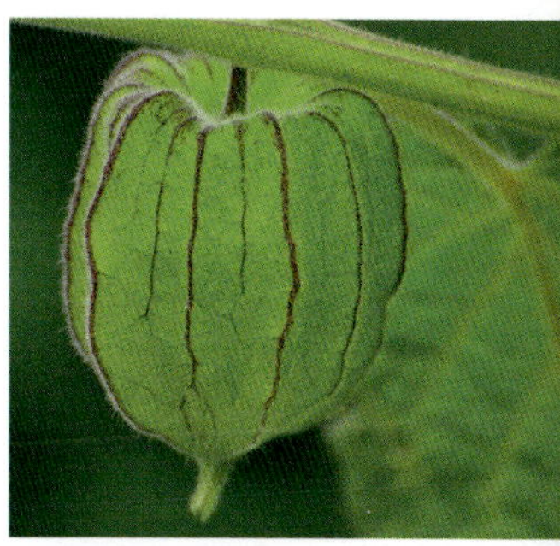

Lampion umschließt die reifende Andenbeere.

Andenbeeren im Garten und auf dem Balkon

Im Garten können sie, bei ausreichender Düngung und Bewässerung, eine Höhe von knapp zwei Metern erreichen und erinnern bei solch ungezügeltem Wuchs stark an einen Strauch. Die Pflanzen sind wärmeliebend. Ende Mai setzt im Freiland die Blüte ein und hält bis Ende September an. Die Blüten sind unscheinbar und sitzen an den Blattachsen. Aus beinahe jeder Blüte entwickelt sich im Lauf der nächsten Wochen ein anfangs kleiner, aber rasch und stetig wachsender grüner Lampion, der die Frucht – eine kugelförmige Beere – ummantelt. Im Garten reifen die Früchte ab August, dann hat die Frucht ungefähr Kirschgröße erreicht. Die Reife wird durch die verwelkten, bräunlich verfärbten, papiertrockenen Blütenkelche (Lampions) signalisiert. Reife Andenbeeren sind von gelboranger Farbe, sie weisen wie Kirschen ein pralles Fruchtfleisch auf.

Aus beinahe jeder Blüte entwickelt sich ein Lampion, der die Frucht umhüllt.

Ausreichend Nährstoffe und eine gute Bewässerung sind hierfür nötig. Andenbeeren sind mehrjährig, aber frostempfindlich. Im Herbst müssen sie kräftig zurückgeschnitten und in Kübeln kühl überwintert werden – für eine Kultur auf dem Balkon sehr empfehlenswert.

Für eine Kultur auf dem Balkon sollten jedoch große Kübel – mindestens 10 l – gewählt werden, die mit einer nahrhaften humosen Erde befüllt sind. Der Ertrag lässt sich durch gelegentliche Gaben von Pflanzenjauchen – besonders wirksam ist die Brennnessel-Beinwelljauche – deutlich steigern!

Merke!

Gegen starke Winde auf höheren Balkonen sollte die Pflanze geschützt werden, allerdings sind die stark verzweigten Triebe sehr drahtig und können normale Windverhältnisse unbeschadet überstehen. Ein weiteres und wichtiges Argument für die Kultur auf dem Balkon liefern die Früchte, die sich einerseits erst lösen, wenn sie wirklich reif sind, andererseits aber in „Lampions“ verpackt sind, sodass selbst im Falle herabfallenden Obstes niemand wirklich zu Schaden kommen kann.

Pro Pflanze ist mit einem Ertrag von etwa 300 g Beeren zu rechnen.

Besonders geeignet sind Balkone, die das volle Sonnenlicht bekommen. Es ist darauf zu achten, dass die Erde nicht austrocknet. Der kräftige Wuchs verlangt ein großzügiges Platzangebot. Für die Andenbeere gibt es kaum Schädlinge, die Ernte ist fortlaufend. Die Andenbeere ist allerdings nicht winterhart.

Ein beispielloses Aroma weisen frisch gepflückte reife Beeren auf. Der Geschmack ist ein süß-säuerlicher Mix aus Kiwi, Stachel- und Erdbeere, Mango und Orange mit einem Hauch Tomate.

Wichtige Inhaltsstoffe

Calcium, Eisen, Phosphor, reichlich Vitamin C, sowie B3, B12 und ein hoher Gehalt an Karotin.

Gesundheitliche Bedeutung

Dank der Vielzahl der Inhaltsstoffe übt der Genuss einen positiven Einfluss auf den menschlichen Körper aus. Vitamin C unterstützt wirksam Vitamin E und hilft so, freie Radikale zu neutralisieren. Der hohe Karotingehalt bewirkt eine Verbesserung des Hautbildes und erhöht die Schutzfunktion der Haut bei Sonneneinwirkung. Karotin gilt als Sonnenschutz von innen.

Vitamin C und Vitamin E neutralisieren freie Radikale.

An der Universität in Baltimore ergab eine Studie, an der 259 Frauen beteiligt waren, dass durch das Karotin der Schutz vor Brustkrebs erhöht werden konnte. Darüber hinaus gewährleistet Karotin die Gesunderhaltung des Körpergewebes, indem es abgestorbene Zellen abtransportiert. Karotin ermöglicht zudem eine gute Funktion der Augen und wirkt Nachtblindheit entgegen.

Heilwirkung

- Antioxidans
- Immunsystemstärkend
- Stoffwechselfördernd
- Unterstützt die Sehfunktion

Zu früh geerntete, noch grünliche Früchte sind zu sauer und wenig aromatisch, zu spät geernteten Früchten fehlt bereits der für einen harmonischen Geschmack wichtige Gehalt an Säure. Reife Andenbeeren lassen sich problemlos pflücken, unreife hingegen sind geradezu drahtartig fest mit der Pflanze verbunden.

Unreife Andenbeeren lassen sich nur schwer pflücken.

Tipp!

Da die Andenbeere fortlaufend neue Früchte bildet, besteht Gefahr, dass die letzten witterungsbedingt nicht mehr ausreifen. Diese brauchen nicht weggeworfen zu werden! Halbreif geerntete Beeren reifen in ihren Lampions im warmen Raum nach.

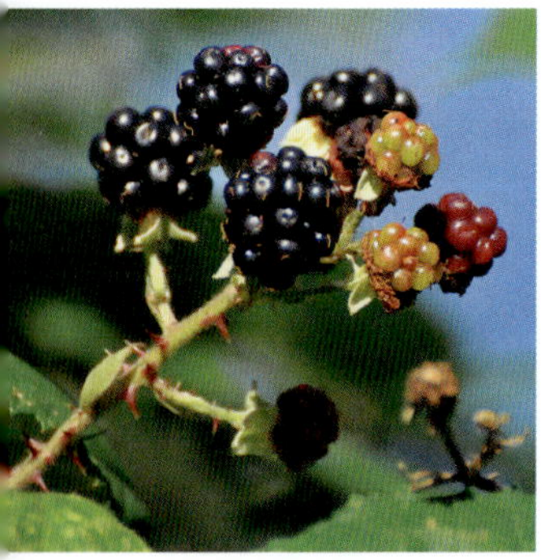

Brombeeren sind Sammelsteinfrüchte.

Brombeere – Sichtschutz der gesunden Art

Die Brombeere (*Rubus sectio Rubus*) ist ein Kosmopolit, die in einem großen Artenspektrum vorkommt; sie zählt zu den Rosengewächsen. Brombeeren kommen häufig verwildert vor. Die Historie der Pflanze kennt eigentlich nur eine Facette: Brombeeren galten als Heckenpflanzen und wurden kaum beachtet. Als in den USA eine Sorte gezüchtet wurde, die keine Dornen aufweist, änderte sich das Image schlagartig. Bestimmte Sorten können eine Höhe von etwa 3 m erreichen.

Der Vegetationszyklus der Brombeere ist zweijährig. Im ersten Jahr bilden sich die jungen Ruten, die bereits Blütenknospen bilden. Erst im zweiten Jahr blühen diese Knospen dann auf und können, so sie befruchtet werden, Früchte tragen. Die Früchte sind Sammelsteinfrüchte. Eine einzelne Brombeere besteht aus einem Verbund von etwa 30–50 Sammelsteinfrüchten. An den Standort stellt die Brombeere geringe Ansprüche. Manche Brombeerarten können als „Pionierpflanzen" betrachtet werden und tragen selbst dort noch Früchte, wo andere fruchttragende Pflanzen nicht vorkommen.

Bei einer Kultur auf dem Balkon sollte darauf geachtet werden, dass die langen Ruten gegen Wind gesichert werden – schnell können nämlich bei ungünstigen Winden aus Ruten Peitschen werden!

Es empfiehlt sich die Verwendung jener Sorten, die keine Dornen aufweisen. Eine gute und bewährte stachellose Sorte, die sich ebenfalls gut für eine Kultur auf dem Balkon eignet, ist „Waldo". Bei einer Balkonkultur können die Ruten der Brombeeren als natürlicher Sicht- oder Sonnen-

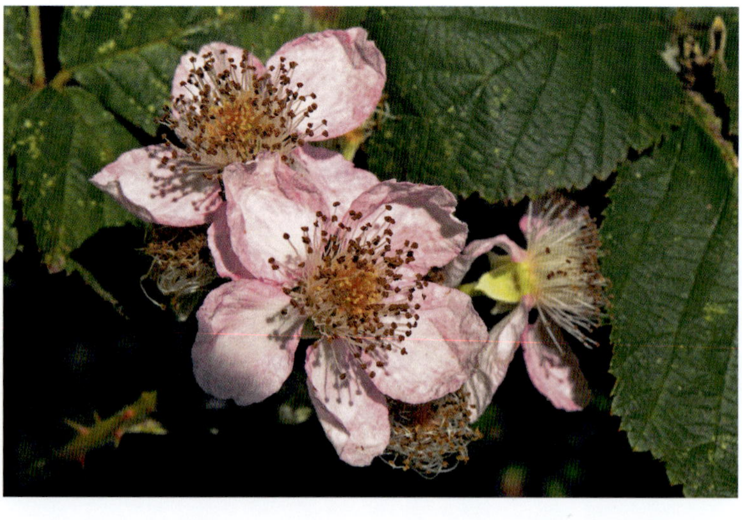

Die Knospen der Brombeeren blühen erst im zweiten Jahr auf.

schutz an einen stabilen Rahmen befestigt werden. Blühende Brombeeren sind dekorativ, zumal die kräftige Blattfarbe auch triste Hinterhöfe in eine grüne Oase umwandeln kann. Brombeeren erreichen ein stattliches Ausmaß und sollten auf dem Balkon nach der Ernte kräftig zurückgeschnitten werden, da ohnehin nur die zweijährigen Ruten Früchte tragen. *Unter guten Bedingungen kann eine Pflanze etwa 2 kg Beeren in einer Saison liefern.*

Brombeeren, besonders bei Balkonkultur, nach der Ernte stark zurückschneiden!

Wichtige Inhaltsstoffe

Zahlreiche bioaktive Substanzen, Vitamine, Mineralien, besonders Kalium und Kalzium, und viel Oxalsäure sowie reichlich Gerbstoffe.

Heilwirkung

Beere

- Antioxidans
- Stresskiller
- Blutbildend
- Kräftigen das Bindewebe
- Schweißtreibend
- Nerventonikum
- Immunmodulation

Blätter

- Wirken entzündungshemmend im Mund- und Rachenraum
- Sind gegen Durchfall wirksam
- Klären schlechten Atem

Gesundheitliche Bedeutung

Brombeerblätter waren früher offizinell; die zusammenziehende Wirkung wurde besonders bei Durchfallerkrankungen geschätzt. Der Tee, über längere Zeit getrunken, soll gegen verschiedene Flechten geholfen haben. Auch als Mundwasser ist Brombeerblatttee – 20 g auf 1 l Wasser – hilfreich. Brombeerwurzeln, die im zeitigen Frühjahr (Februar/März) ausgegraben werden, können zusammen mit Honig abgekocht werden und ergeben eine Medizin, die sich bei Ödemen und anderen Wasseransammlungen im Körper hervorgetan haben soll.

Nicht nur die köstlichen Früchte sind gesund – auch die Blätter und die Wurzeln weisen heilsame Eigenschaften auf.

Wurzelteerezept

Zubereitung: Wurzeln reinigen, zerteilen, in kaltem Wasser ansetzen, mindestens ½ Stunde köcheln lassen, 2 EL Honig hinzufügen und weitere 10 Min. ziehen lassen.

Das Gleiche gilt für eine Abkochung der Wurzel in Weißwein, die sich auch bei Steinleiden bewährt haben soll. Regelmäßiger Genuss reifer Beeren bietet einen besonders wirksamen Schutz gegen freie Radikale, die auch in den Hirnzellen Schäden anrichten können. Das in den Brombeeren enthaltende Flavonoid Quercetin (ein roter Farbstoff), das auch in roten Äpfeln, Preiselbeeren und Zwiebeln enthalten ist, soll laut jüngster Forschungen das Abwehrsystem stärker als Vitamin C unterstützen.

Brombeeren wirken blutbildend und beugen Erkältungskrankheiten vor. *Der hohe Gehalt an Oxalsäure kann bei Personen, die unter Gicht leiden, den Genesungsprozess negativ beeinflussen.* Der Tee aus den Blättern hat sich als hilfreich bei Harnwegbeschwerden und Durchfallerkrankungen erwiesen. Getrocknete Brombeerblätter vertreiben das Sodbrennen, wenn sie gekaut werden.

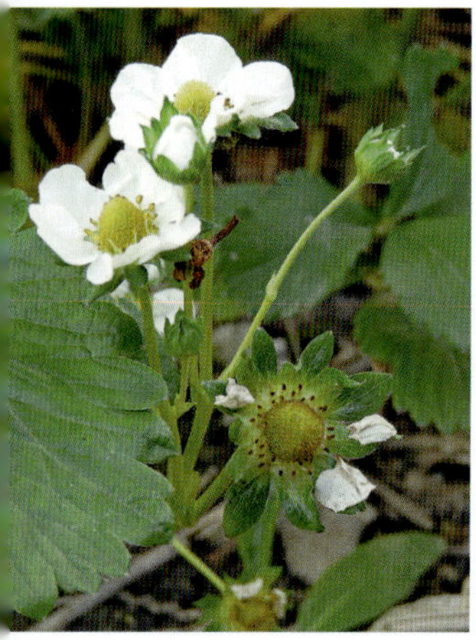

Erdbeeren produzieren kräftige Ableger, die man zur Vermehrung verwendet.

Erdbeere – Nitrosaminfeind in rotem Kleid

Ein Kuriosum ist, dass die Erdbeere ein Obst ist, das wie ein Gemüse angebaut wird. Rharbarber hingegen ist ein Gemüse, das wie Obst verwendet wird. Im Garten zählen Erdbeeren zu den Klassikern. Das Schöne an ihnen ist, dass sie selbsttätig kräftige Ableger produzieren, sodass man nur einmal in ein Erdbeerbeet investieren muss. Das einzigartige Aroma der sonnengereiften Früchte macht die Erdbeere zu einer der beliebtesten Beerenfruchtsorten. Obwohl die reife Frucht zu beinahe 90 % aus Wasser besteht, reichert sie genug gesundheitsfördernde Inhaltsstoffe an, um einen festen Platz in der gesundheitsbewussten Ernährung erlangen zu können.

Für die Kultur auf dem Balkon werden mittlerweile „rankende Erdbeeren“ oder Erdbeeren, deren fruchttragende Ausläufer über den Rand einer Ampel hängen, angeboten. Um einen gelegentlichen Erdbeergenuss zu gewähren, können diese Pflanzen eine sinnvolle Alternative sein; jedoch sollte das Preis-Leistungs-Verhältnis bedacht werden. Eine Alternative stellen Walderdbeeren dar; diese weisen die höchsten Werte in der Heilkunde auf. Für einen guten Ernteertrag sollten Erdbeeren regelmäßig gegossen werden.

Auch bei der Erdbeerkultur auf dem Balkon sollte bedacht werden, dass die Größe des Kübels, die Qualität des Bodens und der Standort in der Summe über den Ertrag entscheiden. Im Hausgarten kann durch eine gezielte Sortenwahl die Ernteperiode deutlich verlängert werden; pflanzen Sie „einmaltragende“ und „immertragende“ Sorten ins Erdbeerbeet! In einen naturnahen Garten können Wilderdbeeren integriert werden.

Wichtige Inhaltsstoffe

Vitamin A, B1, B2, B6 und C, Calcium, Kalium, Eisen, Magnesium sowie Phosphor, Kupfer, Zink, Mangan und Pektin.

Heilwirkung

Früchte

- Stoffwechselanregend
- Immunmodulation
- Harntreibend
- Blutdrucksenkend
- Blutbildend
- Nervenstärkend
- Antioxidans
- Zahnpflegemittel
- Aphrodisiakum
- Regenerative Wirkung auf Nervenzellen

Blätter und Wurzeln

- Blutreinigend
- Desinfizierend
- Harntreibend
- Zusammenziehend

Tipp!

Bereits fünf sonnengereifte große Früchte decken den Tagesbedarf eines Erwachsenen an Vitamin C.

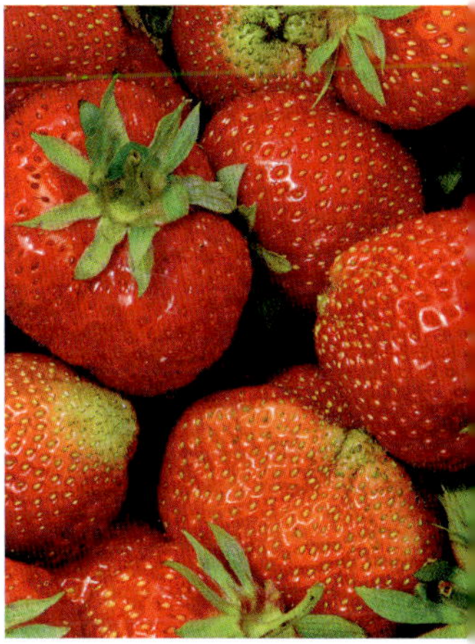

Erdbeeren glänzen mit einem Reichtum an lebensnotwendigen Vitaminen und wertvollen Mineralien.

Gesundheitliche Bedeutung

Der Genuss der reifen Früchte kurbelt Immunsystem und Stoffwechsel ordentlich an. Erdbeeren sind harntreibend, wirken nervenstärkend, kräftigen das Zahnfleisch und können Zahnstein lösen. Außerdem beeinflussen sie die Tätigkeit von Leber und Galle positiv. Gegen Anschwellungen von Insektenstichen können zerquetschte Blätter aufgelegt werden. Am gesündesten sind roh genossene Erdbeeren am Morgen auf nüchternen Magen. Erdbeergenuss kann Glieder- und Gelenkschmerzen bessern und nervöse Spannungszustände im Keim ersticken. In der Pflanzenheilkunde wird die ganze Pflanze verwendet. Wegen der belebenden Wirkung auf den Stoffwechsel sollten Erdbeeren als Aperitif und nicht als Dessert konsumiert werden.

Erdbeertage sollen auch hilfreich gegen Gicht- und Rheumaleiden sowie bei Harnweg- und Blasenleiden sein. Erdbeerkuren können sich auch positiv bei Diabetes, Übergewicht und Kreislaufbeschwerden auswirken.

„Erdbeerkur – so purzeln die Pfunde"

Eine Woche lang verzehrt man zum Frühstück und Abendessen ausschließlich Erdbeeren, die gegebenenfalls mit einigen Haferflocken ergänzt werden können.

Erdbeeren können die beim Grillen entstandenen krebserregenden Substanzen (Nitrosamine) neutralisieren. Es empfiehlt sich daher, nach dem Genuss von Gegrilltem einige Erdbeeren zu verspeisen.

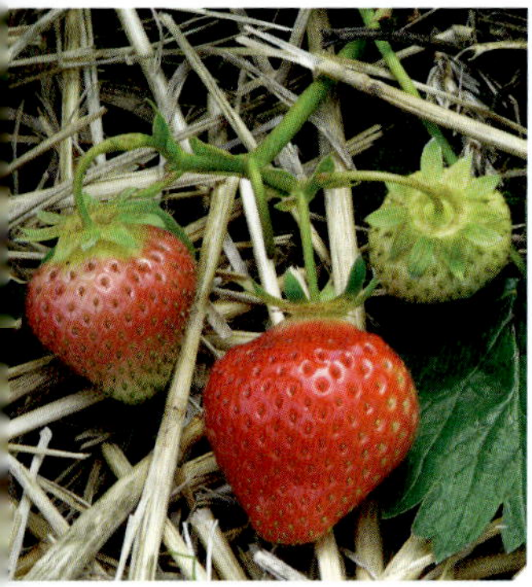

Der Farbstoff in den Erdbeeren fördert das Langzeitgedächtnis.

Auch Blätter und Wurzelstock weisen eine volksgesundheitliche Bedeutung auf. Aus den Blättern lässt sich ein blutreinigender, harntreibender Tee herstellen, dem zudem eine gute Wirksamkeit gegen Hämorrhoiden, Entzündungen der Mundschleimhaut, Durchfall oder Nachtschweiß zugeschrieben wird. Mit kochendem Wasser gebrühte Blätter können auch auf Hämorrhoiden aufgelegt werden. Zerquetschte Blätter, auf Furunkel aufgelegt, können diese heilen. Künzle empfiehlt die Verwendung der Pflanze äußerlich – durch Auflegen der Pflanze –, bei Kopf- und Zahnschmerzen und überdies sogar bei Entzündungen des Hirns.

Eine Studie aus den USA der US-Biologin Pamela Maher belegt: Ein Farbstoff, der in Erdbeeren vorkommt, fördert die Speicherung von Informationen im Langzeitgedächtnis. Die Substanz mit dem Namen Fisetin fördert das Wachstum von Nervenzellen.[8]

Bei Empfindlichkeit gegenüber Erdbeeren kann es zu einer allergischen Reaktion (Bläschenausschlag) kommen. Diese lässt sich meistens umgehen, indem zu den Erdbeeren Milch oder Sahne genossen wird.

Tipp!

Wer keine Gefriertruhe besitzt, kann Erdbeeren auch für den Winter konservieren. Verwendet werden saubere und gesunde Früchte. Auf 1 kg Frucht wird 1 kg Zucker gegeben. Da sich die Verwendung von Metall verbietet, sollten die Erdbeeren mit einem Holzlöffel oder mit der Hand zu einem Mus verarbeitet werden. Anschließend wird die Mischung so lange mit dem Holzlöffel gerührt, bis sich die Früchte in Saft umgewandelt haben. Dieser Saft wird in fest verschließbare, mit kochendem Wasser gereinigte Gefäße gefüllt und kühl und dunkel verwahrt.

Johannisbeere – XXL-Eisenversorgung mit hervorragendem Geschmack

Die Schwarze Johannisbeere hatte in der Vergangenheit eine besondere medizinische Bedeutung.

Es gibt nicht viele Gartennutzer, die begeistert sind von den sauren Früchten. Oft führen Johannisbeeren lediglich ein Schattendasein. Dabei sind die prallen Früchte hochgradig gesund. Johannisbeeren kommen in drei Farbnuancen vor: Rot, Weiß und Schwarz. In Johannisbeeren steckt sehr viel Vitamin C – daher auch der saure Geschmack (Zitrone). Johannisbeerenverzehr aktiviert den Stoffwechsel im Eiltempo. Bereits kurze Zeit nach dem Verzehr setzt eine vitalisierende Wirkung ein. Deshalb sind gerade Johannisbeeren jenen Menschen zu empfehlen, die viel mit dem Kopf arbeiten müssen. Ein Schälchen dieser Beeren sollte während schwieriger und langwieriger Aufgaben einen Platz auf dem Schreibtisch haben. Während die rot- und weißfrüchtigen Sorten an Geschmack, Inhaltsstoffen und Verwendung ziemlich ähnlich sind – sonnengereifte Beeren haben einen Großteil der Säure verloren –, erlangte die Schwarze Johannisbeere, im Volksmund auch Wanzen- oder Stinkbeere genannt, auch eine besondere medizinische Bedeutung, die lange schon in der Volksgesundheitslehre verankert ist. Neben den Früchten werden bei dieser Art auch die Blätter und Zweige volksmedizinisch genutzt.

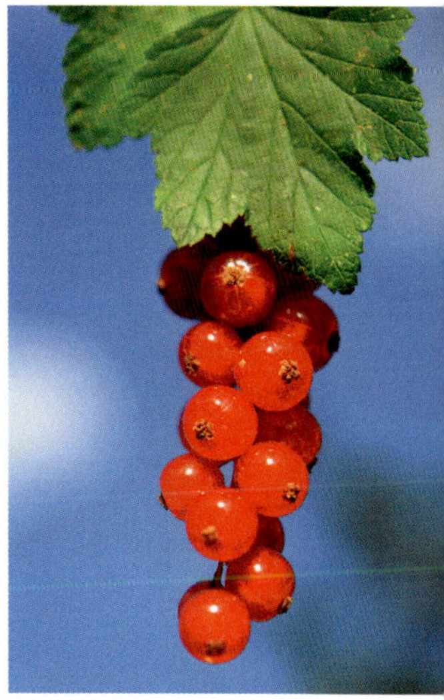

Die prallen Früchte der Johannisbeere sind hochgradig gesund.

Im Vitamingehalt ist die Schwarze Johannisbeere von keinem anderen Obst zu übertreffen, und zwar insbesondere in den Gehalten von Vitamin C und E (Tocopherol). Auch der Mineralstoffgehalt ist gegenüber anderen Obstarten deutlich erhöht.

Übrigens: Der Likör aus Schwarzen Johannisbeeren (Cassislikör) ist Ingredienz des „Kir Royal" oder des „Kir Imperial", jenen Erfindungen eines französischen Bürgermeisters, der seinen sauren Wein mit Cassislikör süßte. Später wurde der Wein dank einer findigen Spirituosenindustrie durch Sekt oder Champagner ersetzt – ein Kultgetränk war geboren.

Merke!

Kurz nach der Befruchtung der Blüten, etwa in der Zeit, in der die Früchte die Größe eines Stecknadelkopfes erreicht haben, kann es sein, dass plötzlich viele dieser kleinen grünen Beeren ausfallen und mitunter einen Teppich um die Johannisbeerpflanzen bilden. Dieser Vorgang kann durch eine Austrocknung des Wurzelballens verursacht werden. Gerade in der Zeit, in der sich die Beeren entwickeln, sollte auf eine ausreichende Versorgung mit Feuchtigkeit geachtet werden.

Bei Balkonkultur die Wurzelballen vor Frosteinwirkung schützen!

Johannisbeeren können auch auf einem Balkon kultiviert werden. Es sollten jedoch Pflanzgefäße mit einem größeren Inhalt verwendet werden. Außerdem sollte für eine gute Nährstoffversorgung während der Kultur gesorgt werden. Johannisbeeren benötigen einen sonnigen Standort. Bei Wintereinbruch sollten die Wurzelballen vor zu starker Frosteinwirkung geschützt werden. Styropor kann aufgrund seiner guten Isoliereigenschaften und Witterungsbeständigkeit verwendet werden.

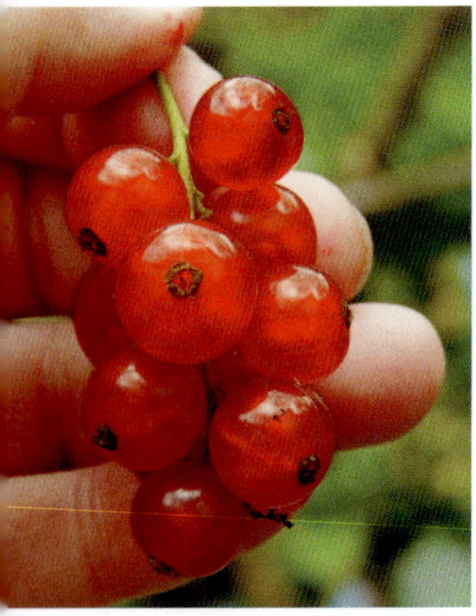

Gut versorgte Johannisbeeren können eine stattliche Größe erreichen. Weiße Sorten weisen deutlich weniger Säure auf als die roten.

Wichtige Inhaltsstoffe

Pektine, Kalzium, Eisen, Biotin, Magnesium, Kalium, Phosphor, Vitamin A, B1 und C. Die schwarzen Beeren weisen einen hohen Gehalt an Anthocyanen (roten Farbstoffen) auf.

Heilwirkung

- Antioxidans
- Immunmodulation
- Eisenlieferant
- Fördert die Sauerstoffversorgung im Körper
- Blutbildend
- Leitet Schadstoffe aus
- Vitalisierend

Gesundheitliche Bedeutung

Den höchsten Eisen- und Pektingehalt aller Beerenfrüchte weisen Johannisbeeren auf.

Dieser Rekord wird von der Schwarzen Johannisbeere in punkto Vitamin C-Gehalt noch übertroffen! Mit zirka 177 mg Vitamin C pro 100 g Frucht ist sie Spitzenreiter aller einheimischen Obstsorten. Der hohe Gehalt an Anthocyanen in der Schwarzen Johannisbeere bekämpft außerdem „freie Radikale".

Zudem wirkt der Genuss zusammenziehend (adstringierend), fördert die Schweißabsonderung und wirkt stärkend und belebend. In den Kriegsjahren war der Schwarze Johannisbeersaft Kranken, Kindern und Senioren vorbehalten.

Die Schwarze Johannisbeere lässt sich als Saft, Aufguss, Absud, Gurgelwasser oder Bad verwenden.

Johannisbeersaft wirkt bei Erschöpfungszuständen positiv.

Dem Saft werden gute Eigenschaften bei Erschöpfungszuständen oder zur Rekonvaleszenz zugeschrieben. Harntreibend hingegen wirkt der Aufguss aus Früchten und Blättern, der auch gleichzeitig bei Migräne oder Magenschmerz Abhilfe schaffen soll.

Tipp!

Reife Johannisbeeren lassen sich problemlos mit einer Gabel von den Rispen streifen. Sie können gut gedörrt und in der kalten Jahreszeit ähnlich den süßen Rosinen verwendet werden. Aus den Beeren kann auch ein Sirup bereitet werden. Dieser lindert fiebrige Durstattacken bei Infekten im Winter. Prophylaktisch kann der Sirup auch mit Mineralwasser getrunken werden.

Stachelbeere – Energielieferant für Anspruchsvolle

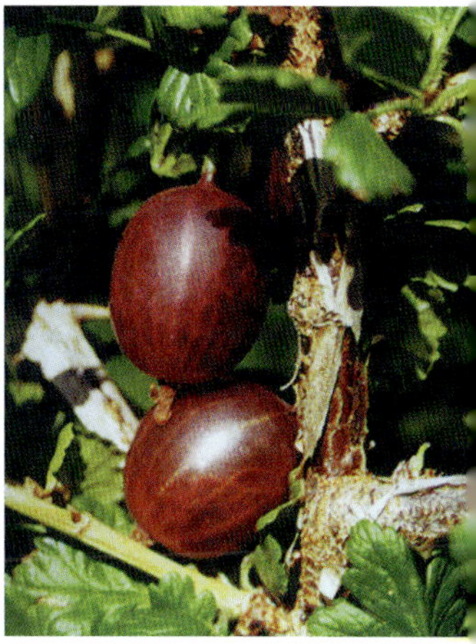

Reife Stachelbeeren munden immer – egal welche Färbung die Sorte hat.

Stachelbeeren (*Ribes uva-crispa* syn. *Ribes grossularia*) sind oft genug die „Stiefkinder" im Hausgarten. Das mag daran liegen, dass die Ernte durch die zahlreichen und äußerst spitzen Dornen behindert wird und dass die Verarbeitung sehr aufwendig ist, da der Stielansatz und der eingetrocknete Blütenrest entfernt werden müssen. Dennoch sollten diese sommergrünen Pflanzen im Nutzgarten unbedingt einen Platz zugewiesen bekommen. Besonders wertvoll für den Verzehr sind reife Beeren, die auch herrlich süß sind. Der hohe Gehalt an Pektinen ist gerade in unserer heutigen Zeit wichtig für den Erhalt der Gesundheit: Pektine binden zum Beispiel Schadstoffe im Darm und leiten diese aus. Ein gesunder Darm ist eine wichtige Komponente für körperliches Wohlbefinden, geistige Frische und eine schöne Haut. Stachelbeerkonsum entgiftet jedoch nicht nur den Darm, sondern wirkt bis ins Hirn. Besonders wertvoll für den Erhalt der Gesundheit ist das Silizium, das in den Stachelbeeren reichlich vorkommt. Silizium kräftigt und regeneriert die Gefäße im Körper.

Tipp!

Vollreife Stachelbeeren weisen nach den Tafeltrauben den höchsten Zuckergehalt unter den heimischen Beeren auf und sind somit süß genug, um als Tafelobst gegessen werden zu können.

Die Balkonkultur ist empfehlenswert

Für den Anbau auf dem Balkon eignet sich die stachellose Sorte „Pax". Erkundigen Sie sich im Fachhandel nach dieser Sorte. Die Früchte sind rot, wenig behaart und relativ groß, das Aroma soll den stachligen Vertretern um nichts nachstehen. Bei der Balkonkultur sollte Wert auf große Kübel gelegt werden. Auch bei Stachelbeeren hängt der Ernteertrag mittelbar mit der Größe des Pflanzgefäßes zusammen. Ein sonniger Standort wird bevorzugt, jedoch gedeihen Stachelbeeren auch im Halbschatten.

Der Ernteertrag hängt von der Größe des Pflanzkübels ab.

Wichtige Inhaltsstoffe

Fruchtsäuren, Vitamin B1, B2, B6 und C, sowie Eisen, Pektin, Phosphor, Silizium und Kalium.

Heilwirkung

- Blutreinigend
- Vitalisierend
- Stresskiller
- Gefäßstärkend
- Entwässernd
- Pflegt Herz und Kreislauf
- Leitet Schadstoffe aus
- Entwässernd

Gesundheitliche Bedeutung

Stachelbeeren sind ein schnell wirkender Energielieferant und ...

Reife Stachelbeeren sind wegen des hohen Zuckergehalts ein schnell wirkender Energielieferant. Sie sind deshalb gut als Zwischenmahlzeit oder Muntermacher geeignet und können Sportlern und Personen, die viel mit dem Kopf arbeiten müssen, einen Energieschub bescheren. Stachelbeeren gehören deshalb während der Saison auf jeden Schreibtisch.

150 g Stachelbeeren decken den Tagesbedarf an Vitamin C

Stachelbeeren sind reich an dem Spurenelement Silizium, das überdies die Funktion des Bindegewebes unterstützt. Gerade bei Venenschwäche und Besenreisern kann eine einwöchige Stachelbeerkur sehr hilfreich sein. Stachelbeeren wirken zudem blutreinigend und blutentfettend. Aus diesem Grund sind sie eine ideale, zudem sehr bekömmliche Beilage zu fettem Essen, können aber auch als Aperitif dienen. Der hohe Kaliumgehalt der Stachelbeere ist für die leicht entwässernde und harntreibende Wirkung verantwortlich, sodass durch einen regelmäßigen Genuss auch eine positive Wirkung auf das Herz-Kreislaufsystem ausgeübt wird. Die in der Schale ent-

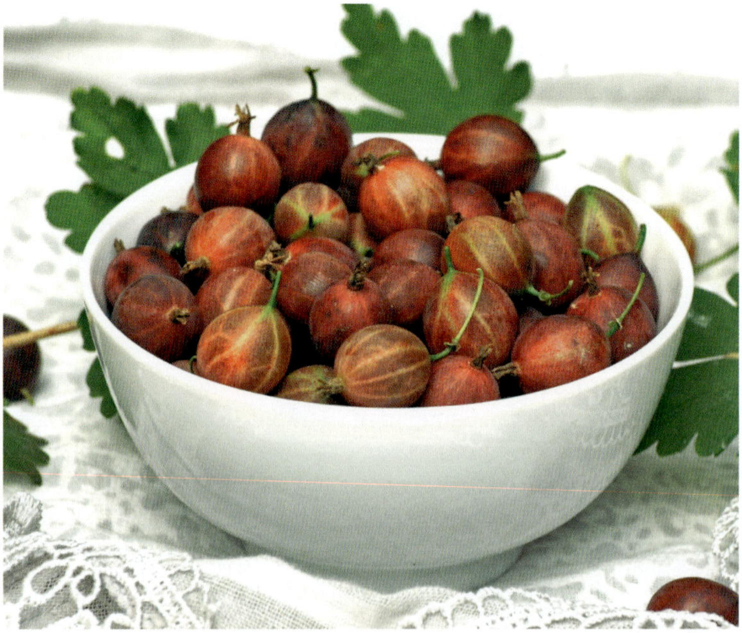

... eine ideale Beilage zu fettem Essen.

haltenen Pektine und die schleimigen Samen stimulieren überdies die Produktion der Verdauungsenzyme und regen so die Verdauung an.

Pektine und Schleimstoffe regen die Verdauung an.

Früher galten Stachelbeeren als Mittel gegen Blutarmut und gegen Nervosität. Außerdem soll der regelmäßige Genuss entgiftend für Schwermetalle und haarwuchsfördernd wirken.

Tipp!

Eine Druckprobe verrät den Reifegrad der Frucht: hart = unreif, elastisch = optimal zum Kochen, weich = Dessertobst. Durch den hohen Gehalt an Pektin sind sie für Marmeladen und Gelees die ideale Ingredienz. Allerdings empfehlen sich hierzu die reifen, vollaromatischen Früchte.

Traditionelle Steinobstgewächse – Süße Gartengrüße

Aprikosen und Pfirsiche, saure oder süße Kirschen oder die Vielfalt der Pflaumen, dies sind typische und traditionell verwendete Vertreter der Steinobstgewächse. Die Kultur im Hausgarten ist ratsam. Durch eine gezielte Sortenwahl können lange Ernteperioden erreicht werden, in denen täglich frisches und unbehandeltes Obst in ausreichendem Umfang zur Verfügung steht. Für einen gesunden Genuss ohne Reue sollte weitestgehend auf den Einsatz von chemischen Mittel verzichtet werden. Außerdem ist es ratsam, das reife Obst während der Saison frisch zu verzehren. Für Personen, die keinen Garten besitzen und auch keine Möglichkeit haben, frisches unbehandeltes Obst zu beschaffen, empfiehlt sich die Kultivierung von Beerenobst. Dieses Obst kann auch auf einem Balkon angepflanzt werden und liefert dort gute Erträge.

Durch geeignete Sortenwahl kann eine lange Ernteperiode erreicht werden.

Tipp!

Eine interessante Alternative für Leute ohne Grundstück: Zahlreiche kleine Gemeinden verkaufen alljährlich die Früchte der Obstbäume, die in der Gemarkung stehen. „Gekauft" wird einmalig der gesamte Ernteertrag eines Baumes. Der Preis, den ein Obstbaum kostet – in der Regel handelt es sich dabei um Apfelbäume – ist gering. Wer Interesse hat, sollte einmal in einer Gemeindevertretung nachfragen.

Der Wuchs der Steinobstgewächse ist abhängig von der Sorte, der Unterlage – so nennt man die Stämme, auf die die Obstgehölze veredelt werden – und dem Standort. Unterschieden wird zwischen:

- Hochstamm: Kronenansatz bei etwa 2m +/–
- Halb- oder Niederstamm: Kronenansatz bei etwa 1,5 m +/–
- Buschbaum: Kronenansatz bei etwa 0,5 m +/–

Wie der Name „Steinobst" vermuten lässt, besitzt jede Frucht einen Stein. Der „Stein" setzt sich aus einem harten Mantel und einem Samen zusammen. Dieser Same weist beim Steinobst oft beträchtliche Mengen an Blausäure auf und sollte nicht mit verzehrt werden.

Aprikose – Kosmetische Leckerbissen

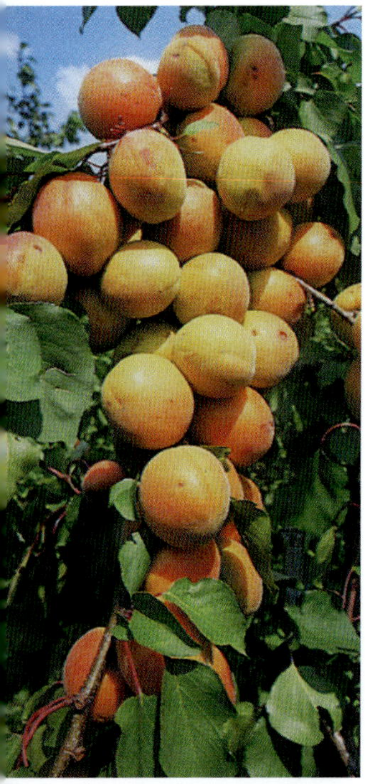

Einen Aprikosenbaum sollte jeder besitzen: Die Früchte sind gesund und köstlich und wirken überdies kosmetisch.

Die Chinesen sollen bereits vor mehr als 4000 Jahren die Aprikose (*Prunus armeniaca*) kultiviert haben. Von dort soll die goldgelbe bis orangerot gefärbte Frucht nach Persien gelangt sein, wo sie wegen Form und Färbung den lyrisch anmutenden Namen „Ei der Sonne" führte. Von Alexander dem Großen (356–323 v. Chr.) wurde sie nach einem seiner Beutezüge aus dem Kaukasus nach Europa verbracht. Lange Zeit wurde die Aprikose als Frühpfirsich bezeichnet, da sie bereits unter günstigen Bedingungen Ende Mai ihre Reife erreichen kann. Erst nach 1700 wurden Pfirsiche und Aprikosen unterschieden. Aprikosen können je nach Sorte mehlig oder saftig sein; sie schmecken je nach Sorte zuckersüß, süß (mit einer sanften Säure) oder stark säuerlich. Ihre Größe liegt zwischen einer Walnuss und einem kleinem Pfirsich. So vielfältig das Aussehen und der Geschmack der Früchte sind, so vielfältig sind auch die Verwendungsmöglichkeiten. Der rege Verzehr der Früchte kann teure Kosmetika ersetzen: Aprikosen wirken im Inneren und beeinflussen positiv das Erscheinungsbild der Haut, regenerieren angegriffenes Haar und brüchige Nägel. Die Früchte bergen eine ganze Armada bioaktiver Wirkstoffe: Die Wissenschaft spricht von 200 unterschiedlichen Inhaltsstoffen. Die Wirkung dieses Spektrums wird gegenwärtig erforscht. *Aprikosen können als Halbstamm oder Spalierobst sowie als Säulenobst erworben werden. Es gibt Neuzüchtungen, die eine Frostresistenz bis –25 °C versprechen.*

Botanisches

Die Aprikose ist ein Rosengewächs, dessen Früchte „Steine" haben; somit ist die Aprikose auch ein Steinobstgewächs. Die Früchte können flach oder rund sein. Die samtige Haut schimmert in vielen Gelbtönen, die zur Sonnenseite oft mit roten Punkten und Flecken besetzt ist. Das

Fruchtfleisch variiert je nach Sorte von hellgelb bis kräftig orange. Übrigens: Aprikosen sind auch unter den Namen Marille oder Barille bekannt. Eine Kultur in Kübeln ist auf dem Balkon möglich, sofern ein Kübel mit einem großen Inhalt – mindestens 100 l – verwendet werden kann. Ein Südbalkon ist hier ideal.

Für Aprikosen ist ein Sudbalkon ideal.

Tipp!

Obwohl Aprikosen nachreifen können, entwickeln sie nur bei voller Reife ihren süß-aromatischen Geschmack. Beim Kauf sollte man darauf achten, dass die Früchte nicht zu hart sind. Zu harte Früchte (unreif) oder zu weiche Früchte (überreif) sollte man nicht kaufen. Nur bei reifen Früchten lässt sich im Übrigen der Stein problemlos entfernen.

Wichtige Inhaltsstoffe

Fruchtsäuren, Vitamin B3, B5, C, Provitamin A, Calcium, Pangam (Vitamin B15), Eisen, Folsäure, Eiweiß, Kobalt, Kupfer, bioaktive Pflanzenfarbstoffe.

Heilwirkung

- Blutdrucksenkend
- Senkt den schädlichen Cholesterinwert
- Fördert den Sauerstofftransport in die Zellen
- Gemütsaufhellend
- Unterstützt die entgiftende Lebertätigkeit
- Vorbeugend gegen Migräne und Kopfschmerz
- Herz- und Kreislaufpflegend
- Anti-Aging
- Immunmodulation

Gesundheitliche Bedeutung

Der Genuss wirkt sich günstig auf das Wachstum der Haare und Fingernägel aus und wirkt zudem hautklärend. Regelmäßig genossen aktiviert die Frucht Herz und Kreislauf. Der hohe Gehalt an Vitamin B3 (Niacin) ist ein bewährtes Nervenpflegemittel und wirkt gegen das schlechte Cholesterin LDL. Die Vielzahl sekundärer Pflanzenstoffe soll verjüngend und krebshemmend wirken. Auch Asthmabeschwerden sollen durch einen regelmäßigen Verzehr gelindert werden können. Während der Pubertät kann regelmäßiger Genuss blasse Jugendliche kräftigen.

Aprikosen sind insbesondere Personen anzuraten, die häufig Stress ausgesetzt sind.

Aprikosen weisen einen hohen Gehalt an Kupfer auf und sollten von Schwangeren oder Personen, die häufig unter Verdauungsproblemen leiden, mit Bedacht verzehrt werden.

Reife Früchte haben eine geringe Lagerfähigkeit.

Aprikosen sind in reifem Zustand sehr druckempfindlich. Aus diesem Grund sollten sie nicht übereinanderliegend gelagert werden. Außerdem haben reife Früchte geringe Lagereigenschaften, weshalb sie bald zu verbrauchen sind. Verzehren Sie deshalb täglich die reifen Früchte. Aprikosen nicht im Kühlschrank lagern, da sie schnell austrocknen würden. Beim Erhitzen verlieren die Früchte ihre angenehme Süße und eine Vielzahl wertvoller Inhaltsstoffe. Getrocknete Aprikosen gelten als verdauungsfördernd.

Merke!

Wirklich reif und somit aromatisch ist eine Aprikose nur, wenn sie fein duftet und sich samtig weich anfühlt. Die Farbe ist kein Kriterium zum sicheren Erkennen des Reifezustandes. Darum gilt: Unreife, minder aromatische Früchte sind hart, überreife sind faltig verschrumpelt. Aprikosen brauchen zur optimalen Geschmacksentwicklung bis zur Reife natürliches Sonnenlicht.

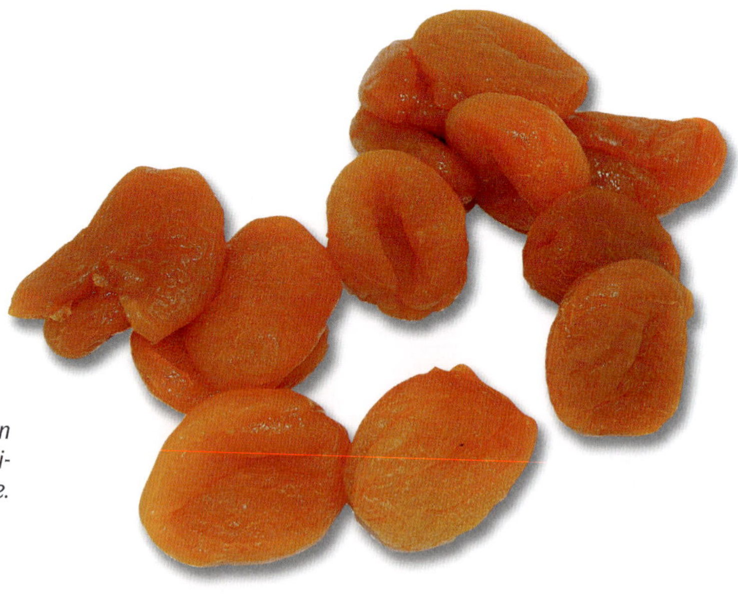

Nur vollreife Aprikosen ergeben auch aromatische Trockenfrüchte.

Die Kirsche – Für Herz und Verstand

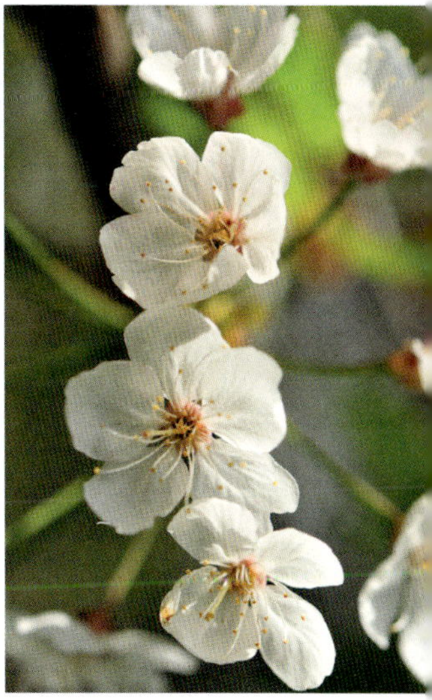

Kirschblüten

Die Kirsche bildet langstielige, kugelige Früchte und ist mit ihren Wildformen in den gemäßigten Zonen Asiens und Europas schon seit vorgeschichtlicher Zeit heimisch. Bereits in der Jungsteinzeit wurden diese Wildformen gesammelt und verzehrt. Allerdings hatte das Fruchtfleisch dieser Kirschen einen hohen Anteil an Fruchtsäuren und Bitterstoffen sowie deutlich weniger Zucker als heutige Züchtungen. Den richtigen Kirschbaum verdankt die Menschheit wohl dem römischen Feldherrn und Feinschmecker Lukullus. Er soll von einem seiner Feldzüge im Jahre 74 v. Chr. den ersten Kirschbaum aus einer kleinen Hafenstadt am Schwarzen Meer nach Rom gebracht haben. Aus dieser „Kriegsbeute" wurde dann die „Frucht aus Kerasus", die Kirsche. So jedenfalls wird berichtet. Karl der Große trieb schließlich die Anpflanzung der Kirschen voran und streute somit dieses Naschvergnügen von der Fürstentafel unters Volk. Im Laufe der Zeit entstand durch Züchtung eine Vielzahl edler Sorten – heute rund 500 weltweit. Diese Sorten werden generell in Süßkirschen (*Prunus avium*) und Sauerkirschen (*Prunus cerasus*) getrennt. Die Farbpalette der Früchte beider Gattungen reicht von Hellgelb bis Schwarzrot, die Fruchtform tendiert von rund bis oval. Im Gegensatz zu den Süßkirschen – die relativ knackig im Fruchtfleisch sind und eine ausgeprägt aromatische Süße aufweisen – sind Sauerkirschen (Morellen) ausgeprägt sauer und sehr saftig. Zu den Sauerkirschen zählen auch die Amarellen (Glaskirschen), die heute keine Anbaubedeutung mehr haben.

Im Garten

Kirschen können als Baum oder bei Sauerkirschen auch als Strauch gepflanzt werden. Mittlerweile gibt es neben den bekannten hochstämmigen Vertretern der Kirschbäume auch eine Zwergform für den Kübel, sodass Kirschen auch auf einem Balkon oder in einem sehr begrenzten Garten reifen können. Zur optimalen Entwicklung benötigen Kirschen einen sonnigen Platz mit ausreichender Wasserversorgung und einen nahrhaften, tiefgründigen Boden.

Merke!

Bei wirklich frischen Kirschen lässt sich deren Frische am besten am geraden Stiel erkennen, der sich biegen lässt und grün gefärbt ist. Lagern sollte man Kirschen möglichst nicht, sie halten nämlich nur einige Tage. Außerdem bauen sich während der Lagerzeit wertvolle Inhaltsstoffe ab.

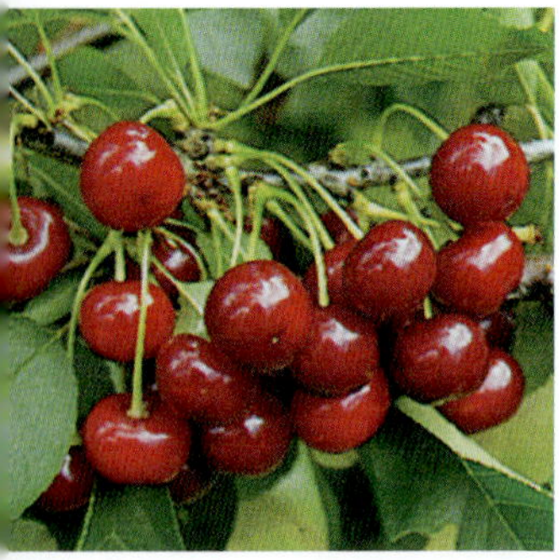

Kirschen sollte man möglichst frisch verzehren.

Wichtige Inhaltsstoffe

Bioaktive Substanzen, Säuren, Vitamin A, B1, B2, C, D und Niacin, Folsäure, Kieselsäure, Magnesium, Eisen, Kalium und Phosphor.

Verwendete Teile

- Früchte
- Stiele
- Kerne
- Blätter

Heilwirkung

Süßkirschen

- Verdauungsfördernd
- Antioxidans
- Herzstärkend
- Regenerativ
- Schutzfunktion der Zahngesundheit
- Fördert die Sehleistung

Sauerkirschen

Ähnlich der Heilwirkung der Süßkirschen. Überdies werden Sauerkirschen folgende weitere Heilwirkungen zugeschrieben:

- Verbesserung der Leistung von Leber und Nieren
- Sauerkirschstiele als Tee fördern die Harnausscheidung
- Bekämpft Schmerzzustände wie Kopfschmerz und Migräne

Gesundheitliche Bedeutung

Der Genuss der Kirschen wirkt verdauungsfördernd, fettneutralisierend, entschlackend und durch den hohen Anteil an Kalium auch herzstärkend. Außerdem stillen Sauerkirschen vorzüglich den Durst und empfehlen sich bei grippalen Infekten, da sie zudem als leicht appetitanregend gelten.

Ähnlich der Wirkung eines kontinuierlichen Heidelbeergenusses kann regelmäßiger Kirschgenuss die Sehleistung nachweislich stärken. Der relativ hohe Anteil an Folsäure sorgt für die Bildung roter Blutkörperchen und ist im Eiweißstoffwechsel unerlässlich.

Kirschen enthalten Melatonin. Melatonin steuert den Tag-Nacht-Rhythmus und sorgt für einen guten Schlaf. Bei älteren Personen nimmt das Melatonin kontinuierlich ab. Wissenschaftler gehen davon aus, dass ein täglicher Verzehr von Kirschen den Schlaf verbessert.

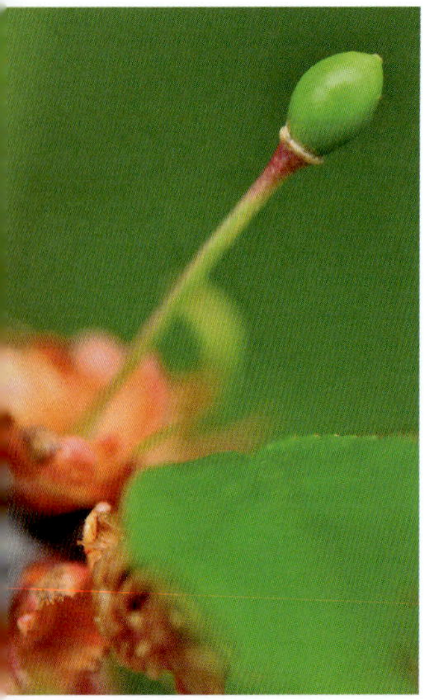

Fruchtknoten einer unreifen Kirsche kurz nach der Befruchtung

Die Stiele ergeben einen harntreibenden Tee, der gute Wirksamkeit bei Rheuma und Gicht zeigt. Getrocknete Kirschkerne im Kirschkernsäckchen, erwärmt auf schmerzende Stellen und Gelenke gelegt, bringen rasche Besserung.

Die Blätter dienten früher übrigens als Tabakersatz und wurden fermentiert geraucht.

In Sauerkirschen wurde auch Anthocyan nachgewiesen. Diese Substanz soll zuverlässig gegen Schmerzen wie ein Aspirin wirken. Diese Aspirin-Wirkung soll schon bei einem täglichen Verzehr von zwanzig Sauerkirschen einsetzen. Außerdem wird der Substanz eine vorbeugende Wirkung bei Herzinfarkt und Krebs nachgesagt. Auch der Blutzuckerspiegel lässt sich mit Anthocyanen günstig beeinflussen. Mehr noch: In einem Laborversuch produzierten Bauchspeicheldrüsenzellen nach einem Verzehr von Kirschen bis zu 50 Prozent mehr Insulin; die Wissenschaftler halten es für wahrscheinlich, dass der Verzehr von Kirschen oder anderen anthocyanhaltigen Früchten einen deutlichen Einfluss auf den Insulinspiegel hat.

Der Blutzuckerspiegel lässt sich mit Anthocyanen günstig beeinflussen.

Merke!

Kirschen sind sehr druckempfindlich. Sauerkirschen möglichst nur mit Stielen pflücken! Dadurch wird das frühzeitige Saften verhindert. Unbedingt kühl lagern und wegen der geringen Lagereigenschaften bald verbrauchen.
Um Verlust an Inhaltsstoffen zu vermeiden, sollten die Früchte erst kurz vor ihrer Verwendung gründlich gereinigt und von Stielen und Kernen befreit werden. In Alkohol eingelegt, ergeben Sauerkirschen im Übrigen einen guten Likör.

Pflaume – Köstliche Verdauungsförderung

Ihren Ursprung hat die Pflaume, angeblich das Ergebnis einer Kreuzung zwischen Schlehdorn und Kirschpflaume, in Kleinasien. Im 2. Jahrhundert v. Chr. sollen die Römer die Pflaume nach Italien gebracht haben, von wo aus sie sich in ganz Europa verbreitet hat. Die Europäer kreuzten fremde Früchte und Vertreter der eigenen Familie so oft untereinander, dass zum Beispiel Plinius d. Ä. (etwa 23–79 n. Chr.) bekannte, die zahllosen „Pflaumen" nicht mehr auseinanderhalten zu können. Im 18. Jahrhundert ergingen sogar polizeiliche Verbote, mit denen die Kreuzung gewisser Pflaumensorten unterbunden werden sollte. Die heutigen Arten der Pflaume kommen in mehr als 2000 Sorten vor; so gibt es unter anderem die Rund- oder Eierpflaume, Renekloden, Zwetschgen und Mirabellen.

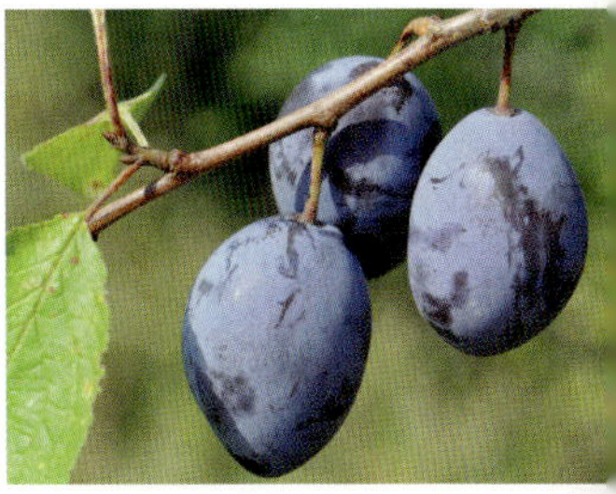
Reife Zwetschgen mit den Schattierungen ihrer natürlichen Bemehlung

- Die **Pflaumen** (*Prunus domestica*) sind meist von rundlicher Form und weisen eine deutliche Kernnaht auf. Die Hautfarbe tendiert von Blau bis Violett, Gelb bis Rot. Das Fruchtfleisch schmeckt aromatisch süß.

Pflaumen kommen sehr oft im Hausgarten an Niedrig- oder Halbstämmen vor. Der Wuchs der Bäume ist dem der Aprikose ähnlich. Allerdings neigen Pflaumenbäume zum „Harzen“. Vorsicht: Pflaumen können bei empfindlichen Personen Blähungen verursachen.

- **Zwetschgen** sind länglich und von tiefdunkler Hautfarbe, die durch eine feine gräuliche Bereifung überzogen wird. Dank des festen, sehr aromatischen Fruchtfleisches eignen sie sich neben dem Frischverzehr hervorragend zum Konservieren, Backen und Kochen. Neben Strauchbäumen können Zwetschgen ebenfalls auf Niedrigstämmen oder Halbstämmen veredelt werden. Zwetschgenbäume neigen zur Bildung von Wurzelschösslingen. Diese können sich ebenfalls zu Bäumen entwickeln (bei entsprechender Behandlung), jedoch sind die Früchte, die diese Wildlinge hervorbringen, etwas kleiner, im Geschmack aber ganz passabel. Zwetschgen verursachen keine Blähungen.

  Zur Musbereitung eignen sich reife Zwetschgen besonders. Um ein ausgesprochen aromatisches Mus zu kochen, dem wenig oder kaum Zucker hinzugefügt werden soll, sollten die Früchte bis zur vollkommenen Reife am Baum verbleiben. Zwetschgen eignen sich ausgesprochen gut zum Dörren!

Tipp!

Beim Entkernen der Zwetschgen färben sich die Finger bräunlich. Außerdem sind die Kerne ziemlich spitz, sodass kleinere Verletzungen an den Fingerspitzen möglich sind. Wer dennoch eine größere Menge Zwetschgen entsteinen will, sollte auf möglichst reife Zwetschgen achten. Sie lassen sich ohne große Mühe entkernen. Werden dabei haushaltsübliche Handschuhe getragen, entfällt auch die Braunfärbung der Finger.

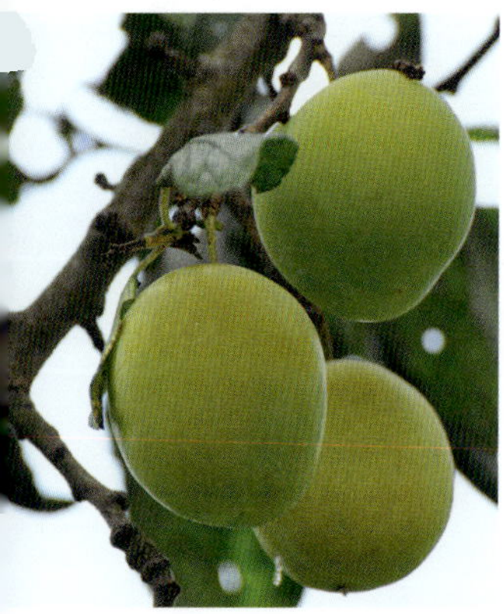

Wirklich sonnengereifte Renekloden sind zuckersüß.

- **Renekloden** (*Prunus domestica* var. *Claudiana*) spielen zu Unrecht im Hausgarten eine untergeordnete Rolle. Wer süße Früchte mag, sollte sich zu einer Kultur entschließen. Bei einer Kaufentscheidung sollte jedoch darauf geachtet werden, dass die Reneklode eine selbstfruchtende Sorte ist – es sei denn, in der Nachbarschaft würde eine Befruchtersorte wachsen. Das Fruchtfleisch der runden Frucht ist äußerst süß und ungewöhnlich aromatisch. Selbst halbreife Früchte weisen schon eine beträchtliche Süße bei einer angenehmen Säure auf. Reife Renekloden können, im Falle einer Konservierung, ähnlich Tomaten gebrüht werden, wodurch sich die Oberhaut lösen lässt. Eingemachte Renekloden bedürfen einer deutlich geringeren Zuckerzugabe und schmecken trotzdem hervorragend. Renekloden sind in der Regel von runder Form, die Haut changiert von Grün bis Gelb und ist sortentypisch mit einer Bereifung belegt. Wespen lieben die süßen Früchte. Ist ein Wespennest in der Nähe, können die Insekten in 1–2 Wochen schon einmal einen gut tragenden Baum abernten; viele teilweise verspeiste Früchte verderben noch an den Zweigen und fallen dann herab. Beim Pflücken ist hier Vorsicht geboten.

- **Mirabellen** (*Prunus domestica* subsp. *syriaca*) sind kleine runde Pflaumen mit gelber bis roter Farbgebung. Mitunter sind sie gesprenkelt oder haben rote Wangen. Wegen des festen, süß-aromatischen Fruchtfleisches werden sie gern zum Kochen verwendet. Mirabellen kommen oft auch verwildert vor. Sie gedeihen an Strauchbäumen oder werden auf Niedrig- bzw. Halbstämmen kultiviert. Mirabellen sind pflegeleichte Obstgehölze, die auch bei einer Vernachlässigung der Pflegearbeiten Früchte tragen. Die kugelförmigen Früchte haben einen Durchmesser von 2 bis 3 cm.

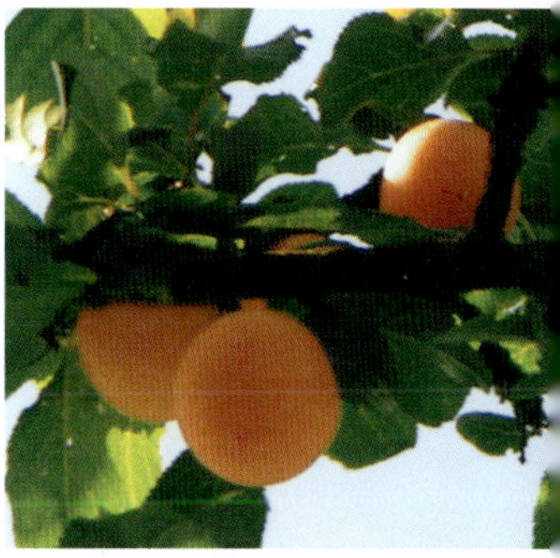

Mirabellen sind pflegeleichte Obstgehölze.

Merke!

Pflaumen, die infolge Insektenbefalls – Maden in den Früchten – frühzeitig herabfallen, sollten aufgesammelt und vernichtet werden. Jedoch sollten diese schadhaften Früchte nicht auf den Kompost gelangen. Durch die Vernichtung wird die Fortpflanzung gebremst, die auf dem Kompost stattfinden würde.

Für eine Kultur auf dem Balkon eignen sich Zwergbäume. Besonders anspruchslos ist die Mirabelle. Jedoch sollte grundsätzlich bedacht werden, dass die Früchte zahlreiche Insekten anlocken werden.

Wichtige Inhaltsstoffe

Vitamin A, C und B1, B2, B6, B12, sowie Calcium, Eisen, Kalium, Phosphor, Pektin, Ballaststoffe, Fruchtzucker und Fruchtsäuren.

Heilwirkung

- Sanft abführend
- Stoffwechselanregend
- Vitalisierend
- Gewichtreduktion
- Pflegemittel für Arterien

Gesundheitliche Bedeutung

Von jeher ist die Pflaume für ihre abführenden Eigenschaften bekannt. Der Saft wird bei Fastenkuren gern getrunken. Das liegt einerseits an den ab-

Pflaumenkonsum hilft gegen Erschöpfungszustände.

führenden Eigenschaften, andererseits aber wirkt Pflaumenkonsum kräftigend und wirkt Erschöpfungszuständen entgegen. Pflaumenkonsum stärkt die Nerven und erhöht die Leistungskraft. Die Blätter, in Wein gesotten, wurden früher bei Zahnfleischproblemen, Halsschmerzen und Mandelentzündung empfohlen. Das Harz der Bäume, in Wein gesotten, galt als steinlösendes Mittel und als Waschlösung bei Kopfgrind der Kleinkinder.

Die hl. Hildegard von Bingen (1098–1179) riet übrigens vom Pflaumenverzehr ab, da dies alte Krankheiten aufleben lassen könnte. Sie zählte die Pflaume zu den „Küchengiften“ …

Apfel – Der Doktor unter den Früchten

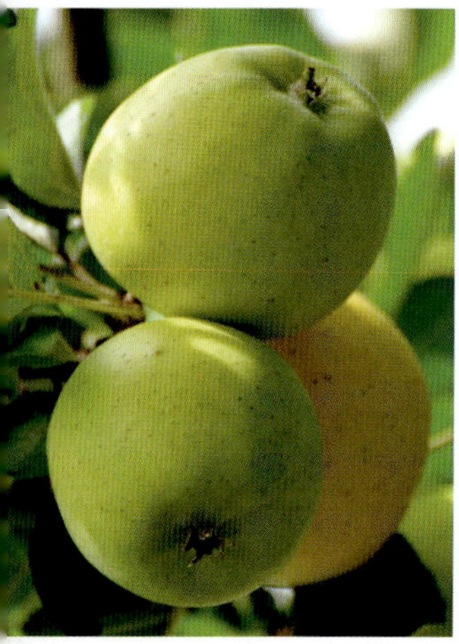

Äpfel der Sorte „Ananasrenette“ mit unterschiedlichem Reifegrad

Kaum zu glauben, dass ausgerechnet der Apfel jene Frucht ist, die bereits von dem ägyptischen Pharao Ramses II. (1223–1290 v. Chr.) gezüchtet und verzehrt wurde. Bei einer derart lange währenden Verbundenheit und einer solchen, die Kontinente überschreitenden Besiedelungsausdehnung, erübrigt sich die Frage, was dran ist an einem Apfel. Die Form der Frucht kann es sicher nicht sein – Quitten zum Beispiel weisen deutlich interessantere Fruchtgebilde auf. Auch der Duft, den Quitten verströmen, ist definitiv aromatischer; er erinnert beinahe an den Duft anderer Sphären. Die Schönheit des Baumes kann ebenso wenig Beweggrund gewesen sein. Es gibt zig Bäume, die eine wesentlich eindrucksvollere Erscheinung haben. Also muss diese lange Verbundenheit ausschließlich mit dem Wert der Frucht im Zusammenhang stehen. Und wirklich: Äpfel weisen zahlreiche Vorzüge auf! Da sind einmal die vielfältigen Möglichkeiten der Verwendung; zum anderen können Äpfel vom Baum weg genossen werden. Sie sind lange lagerfähig, ohne dass Aufwand bei der Konservierung betrieben werden müsste. Sie können auch wunderbar zu Konserven verarbeitet werden. Und zu all dem können Äpfel auch noch getrocknet werden.

Merke!

Getrocknete Apfelscheiben sind richtig gesund!

Äpfel ergeben aber auch herzhafte Speisen, Desserts und Backwerk. Ein Apfel am Tag hält den Doktor fern, heißt es. Äpfel ergeben Würze und einen Wein, der aufgrund seiner Wirkung und seines kräftigen Geschmacks auf der ganzen Welt gerühmt und geschätzt wird.

Die Samen des Apfels heißen Kerne. Wegen der Vielzahl der Kreuzungen ist es jedoch nicht möglich, einen bestimmten Apfelbaum aus einem

Apfelkern der Lieblingssorte zu ziehen; es würde eine x-beliebige Sorte dabei herauskommen. Die Form und die Farbe der Früchte sind sehr unterschiedlich, ebenso der Geschmack.

Merke!

Äpfel, Birnen und Quitten sind der Vitamincocktail für zwischendurch.

Die Balkonkultur ist empfehlenswert

Auf dem Balkon ist eine Kultur von Zwergbäumen durchaus möglich. Die Kübel sollten jedoch den Wurzeln genug Raum und Nahrung bieten, einen Baum zu bilden und Früchte zu produzieren. Je größer der Baum und je ertragreicher die Ernte, desto größer sollte der Kübel sein und desto häufiger sollte die Erde darin mit Nährstoffen (nicht nur Stickstoff, sondern auch Mineralien) versorgt werden. Dem Kübelbaum sollten im Hausgarten alle Pflegemaßnahmen zuteilwerden, die ihn gesund und leistungsfähig erhalten.

Wichtige Inhaltsstoffe

Vitamine, Pektine, Mineralien, Spurenelemente, Kohlenhydrate, Fruchtzucker, sekundäre Pflanzenstoffe, Fruchtsäuren, bioaktive Substanzen.

Aus makellosen Äpfeln können Apfelringe selbst bereitet werden. Unter den richtigen Voraussetzungen benötigen Sie hierzu keinen Apparat, sondern lediglich einen luftigen und schattigen Platz.

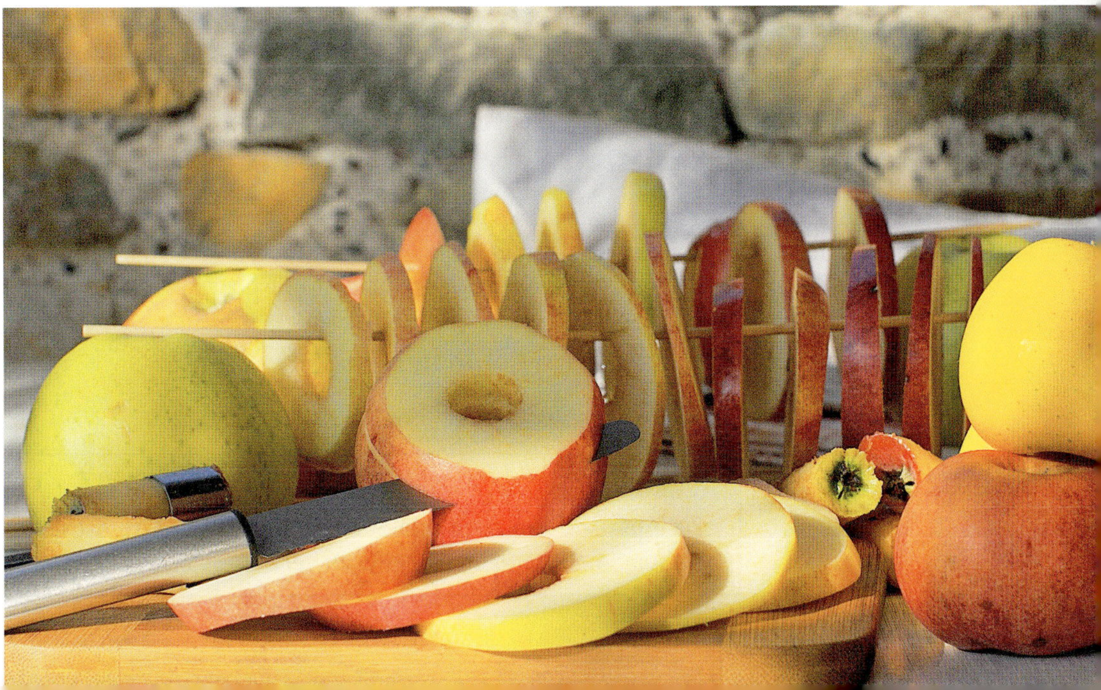

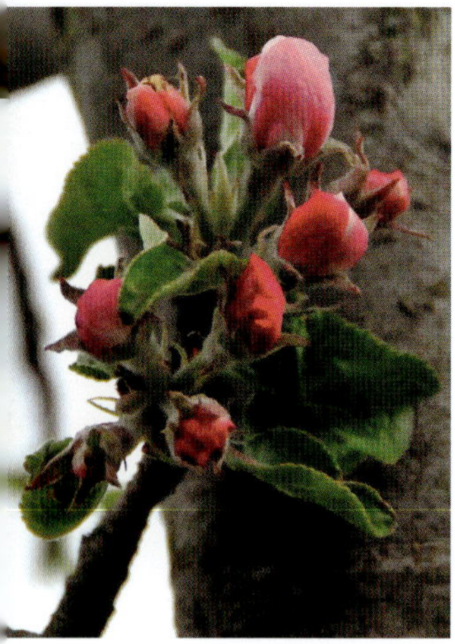

Apfelblüten kurz vor dem Erblühen

Heilwirkung

- Anti-Aging
- Antioxidans
- Cholesterinsenkend
- Fördert erholsamen Schlaf
- Pflegt die Arterien und kräftigt diese
- Stabilisieren den Blutzuckerspiegel
- Befördert Giftstoffe aus dem Körper
- Unterstützt die Muskelfunktion und den -aufbau

Gesundheitliche Bedeutung

Der Verzehr von frischen Äpfeln ist sehr gesund und hat sich bei einer Vielzahl von Symptomen und Erkrankungen – auch in der Prävention – bewährt. Apfelkonsum kann mit der Verhinderung von Krebs in Zusammenhang gebracht werden. Doch auch Herz-Kreislauferkrankungen oder Venen- oder Arterienerkrankungen können durch den regelmäßigen Verzehr von Äpfeln günstig beeinflusst werden. Mit Äpfeln können im Übrigen auch Durchfallssymptome beseitigt werden! Die Apfelsäuren werden durch die Verdauung zu Basen umgesetzt und verhindern eine Übersäuerung des Körpers. Gerade bei rheumatischen Beschwerden kann der Apfel dadurch eine deutliche Besserung bewirken. Die nicht nur in der Schale enthaltenen Pektine fördern die Ausscheidung von Schwermetallen.

Tipp!

Besonders wertvoll ist die Apfelschale. Diese sollte möglichst fein zerkaut in den Stoffwechsel befördert werden.

Gerade getrocknete Äpfel können positiv auf die Gesundheit wirken.

Neben dem frischen Apfel sind auch die „Apfelringe", die aus dem zerteilten und getrockneten Apfel bereitet werden, für die Gesunderhaltung des Organismus bedeutend. Wer täglich einige Apfelringe verzehrt, senkt den Cholesterinspiegel und reduziert im „Nebeneffekt" das Körpergewicht. Das Forscherteam um Bahram Arjmandi von der Florida State University hat im Übrigen herausgefunden[9], dass gerade Trockenäpfel, dank der Polyphenole, einen günstigen Einfluss auf die Gesundheit ausüben können.

Auch der Backapfel kann gegen Heiserkeit wirken, wenn er zusammen mit Honig warm verzehrt wird. Frische Blätter zerstoßen und auf schmerzhafte, heiße Furunkel gelegt, können die Hitze nehmen und die Heilung fördern.

Tipp!

Da Apfelkonsum auch das Schlafverhalten fördert, ist es ratsam, am Abend einen Apfel zu verzehren.

Birne – Mineralien in Superform

Ursprünglich in Westasien beheimatet, wurden aus der persischen Wild-Holzbirne im Laufe der Jahrtausende zahlreiche Kultursorten gezüchtet. Die Römer sorgten schließlich für die Verbreitung der Frucht. Birnen (*Pyrus domestica*) werden je nach Genussreife in Sommer-, Herbst- und Wintersorten unterteilt. Diese werden in Sortengruppen, wie Butterbirnen (saftig, schmelzendes Fruchtfleisch), Bergamotten (rundliche Form), Flaschen- (länglich), Apotheker- (unregelmäßig, schmelzend), Schmalzbirnen und andere, unterschieden. Die Fruchtgröße ist sortenabhängig und kann von kugelig rund bis länglich oval oder glockenförmig reichen. Die Färbung der Schale kann von Grün, Gelb, Gräulich bis Braun oder Rot wechseln. Es gibt glattschalige Sorten oder rau bemehlte. Das Aussehen und die Größe der Frucht entscheiden nicht über Geschmack. Reife Birnen haben schlechte Lagereigenschaften, deshalb müssen sie rasch verzehrt werden. In getrockneter Form sind sie aber auch länger haltbar.

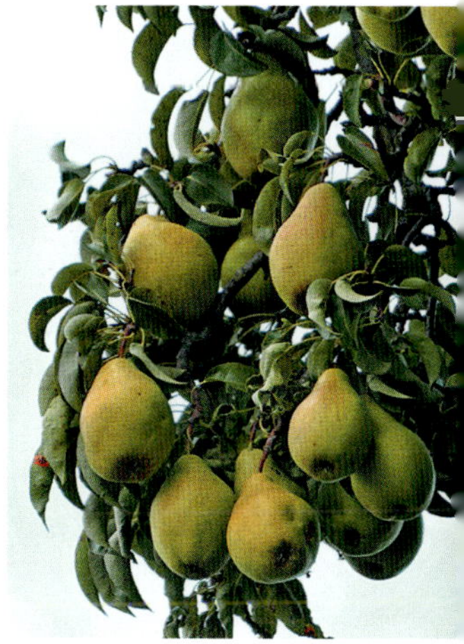

Die Fruchtgröße und Form der Birne ist sortenabhängig.

Merke!

Birnbäume mit sonnenreifen Früchten sind der Magnet für Wespen. Mitunter fressen sich die Insekten Löcher in die Früchte, sodass ein Biss in eine „bewohnte" Birne schwerwiegende Folgen nach sich ziehen kann.

Wichtige Inhaltsstoffe

Kalium, Eisen, Zink, Kupfer, Kieselsäuren, Jod, Magnesium, Mangan, Pektin, Gerbstoffe, Vitamin A, B2 und C.

Hinweis!

In den jungen Blättern kommt das Arbutosid, ein Glykosid, vor. Diesem werden desinfizierende Eigenschaften auf die Harnwege nachgesagt.

Heilwirkung

- Entgiftend und entschlackend
- Nervenpflegemittel
- Reguliert den Wasserhaushalt
- Anti-Aging
- Verdauungsfördernd
- Gewichtsreduktion
- Steigert die Hirnaktivität
- Fördert die Darmgesundheit

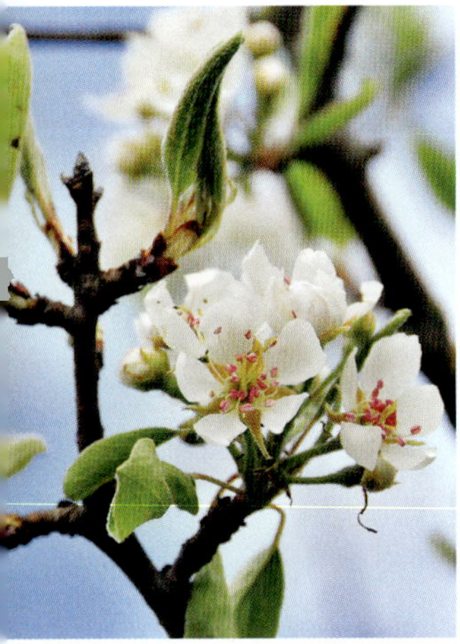

Die Birnenblüte setzt bereits kurz vor und während der Entfaltung der Blätter ein.

Tipp!

Werden harte unreife Birnen 24 Stunden lang zusammen mit einem Apfel in eine Papiertüte oder in etwas Ähnliches gewickelt, reifen sie während dieser Zeitspanne vollkommen aus. Sie entwickeln dabei ihre perfekte Süße.

Gesundheitliche Bedeutung

Die Birne ist ernährungsphysiologisch dem Apfel gleichwertig, obwohl der Fruchtsäureanteil deutlich geringer ist. Der Anteil an Mineralien hingegen ist beträchtlich. Der hohe Gehalt an Kali wird für den günstigen Einfluss auf den Abbau von körpereigenem Fett verantwortlich gemacht und hat zudem entwässernde Wirkung. Ein hoher Gehalt an Kiesel- und Phosphorsäure pflegt das Nervenkostüm und fördert die Hirntätigkeit. Birnengenuss wirkt blutreinigend, entschlackend und übt daneben einen positiven Effekt auf Herz und Kreislauf aus. Der hohe Kaliumgehalt unterstützt außerdem die Herzfunktionen. Dank der Kiesel- und Phosphorsäuren gelten gerade Birnen als Gehirn- und Nervennahrung. Durch den hohen Anteil an unverdaulichen Stoffen hat sich die Birne in der Reduktionsdiät einen guten Namen gemacht.

Merke!

Birnen sind generell schwer verdaulich. Reife Birnen indes werden auch von Leuten mit empfindlichen Magen vertragen.

Quitte – Der Duft der Sinnlichkeit

Qutitten dienten als Medizin gegen Kahlköpfigkeit, Wadenkrämpfe und Aftergeschwüre.

Quitten (*Cydonia oblonga*) kennen und schätzen nur Insider. Deswegen dürfte allgemein nicht bekannt sein, dass die Römer, denen wir die Verbreitung dieses Obstes zu verdanken haben, Quitten als Opfergaben an die Nachtgöttinnen – die unzweideutigen Absichten liegen wohl eindeutig auf der Hand – und zur Parfümherstellung benutzten. Dass man diese Früchte schon um die Zeit Christi als Medizin gegen Kahlköpfigkeit, Wadenkrämpfe und Aftergeschwüre einsetzte, dürfte indes verblüffen. Überdies galt die Quitte als Glücks- und Fruchtbarkeitssymbol. Es hieß, eine Frau, die während der Schwangerschaft viele Quitten essen würde, brächte schöne und intelligente Kinder zur Welt. Leider hat die herbstliche Frucht im Laufe der Zeit viel von ihrem guten Ruf eingebüßt.

Zu Unrecht, denn ihr Aroma ist verführerisch und ihre Verwendungsmöglichkeiten in der Küche sind sehr vielfältig – auch wenn die Früchte roh ungenießbar sind.

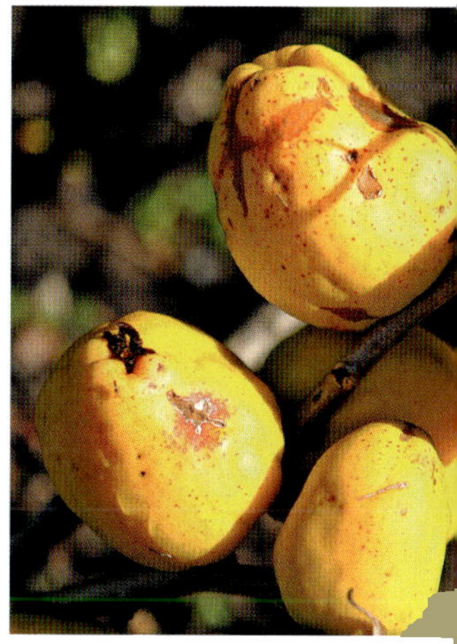

Die Früchte der Quitte sind roh ungenießbar.

Merke!

Wirklich reife Früchte verbreiten einen wundersamen Duft, durch den sich Räume gut „beduften" lassen.

Meine Birnenquitte bildet in jedem Jahr derart viel Blattwerk, dass ich es beernten kann. Aus den Blättern, die ich fermentiere, bereite ich einen vorzüglichen Tee.

Wichtige Inhaltsstoffe

Vitamine, reichlich Zucker, organische Säuren, vor allem Apfel- und Weinsäuren, viel Pektin, Gerbsäure und ätherische Öle.

Heilwirkung

- Bewährtes Mittel bei Halsschmerz und Heiserkeit
- Unterstützt die Magengesundheit
- Vitalisierend
- Befördert Giftstoffe aus dem Körper
- Unterstützt die Frauengesundheit
- Bessert das Erscheinungsbild der Haut
- Hustenlösend
- Blutbildend
- Aphrodisiakum

Gesundheitliche Bedeutung

Schon sehr lange sind Quittenfrüchte Teil der Naturheilkunde. Empfohlen werden frisch zubereiteter Kompott für Magen- und Halskranke und/oder abgekochte Quittenfrüchte bei Durchfall, Allergien, *Fluor albus* (vaginaler Ausfluss) und mangelnder Menstruation. Aus den Samen der Quitte lässt sich Quittenschleim zubereiten. Dazu werden die ganzen Kerne (oder das Kernhaus) mit wenig frischem Wasser gekocht. Der zähe Schleim kann für Umschläge bei Verbrennungen, Verbrühungen, rissiger Haut und wunden Brustwarzen verwendet werden. Doch Vorsicht beim Bereiten des Cydoniaschleimes! Werden zur Herstellung zerstoßene Kerne – was nicht erforderlich ist, da der Schleim die Kerne umgibt – genommen, besteht bei der Verwendung größerer Mengen Vergiftungsgefahr; und zwar deshalb, weil die Kerne Blausäure

Quittenschleim bei Verbrennungen und Verbrühungen sowie rissiger Haut anwenden!

enthalten, die durch das Erhitzen nicht zerstört wird. Bei Halsproblemen können auch Quittenkerne gelutscht werden. Der sich im Mund bildende Schleim lindert recht bald die Beschwerden und kann Personen, die für Halsschmerzen anfällig sind, nur als Alternative zu teuren Produkten aus der Apotheke angeraten werden.

Tipp!

Das Zerteilen der harten Quitten ist gewöhnungsbedürftig. Ein scharfes Messer und eine stabile Unterlage vereinfachen das mühsame Zerteilen erheblich.

Das Bedürfnis nach gesunder Nahrung wächst aus der Erkenntnis: Wer weiß, wie etwas Essbares entsteht, kann beurteilen, was dies bewirkt.

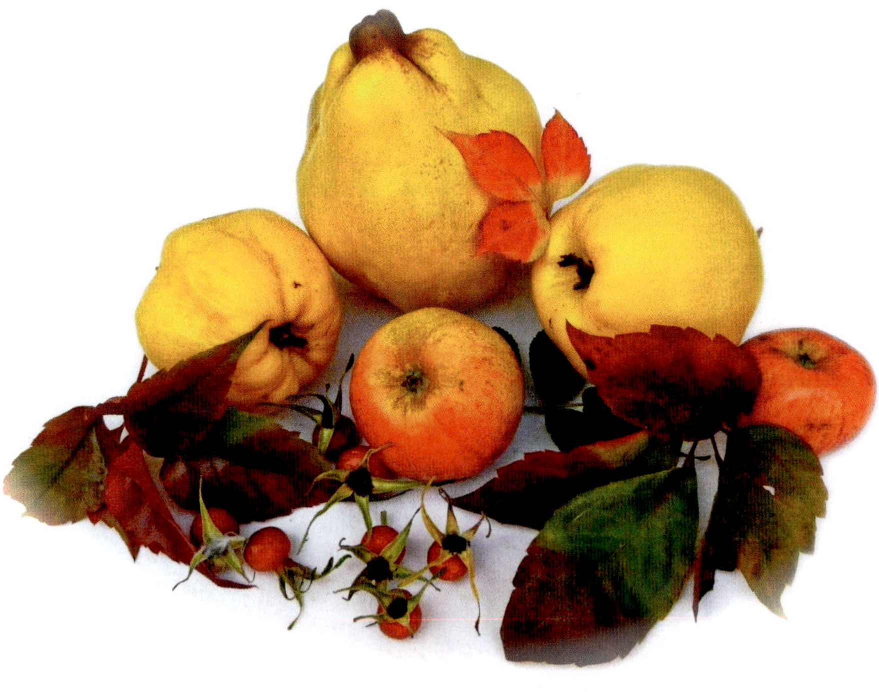

Gemüse
Schmackhaft und gesund

Das Gemüseangebot der Supermärkte lockt mit einer „Best-Preis-Offensive" und zahlreiche Kunden folgen dem Angebot. Tomaten zum Schnäppchenpreis, Kartoffeln, die man billiger nicht mehr kaufen kann, Kohlköpfe, die weniger kosten, als der Samen gekostet hat, aus dem sie sich entwickelten ... Der Preis, der derzeit für Lebensmittel aufzuwenden ist, ist derart gering, dass eigentlich niemand mehr sein Budget aufpeppen muss, indem er Kartoffeln und Kohl, Zwiebeln und Tomaten anpflanzt. Dessen ungeachtet erlebte der Trend zur Gemüsegartenkultur und zur Selbstversorgung in den zurückliegenden Jahren eine Renaissance der besonderen Art; ein Trend, der bis heute ungebrochen anhält. Ich vermute, dass die Reaktionen noch wesentlich stärker werden, und meine, den Grund hierfür zu kennen. Jeder von uns kennt einen Apfel, dessen Name zwar unbekannt, dessen Geschmack sich aber tief in das Gedächtnis eingeprägt hat und unvergesslich geblieben ist. Diesen Geschmack suchen wir. Die vielen künstlichen Aromen, mit denen die Wirtschaft diese Sehnsucht zu stillen versucht, sind zum Scheitern verurteilt. Die Chemie kann den Geschmack eines Apfels, der einen ganzen langen Sommer lang am Baum hing, Wind und Wetter ausgesetzt war, den Vögeln und Insekten widerstehen musste, Sonnenlicht, Mondlicht und die Energie der Sterne in vollen Zügen tanken durfte, niemals erreichen. Was für den Apfel gilt, gilt auch für jede andere natürlich gereifte Frucht, so auch für die Erdbeeren aus Großmutters Garten, für Erbsen und Bohnen, Möhren, Radieschen und Salat. Der eigentliche Grund, weshalb Menschen ihre Freizeit opfern und Gemüse im Garten anbauen, Obstbäume pflanzen und pflegen, Marmelade kochen oder ihre Freizeit in die Hausweinbereitung stecken, re-

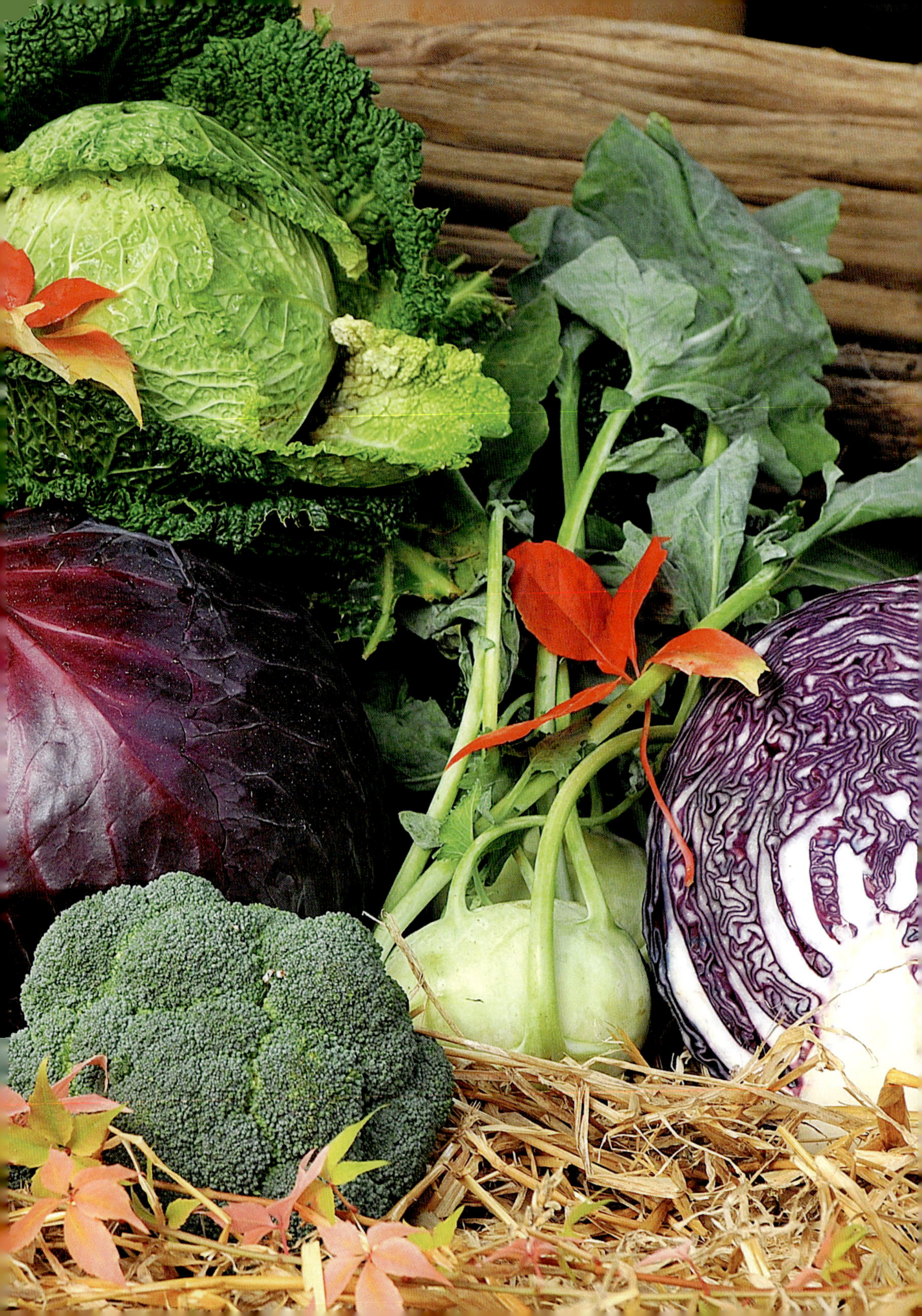

sultiert auch aus der tiefen Sehnsucht nach bekannten Geschmacksmustern, die das Unterbewusstsein gespeichert hat. Die Lebensmittelindustrie bringt zwar laufend Neuschhöpfungen hervor, jedoch fehlt denen jener „Aroma-Code", der tief in unseren Empfindungen eingelagert ist. Nachfolgende Generationen werden grundsätzlich andersartige Geschmacksmuster „gespeichert" haben, und zwar vor allem deshalb, weil sie kaum Zugang zu natürlicher Nahrung hatten. Das Fazit lautet: Nicht die dicken Kartoffeln zählen, sondern der Geschmack, den man aus Kindertagen kennt – wobei es natürlich umso schöner ist, je besser das angestrebte Ergebnis ausfällt. Aber auch das eigenständige Produzieren ureigener, ganz persönlicher Delikatessen, zu denen man einen wirklichen Bezug herstellen kann, ist bedeutsam, da dieses Prozedere jenes Band, das Familientraditionen verknüpft, festigt. Dass ein derartiges „Ergebnis" nicht nur vorzüglich mundet, sondern wohltuend auf den Organismus wirkt, liegt auf der Hand: Kaum jemand wird selbst gezogene Nahrungsmittel gierig hinunterschlingen, vielmehr wird jeder Bissen ausgiebig genossen werden. Ein weiterer Vorteil bei der Kultur eigener Spezialitäten besteht in jenem Luxus, dem Wachsen und Werden dieser Kleinodien beiwohnen zu dürfen. Obendrein kommt noch eine wirkliche finanzielle Entlastung hinzu: Delikatessenläden verlangen deutlich mehr Geld für ihre Waren als ein Discounter. Qualität hat einen hohen Preis. Die Qualität guter Gemüse zeichnet sich jedoch nicht ausschließlich durch einen besonderen Geschmack aus, sondern durch eine hohe Inhaltsstoffdichte; eine Tomate ist nämlich nicht gleich eine Tomate. Die besten Werte erreichen absolut frische und unter optimalen Bedingungen gereifte Delikatessen. Künstliches Licht, Substrate, die als Bodenersatz herhalten und chemische Behandlungen zählen nicht zu den optimalen Bedingungen!

Die Qualität guten Gemüses zeichnet sich durch eine hohe Dichte an Inhaltsstoffen aus.

Merke!

Gemüse selbst zu kultivieren, lohnt immer dann besonders, wenn die Gemüse, die der Handel anbietet, nicht mehr ursprünglich sind.

Die Ursprünglichkeit der Gemüse erkennt man an folgenden Merkmalen:

- **Freilandkultur**
  Verwurzelt mit dem Erdboden, gedeihen diese Gemüse unter freiem Himmel und können so die gesamte Energie des Wetters und den Einfluss der Gestirne aufnehmen. Feuchtigkeit bieten Regen und Tau; in Trockenzeiten sollte zusätzlich eine Bewässerungsanlage installiert werden.

Aus dem Zusammenspiel unterschiedlicher Komponenten entwickelt sich der arttypische Geruch.

- **Arttypischer Geruch**
  Die Weinbauern verdeutlichen den Verbrauchern die Bedeutung, die der Untergrund für die Entwicklung von Geschmack und Inhaltsstoffen hat. Auf vielen Weingütern kann man das Gestein bestaunen, auf dem die Reben reifen. Doch auch benachbarte Pflanzen – der Wein schmeckt mitunter nach dem Lavendel, der in der Weingegend typisch ist – üben einen Einfluss aus. Aus dem Zusammenspiel unterschiedlicher natürlicher Komponenten entwickelt sich ein arttypischer Geruch (und Geschmack).

- **Naturbelassenheit**
  Gemüse, die auf einem Feld unter freiem Himmel wachsen und nach der Ernte in die Geschäfte geliefert werden, sind (relativ) naturbelassen, insofern sie weder zerkleinert noch begast oder mit anderen Mitteln transportfähig und haltbarer gemacht wurden. Die verwendeten chemischen Mittel müssen auf den Verpackungen ersichtlich sein!

Bei einem feldmäßigen Anbau wird meist Hybridsaatgut verwendet.

Diese drei Punkte erfüllen jene Gemüse weitestgehend, die vom Feld stammen, wie etwa Kartoffeln, Kohlgemüse, Wurzelgemüse, Zwiebelgemüse und Kürbisse, bedingt auch Blattgemüse. Einziger Wermutstropfen: Oftmals werden bei einem feldmäßigen Anbau Hybridpflanzen verwendet, da diese gleichzeitig reifen – der konventionelle Obst- und Getreidebau bedient sich zusätzlich chemischer Substanzen. Diese Substanzen bewirken ein abruptes Absterben. Auch Tomaten werden auf diese Art zur „Reife“ angeregt. Außerdem neigen viele landwirtschaftliche Böden zur Erschöpfung. Mineralien und Spurenelemente wurden durch die fort-

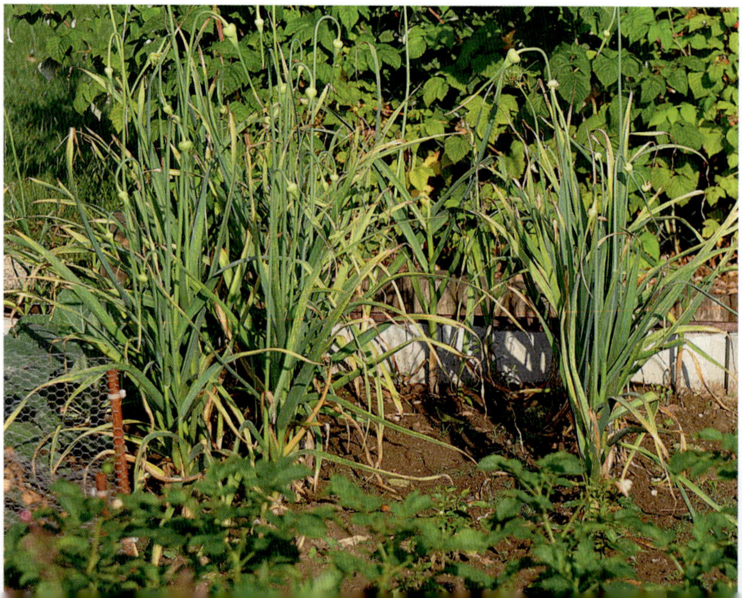

Gemüse, unter freiem Himmel und in Erde kultiviert, nimmt die Energie des Bodens und der Sonne in sich auf.

währenden Höchstertragsforderungen der Landwirtschaft weitestgehend abgebaut; das Wachstum wird durch Stickstoffgaben sehr oft künstlich angeregt.

Merke!

Treibhausgemüse, das aus industriellen Anlagen stammt, fehlt die Naturbelassenheit.

Der Wermutstropfen: Ausreichend Gemüse auf einem Balkon zu kultivieren, ist leider nicht möglich. Man kann zwar dort auch Gemüse ziehen, jedoch reicht das Platzangebot auch bei bester Planung nicht aus, um ausreichend gesunde Nahrung selbst herzustellen!

Trotzdem können und sollten auch Menschen, die keine Möglichkeit haben, einen Garten selbst zu bestellen, jede Möglichkeit nutzen, Lebensmittel selbst herzustellen.

Möglichkeiten gesunder Nahrungsmittelherstellung ohne Garten und Balkon

Heute ist es wichtiger denn je, die eigene Kost selbst zu machen. Das Selbermachen lohnt immer! Besonders ist es denjenigen Personen zu empfehlen, die sich gesund und ganzheitlich ernähren wollen. Essen selber machen – egal in welcher Form – macht Spaß, bringt Abwechslung in den Alltag und Vielfalt auf den Tisch. Das Schöne: Auch wer keine Möglichkeit hat, selbst Gemüse zu kultivieren, kann seine Lebensmittel selbst herstellen!

„Selbermachen" lohnt vor allem, wenn man sich gesund und ganzheitlich ernähren will.

Ungesunde Nahrungsmittel und deren Alternative	
Fertiggerichte	Gerichte selbst zubereiten
Fertiggetränke	Getränke selbst zubereiten
Treibhausgemüse	Selbst kultivieren und/oder Keimgemüse und Sprossen ziehen
Tierische Fette	Pflanzliche Fette und Öle, besonders die nativen (kaltgepressten)
Weißer Zucker	Unraffinierte Süßungsmittel, Stevia

Relativ einfach ist es, aus Getreidekörnern „Gras" zu ziehen, das den Speiseplan auf eine vielfältige Art und Weise bereichern kann und dessen Verzehr überdies sehr gesund ist.

Am einfachsten geschieht die Anzucht von „Getreidegras" auf Erde. Diese kann in einen Blumentopf oder in eine Schüssel gefüllt werden;

Metallgefäße sollten nicht benutzt werden. Auf der Erde werden gleichmäßig Weizenkörner verteilt und diese werden mit wenig (0,5 mm) Erde bedeckt. Mit einer Sprühflasche wird die Erde befeuchtet und bis zur endgültigen Entwicklung des Weizengrases auch feucht gehalten.

Getreidegras entwickelt sich auch bei kühlen Temperaturen.

Getreide entwickelt sich auch unter schlechten Lichtverhältnissen und bei kühler Witterung. Getreidegras kann somit auch in jenen Räumen kultiviert werden, die für Zimmerpflanzen nicht gut geeignet sind. Auf eine gründliche Belüftung ist jedoch zu achten, da sich sonst Schimmelpilze ausbreiten können.

Natürlich sorgt auch bei der Kultur von Getreide ein heller, warmer und sonniger Standort für ein zügigeres Wachstum. Kann das Getreide reichlich Sonnenlicht absorbieren, produziert es natürlich ein deutliches Mehr an Chlorophyll.

Merke!

Das Essen aus der Tiefkühltruhe ist grundsätzlich als nicht frisch zu werten. Wertvolle Inhaltsstoffe gehen bei dieser Aufbewahrungsmethode verloren. Das Ergebnis ist somit nicht die Aufwertung des Lebensmittels, sondern die Reduzierung. Beim Kochen werden überdies viele Vitamine zerstört, womit das gekochte Obst als Vitaminlieferant ausfällt. Auch hier gilt es zu beachten: Keime und Sprossen werten jede Mahlzeit deutlich auf!

Tomaten, Petersilie und Zucchini auf einem Balkon

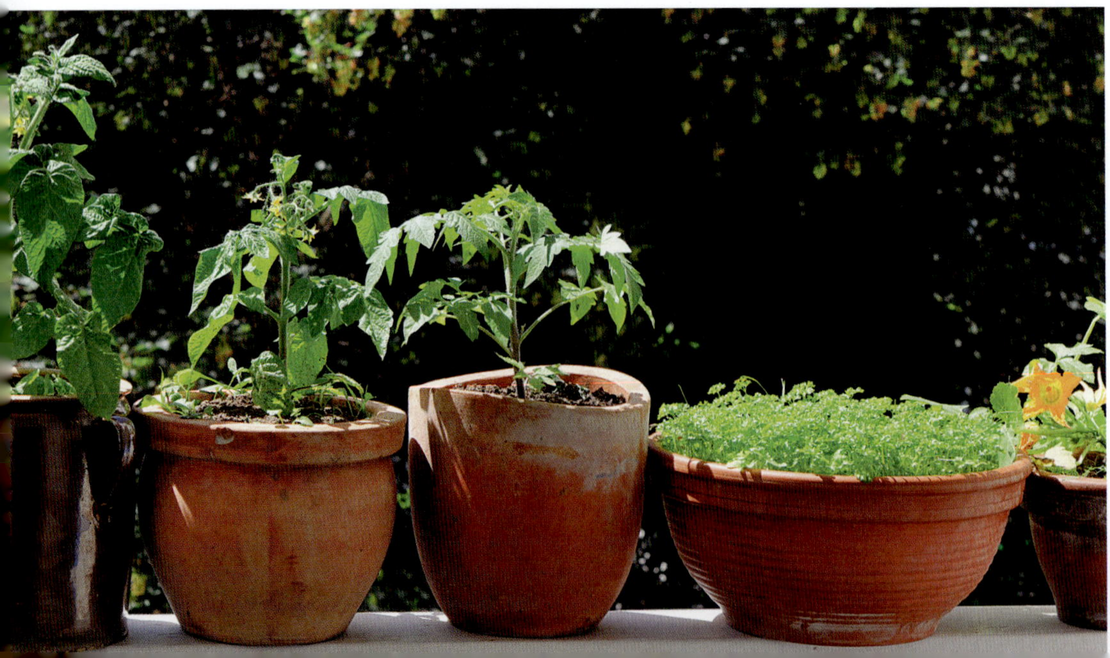

Alternativ zu den modernen Varianten der Konservierung bieten die Milchsäurevergärung und die Trocknung von Obst und Gemüse viel Raum für die Entfaltung der eigenen Kreativität. Besonders während der Saison sollte damit begonnen werden; dann ist erntefrisches Obst und Gemüse von regionalen Anbietern oft günstig zu erwerben. Einige Landwirte bieten die Möglichkeit der „Selbsternte" auf ihren Äckern an, sodass Qualität und Preis von Früchten oder Gemüsen einem derartigen Unterfangen nicht entgegenstehen. Am einfachsten erkundigt man sich auf dem Wochenmarkt bei den Anbietern von Obst und Gemüse danach, ob eine derartige Möglichkeit besteht.

Obst und Gemüse können während der Saison regional günstig erworben werden.

Auch die Investitionen für die Umsetzung halten sich schließlich in Grenzen: Vieles von dem, was man zum Trocknen oder Einsäuern benötigt, gehört ohnehin zum Inventar eines Haushalts.

Gemüse der Gartenapotheke

Auch Gemüse können bestimmte Heileigenschaften aufweisen. Egal ob man einem Sonnenbrand vorbeugen möchte oder über Gelenkschmerzen klagt, selbst Antriebslosigkeit kann durch den Verzehr bestimmter Gemüse überwunden werden. Gemüse können Alterungsprozesse verlangsamen und die Vitalität steigern. Der reichliche Verzehr unterschiedlicher Gemüse macht Spaß, schmeckt und erhält die Gesundheit. Wichtig ist, dass das Gemüse richtig zubereitet wird und in der optimalen Form verzehrt wird. Einige Gemüse müssen gegart werden, damit sie grundsätzlich verträglich sind, andere Gemüse sollten gegart werden, weil

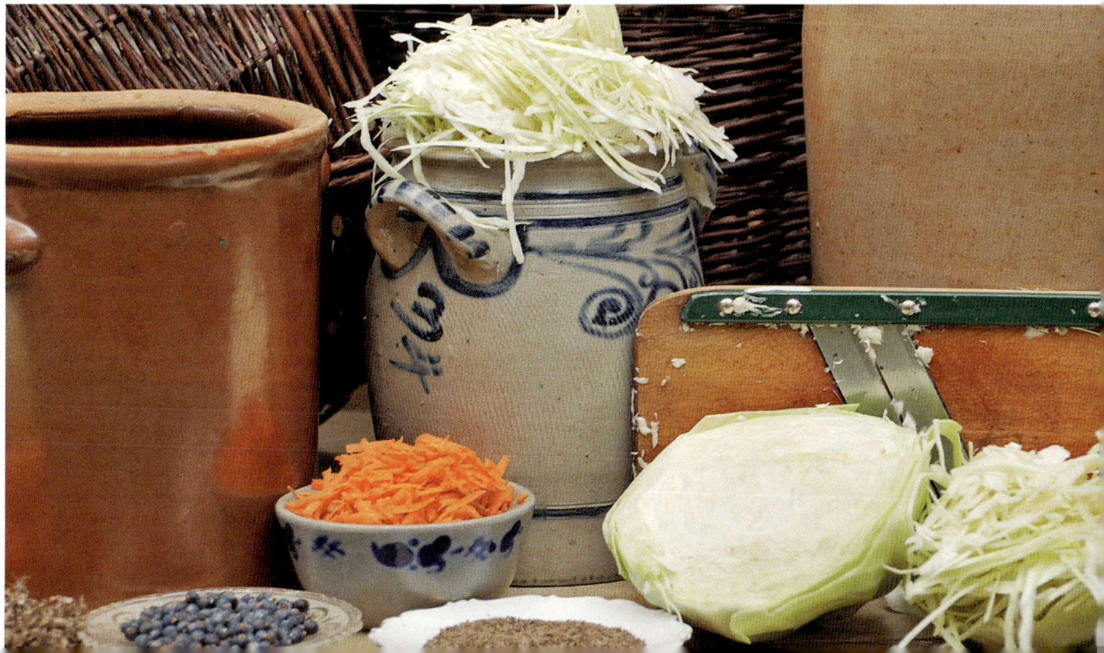

Die gesundheitliche Bedeutung von Gemüse kann durch eine sinnvolle Verarbeitung noch gesteigert werden. Abbildung: Weißkohl, zusammen mit Möhren gehobelt und für das Einlegen als Sauerkraut vorbereitet

durch den Kochvorgang wertvolle Inhaltsstoffe freigesetzt werden, und wieder andere Gemüse isst man am besten roh.

Merke!

Im Hinblick auf die Frage, ob Gemüse roh verzehrt, gegart oder doch lieber blanchiert werden soll, ist Folgendes zu beachten:

- **Zahlreiche Gemüse können sowohl roh als auch gegart verzehrt werden. Es empfehlen sich beide Varianten! Beim Rohverzehr sollte durch geeignete Gewürze und Zutaten die Verträglichkeit verbessert und für eine optimale Nutzung aller Nährstoffe gesorgt werden.**
- **Beim Garen verwenden Sie lediglich so viel Wasser, wie auch wirklich im fertigen Gericht enthalten sein soll: Eine Vielzahl wertvoller Inhaltsstoffe werden von Obst und Gemüse beim Garen an das Garwasser abgegeben. Wer diesen Fond in den Abguss gießt, verschenkt wertvolle bioaktive Stoffe.**
- **Beim Blanchieren gibt das Gemüse ebenfalls schon einen Teil seiner Inhaltsstoffe ab. Die Blanchierflüssigkeit wird in der Regel nicht verwendet; wertvolle Inhaltsstoffe gehen verloren.**

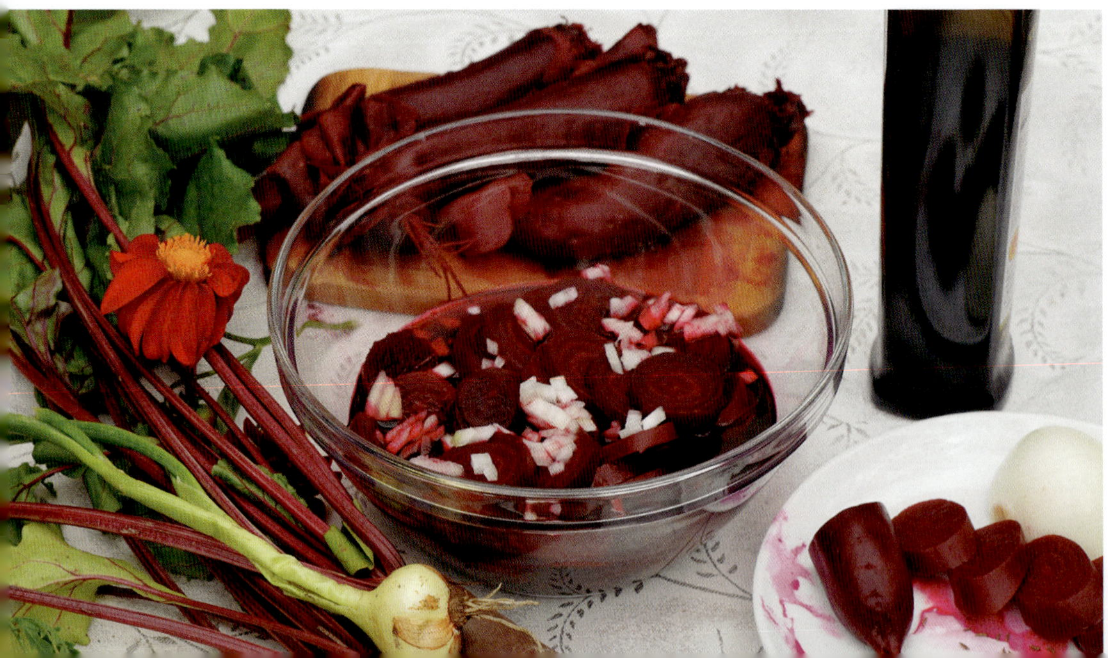

Rote Bete, gedünstet und mit Zwiebeln und Kümmel zu einem Salat bereitet

Das Zubereiten von gesunder Nahrung setzt voraus, dass die Summe der Zutaten ebenfalls einen positiven Einfluss auf den Organismus ausübt. Vitamin A-haltige Zutaten bedürfen eines guten Öls, da dadurch das Vitamin erst gelöst werden kann.

Grundsätzlich gilt: Niemand muss verzichten – es bedarf kleiner Korrekturen! Wer gerne Fleisch und Wurstwaren verzehrt, sollte darauf achten, dass diese mager sind und dass auf dem Etikett wenige Zusatzstoffe deklariert sind. Noch besser wäre es, wenn die Tiere unter optimalen und wirklich tiergerechten Bedingungen gelebt haben, bevor sie getötet wurden. In diesem Fall ist „Bio" tatsächlich die bessere Wahl – noch besser ist der Verzicht oder die Rückbesinnung auf Wildbret.

Bio ist tatsächlich die bessere Wahl.

Merke!

Auch nach dem Verzehr tierischer Produkte sollte jeder genau beobachten, in welchem Maß eine Reaktion eintritt. Auch eine Aggression oder aufgewühlte Träume sind Reaktionen.

Zu viel Alkohol schadet; obwohl zum Beispiel Rotwein, in Maßen getrunken, gesund ist. Rauchen ist ungesund. Wer nicht vom Nikotin wegkommt, sollte die Lunge regelmäßig reinigen und viel mehr Vitamine zu sich nehmen – auf Vitaminpräparate jedoch verzichten.

Beispiele, wie man es nicht machen sollte, gibt es sehr viele. Ein Patentrezept gibt es jedoch leider nicht.

Merke!

Jedes Gemüse – insofern es einwandfrei ist und unter optimalen Voraussetzungen kultiviert wurde – übt einen positiven Einfluss auf Gesundheit und Wohlergehen aus. Das gilt ebenso für die Kräuter und für das Obst.

Ihre (schwierige) Aufgabe besteht darin, herauszufinden, worauf Ihr Körper mit Wohlergehen reagiert. Eine optimale Ernährung bringt Ihnen Vitalität, die Sie merklich spüren. Gut ernährt werden Ihnen körperliche Aktivitäten Freude bereiten; Sie werden einen deutlichen Energieanstieg spüren. Werden Sie kurz nach einer Mahlzeit schläfrig, haben Sie nicht das Optimum, sondern etwas, das Ihren Stoffwechsel belastet, verzehrt. Bestimmte Gemüse belegen eine Spitzenposition, wenn es um den Erhalt von Gesundheit und Wohlergehen geht. Diese sollten in keinem Garten fehlen!

Eine optimale Ernährung bringt Vitalität und einen deutlichen Energieanstieg.

Hülsenfrüchte – Wertvoll für die Gesunderhaltung

In einem Aquarell von Georg Oelinger, datiert auf das Jahr 1553, ist eine herrlich tragende Garten-Stangenbohne abgebildet, und in einem Holzschnitt aus dem Kräuterbuch des Leonhart Fuchs wurde das Abbild einer Gartenbohne verewigt. Diese Darstellungen beweisen, dass bereits im Mittelalter Zuchtformen in den Gärten kultiviert wurden, die den heutigen Kulturformen zum Verwechseln ähnlich sehen.

Inhaltsstoffe von trockenen Hülsenfrüchten[10]

Hülsenfrucht	Eiweißgehalt	Kohlenhydrate	Mineralstoffe
Weiße Bohnen	20–24 %	47–48 %	4,00 %
Erbsen	21–25 %	55–62 %	2–3 %
Linsen	22–26 %	47–60 %	3,00 %

Die Fettwerte sind bei allen drei Hülsenfrüchten ähnlich. Besonders wertvoll für die Gesunderhaltung sind jedoch die hohen Werte der Aminosäuren aus dem Eiweiß. Diese überbieten sogar die Werte mageren Rindfleisches.

Bohnen-Potpourri, bestehend aus Fisolen und Auskernbohnen. Die violetten Bohnen verlieren beim Erhitzen ihre Farbe und werden grün.

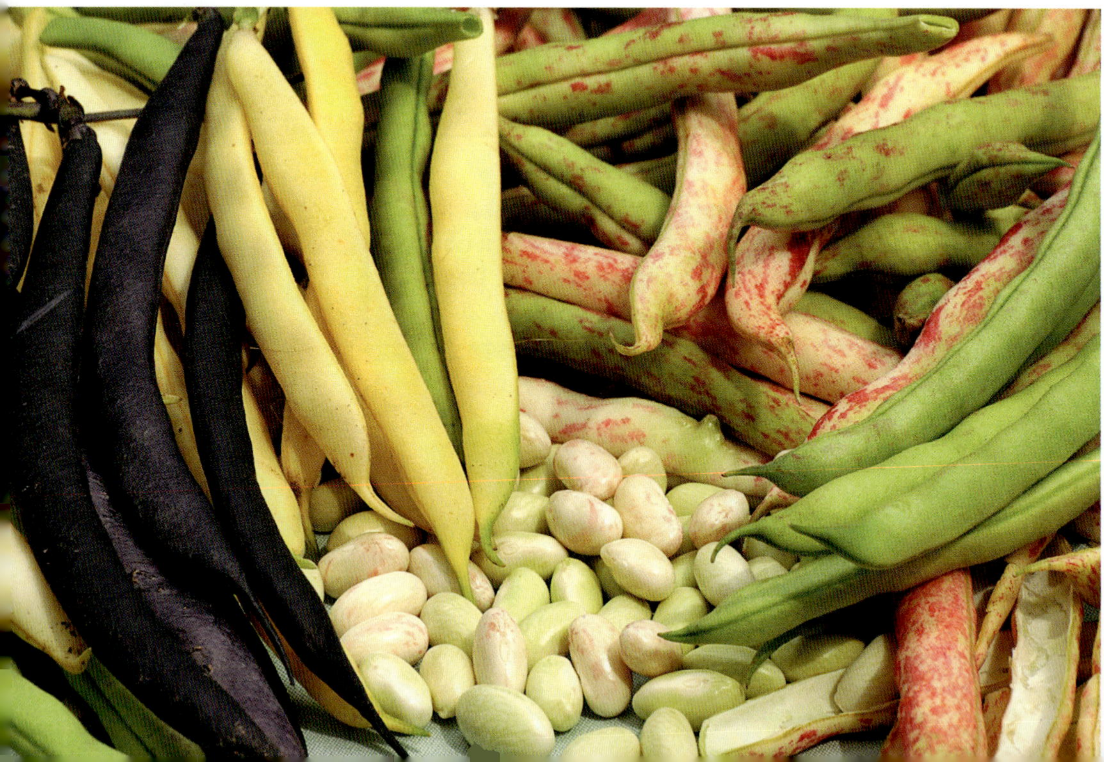

Gartenbohnen – Kinderleichte Kultivierung

Die Kultur der Gartenbohne (*Phaseolus vulgaris*) hat eine sehr lange Tradition, die sich bis in das Jahr 7000 v. Chr. zurückverfolgen lässt. Dass während dieser langen Zeitspanne eine Sortenvielfalt entstehen konnte, die auf vielfältigste und unterschiedlichste Züchtungsbestrebungen verschiedenartigster Bevölkerungsgruppen gründet, dürfte in Anbetracht des ausgedehnten Verbreitungsgebietes jedem einleuchten. Bohnen werden und wurden auf mehreren Kontinenten angebaut, zu denen neben Europa auch Afrika und Asien gehören. Die ungewöhnlich stark ausgeprägte Sortenvielfalt kann selbst bei eingefleischten Gartenmuffeln Lust wecken, Farbe und Abwechslung in den Garten und auf den Tisch zu bringen – zumal die Kultur der Bohnen kinderleicht und auch Personen anzuraten ist, die noch nie Gemüse selbst gezogen haben.

Bohnen werden auf mehreren Kontinenten angebaut und bringen eine ausgeprägte Sortenvielfalt hervor.

Neben zahlreichen Bohnensorten, die an Rankhilfen emporklettern (Stangenbohnen), können farbenfrohe Buschbohnen oder Dicke Bohnen im Garten angebaut werden. Es gibt kein weiteres Gemüse, das derartig viele verschiedene Sorten hervorgebracht hat! Wer besondere Bohnensorten kultivieren möchte, kommt an den Raritäten-Gärtnereien nicht vorbei. Überdies finden sich sehr viele ungewöhnliche und beinah vergessene Bohnensorten in den Vereinen, die sich zum Erhalt der Artenvielfalt zusammengefunden haben. Hier werden immer „Erhalter“ gesucht, die bestimmte Sorten anbauen.

Bohnen sind nicht nur Kraftpakete; selbst unter schwierigen Bedingungen entwickeln sich noch gesunde Pflanzen. Nur Frost vertragen sie nicht.

Grüne Bohnen müssen nicht immer Grün sein, es gibt Sortenvarietäten in Gelb, fast Weiß und Blauviolett. Im Geschmack und in den Verwendungsmöglichkeiten sind sie ähnlich.

Merke! **Bohnen sind roh nicht bekömmlich!**

Wichtige Inhaltsstoffe

Nukleinsäure, Mineralien, Eiweiße, Vitamine.

Volksgesundheitswissen

Bohnen haben eine besondere Wirkung auf unser Nervensystem. Personen, deren Nerven oft „blank“ liegen, sollten sich des gesunden Gemüses erinnern und es vermehrt verzehren.

Der häufige Genuss von Bohnen sorgt für ein belastbares Nervenkostüm.

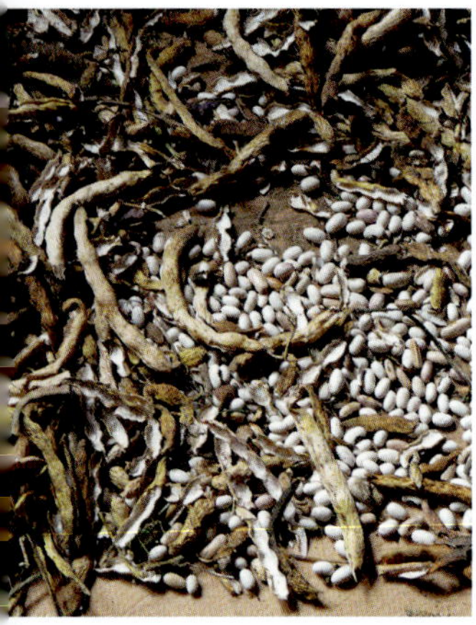

Getrocknete Bohnen können auf eine einfache Weise gewonnen werden: Man breitet die getrockneten Bohnen auf einem sauberen und glatten Boden aus und tritt die Hülsen mit trockenem und sauberem Schuhwerk auf.

Grüne Bohnen sind Stress-Killer! Auch das gefürchtete schlechte Cholesterin kann bei regelmäßigem Verzehr deutlich gesenkt werden. In den Schalen der frischen Gartenbohne stecken Glukokinine. Das sind pflanzliche Hormone, die den Blutzuckerspiegel senken.

Von Künzle erfahren wir, dass die getrockneten Bohnenhülsen nicht nur als Diuretikum verwendet werden, sondern auch Männern helfen können, die unter einer „Bartflechte" leiden. Er empfiehlt das Pulverisieren der dürren Hülsen, die dann auf die Flechte aufgestreut werden, nachdem die Gesichtshaut mit Branntwein befeuchtet wurde. Dieses Prozedere sollte drei Mal täglich wiederholt werden.

Tee aus frischen Bohnen

Dieser Tee kann bei Diabetes, Herzproblemen, Nierenleiden und Wasseransammlungen im Körper wirksam sein. Hierfür wird ein Tee aus 500 g frischen grünen Gartenbohnen und 1,5 l Wasser mindestens zwei Stunden bei mäßiger Wärmezufuhr gekocht. Der Tee soll, über den Tag verteilt, nur schluckweise getrunken werden.

Heilwirkung

- Diuretikum
- Nervenpflegemittel
- Stresskiller
- Anti-Aging

Trockene Bohnen – Schönheit kommt von innen

Um es gleich vorab zu sagen: Bohnen werden hierzulande viel zu wenig bezüglich ihrer gesundheitsfördernden Eigenschaften beachtet. Dabei können sie einfach und kostengünstig selbst gezogen werden. Auch das nervige Auspulen muss niemand fürchten: Mit ein wenig „Erfindergeist" und einfachen Mitteln sind trockene Bohnen schnell gewonnen.

Getrocknete Bohnen sind reich an Ballaststoffen.

Die getrockneten Bohnenkerne sind potentielle Ballaststoffträger, können eine Menge Schadstoffe und Säuren über den Darm ausführen und senken den Cholesterinspiegel. Außerdem sättigen Ballaststoffe deutlich länger, da sie im Darm quellen und beugen somit Übergewicht vor. Das reichlich enthaltene Eiweiß – ein ähnlich hoher Anteil wie bei Thunfisch, Rindfleisch oder Hähnchen – hemmt Stress und stärkt die Leistungskraft; auch wenn es nicht ganz so effektiv vom Körper ausgenutzt werden kann wie das tierische Eiweiß. Doch auch Magnesium ist reichlich enthalten, sodass Personen, die oft unter Krämpfen leiden, nur der regelmäßige Verzehr von Bohnen empfohlen werden kann. Getrocknete Bohnen enthalten aber auch reichlich Folsäure; schon eine warme Mahlzeit kann den Tagesbedarf decken.

Die Kidneybohnen enthalten zudem viel Beta-Karotin; der Verzehr fördert überdies das Erscheinungsbild der Haut und erhält die Sehkraft. Außerdem steckt in ihnen eine ordentliche Portion Kupfer.

Merke!

In getrockneten Bohnen sind enthalten:

- **die Vitamine Niacin und Pantothensäure – beide tragen zu einem besseren Hautbild bei.**
- **Tryptophan in höchster Konzentration; es handelt sich hier um wichtige essentielle Aminosäure, die vom Körper in Niacin umgewandelt werden kann.**
- **Pantothensäure in doppelt so hoher Konzentration wie in Fleisch; ein Mangel wird an Haut- und Haarschäden sichtbar.**
- **ein Eisengehalt, der weit über dem des Spinates liegt.**

Bei Menschen, denen ein Enzym fehlt, um jene Alpha-Galaktoside, die in den Bohnen enthalten sind, aufzuspalten, entstehen Blähungen. Bestimmte Gewürze, aber auch Zwiebel und Knoblauch, können blähungshemmend wirken und sollten zusammen mit einem deftigen Bohnenmenü verzehrt werden. Häufiger Bohnenkonsum erhöht die Verträglichkeit.

Die Aufbewahrungszeit wirkt sich auf die Garzeit aus. Je älter Bohnenkerne sind, desto länger ist die Garzeit. Durch Hinzufügen von etwas Natron kann die Garzeit jedoch deutlich verringert werden.

Paprika – Hohe Vitamin C- und Karotinwerte

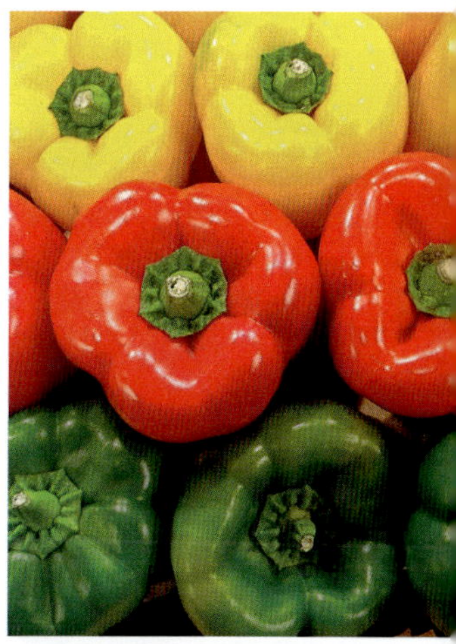

Paprika weist einen sehr hohen Karotingehalt auf.

Noch ein Nachtschattengewächs, das den Gartenbesitzer mit besonders schmackhaften und überaus gesundheitsfördernden Früchten belohnt – zumal Paprika (*Capsicum*), auch wegen des Formen- und Farbenreichtums, obendrein zu einer Augenweide avanciert. Der Verzehr der Paprikaschoten ist sehr gesund. Paprika weist einen hohen Vitamin C-Wert und einen sehr hohen Karotinwert auf. Daneben stecken in den Schoten die Vitamine B1, B2, B6 sowie P (Flavonoide) und E. Auch sind Mineralien und Spurenelemente in ausreichendem Maß vorhanden, besonders wirksam sind Zink und Kalium. Die „scharf-feurigen" sind den „milden"

Sorten im Gehalt an wichtigen bioaktiven Stoffen überlegen; diese wirken stärker auf Herz und Kreislauf und senken zudem das Risiko, an Gastritis und/oder Magengeschwüren zu erkranken. Für die Schärfe in Paprika, Cilli und Peperoni ist das Capsaicin verantwortlich. Dieses wirkt keimtötend und erwärmend. Sind die Capsaicin-Werte zu hoch, kann nach dem Verzehr der gesamte Mundraum brennen; auch Hautreizungen sind möglich. In diesem Fall schaffen fetthaltige (Milch) oder hochprozentige Getränke Abhilfe. Auch bei Hautreizungen kann die betreffende Partie mit Alkohol abgerieben werden.

Capsaicin, die Schärfe im Paprika, wirkt keimtötend.

Heilwirkung

- Antioxidans
- Stärkt die Gelenke
- Diuretikum
- Stärkt die Sehkraft
- Hält das Blut flüssig
- Immunsystemstärkend
- Kräftigt Herz und Kreislauf
- Fördert den Fettstoffwechsel
- Wirkt desinfizierend auf Schleimhäute und Magen

Bei Hautunreinheiten kann ein vermehrter Verzehr (3 Mal pro Woche) das Hautbild deutlich verbessern. Personen, die empfindlich (Blähungen) auf Paprika reagieren, können die Paprikaschoten enthäuten. Hierzu werden die Schoten kochend gebrüht und, ähnlich wie es bei der Haut der Tomaten gehandhabt wird, abgezogen.

Kümmel – Mittel gegen Vergeßlichkeit

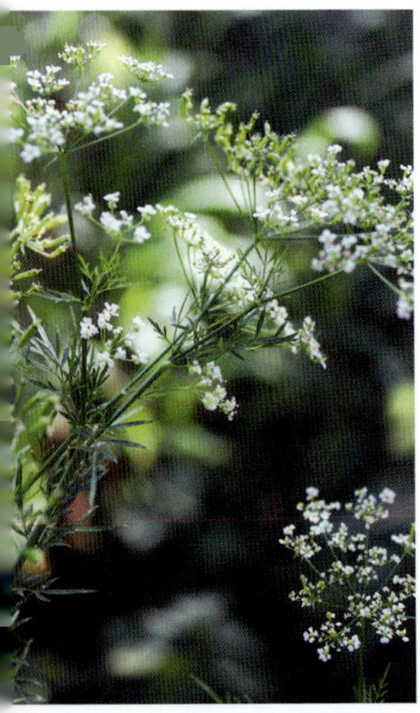
Blühender Kümmel

Gegen Blähungen und bei Magenkrämpfen kann ein Tee aus Kümmelsamen hilfreich sein; der Absud wirkt außerdem verdauungsfördernd. Bei Erkältungs-, Zahn- oder Ohrenschmerzen soll ein Säckchen Kümmel (*Carum carvi*), das mit etwas warmen Wein besprengt und auf die betreffende Stelle aufgelegt wird, rasche Erleichterung bringen. Der tägliche Genuss von nur zehn Kümmelsamen kann die Vergesslichkeit lindern.

Ein hustenstillendes Mittel, das man früher Kindern, die unter starken Hustenreiz litten, verabreichte, war die Kümmelmilch. Diese wird aus Milch bereitet, in der Kümmel aufgekocht wurde. Mit Honig kann diese Milch geschmacklich verbessert werden.

Der Gebrauch des Kümmels ist besonders älteren Personen anzuraten.

Heilwirkung

- Hilfreich gegen Vergesslichkeit
- Kümmelwein (Kümmel in Wein gesotten) fördert die Harnausscheidung bei Problemen mit dem Urinieren

- Hilfreich gegen Hämorrhoiden
- Verdauungsfördernd
- Blähungshemmend
- Kräftigend

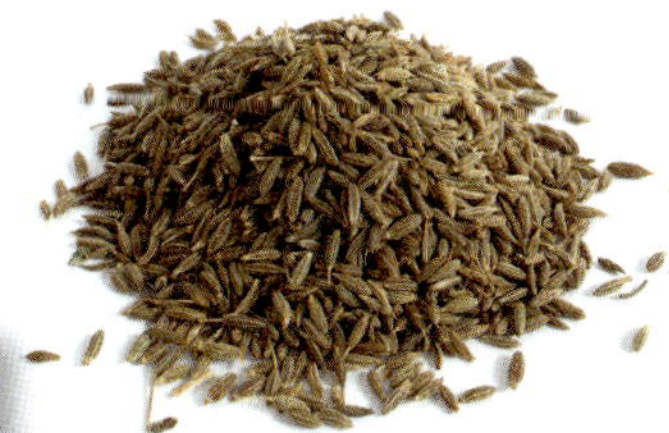

Kümmel wirkt verdauungsfördernd.

Kümmelsamen zur Kräftigung

Man gibt zwei Handvoll Kümmelsamen in ein Gefäß und begießt diesen mit gutem Weinessig. Drei Tage an einem warmen Ort verwahren. Danach wird der Kümmel aus dem Essigbad genommen und getrocknet. Vor dem Schlafengehen nimmt man ½ Teelöffel und kaut die Samen gut durch.

Kümmelsamen kann gegen Mundgeruch helfen. Morgens auf nüchternen Magen 1–2 Samen kauen. Die bittere Wurzel kann ebenfalls als Diuretikum verwendet werden. Hierzu wird diese gereinigt, in einen Topf gegeben, mit kaltem Wasser aufgestellt und für zehn Minuten gekocht. Den Absud bei Bedarf in kleinen Dosen über den Tag verteilt warm trinken.

Wacholder – Kurbelt Immunsystem an

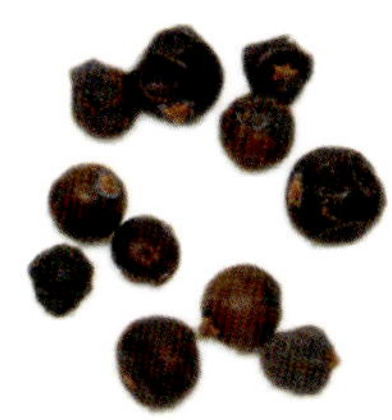

Wacholderbeeren in getrocknetem Zustand

Bereits im Altertum wurden die diuretischen und antiseptischen Eigenschaften des Wacholders (*Juniperus*) gerühmt. Bei Erkältungserkrankungen, Husten oder Bauchgrummeln wurden Heilmittel aus Wacholderbeeren verordnet. Der pflanzenkundige Mediziner Leonart Fuchs (1501–1566) ging mit seinen Empfehlungen weiter und riet zum Gebrauch der erbsengroßen, bläulichen Beeren bei Nieren- und Blasenleiden, bei Krämpfen und Hüftproblemen. Wacholderbeeren sollen auch gegen ansteckende Krankheiten wirksam sein; Räucherungen, die durch das langsame Verbrennen der Grünteile des Strauches durchgeführt wurden, sollten die Luft desinfizieren. Mancherorts wurden auch die Beeren zum Desinfizieren benutzt. Die Beeren des immergrünen Nadelstrauches wurden prophylaktisch auch zum Ankurbeln des Immunsystems verwendet und überdies gegen chronische Frauenkrankheiten medizinisch genutzt.

Bis heute gilt: Wer rheumatischen Beschwerden entgegentreten möchte, der sollte gelegentlich Wacholderbeeren als Tee verwenden oder diese ab und an ins Essen geben – vorzüglich schmecken sie in gekochtem Sauerkraut.

Wacholderbeerentee bei rheumatischen Beschwerden sollte nicht nur getrunken, sondern auch ins Badewasser (siehe auch mein Rezept unten) gegeben werden. Kneipp empfiehlt bei einem „schwachen Magen“ eine Wacholderbeerenkur: Am ersten Tag 4 Beeren kauen; dies 11 Tage lang

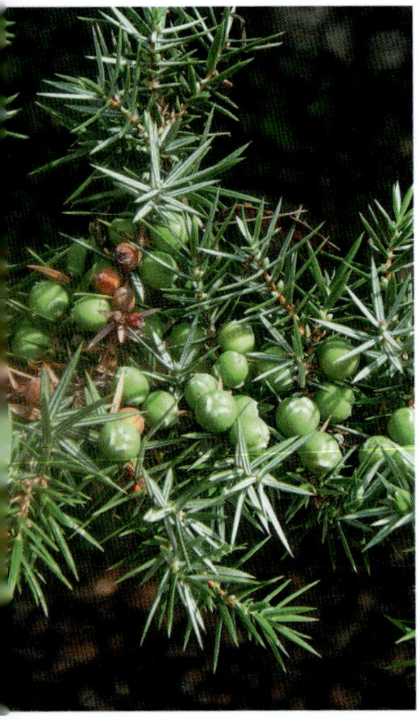

Unreifе (grüne) Wacholderbeeren am Strauch

wiederholen, wobei täglich eine Beere mehr gekaut werden sollte. Am zwölften Tag der Kur wird die Dosis dann wieder um eine Beere täglich reduziert, bis man bei 5 Beeren angelangt ist.

Heilwirkung

- Diuretikum
- Desinfizierend
- Vitalisierend bei asthenischen Beschwerden

Wacholderbeerenbad

Die Wirkung des ätherischen Öls macht die Wacholderbeere bei rheumatischen Beschwerden und Arthritis interessant. Für ein Vollbad werden zwei Handvoll reife Wacholderbeeren in 2 l Wasser, gut zugedeckt, eine knappe Stunde gekocht. Der Absud wird dem Badewasser zufügt. Die Badedauer sollte ½ Stunde nicht unterschreiten. Nach dem Bad wird der Körper nur leicht trocken getupft und in warme Saunatücher gewickelt. Anschließend Bettruhe von wenigstens ½ Stunde. Um ein befriedigendes Ergebnis zu erreichen, sollte ein derartiges Bad regelmäßig bereitet werden, mindestens jedoch 3 Mal in der Woche.

Kamille oder Liebstöckel (Maggikraut) können dem Bad zugegeben werden. Hierfür entweder zwei Handvoll Badkamille (getrocknete Blüten und Stängel) oder zwei Handvoll Liebstöckel mit etwa 1 l kaltem Wasser aufsetzen, ½ Stunde kochen lassen und dem Badewasser zusetzen. Der Zusatz von Kamille unterstützt die Heilung entzündlicher Prozesse.

Kohlgemüse – Balsam für Stressgeplagte

Eine lange und bewegte Geschichte verbirgt sich hinter der Familie der Kohlgemüse. Bereits Jesus Christus dürfte Kohlgemüse verzehrt haben, das aus Züchtungen hervorgegangen war. Theophrast (371–287 v. Chr.), ein Schüler des Aristoteles, unterschied lediglich drei Kohlarten: „kraus", „glattblättrig" und „wild". Aus dieser Zeit stammen auch Verzehrempfehlungen aus Italien; den Römern lag der Kohlanbau besonders am Herzen.

Das Verbreitungsgebiet des Wildkohls war sehr weit ausgedehnt, das Hauptgebiet lag im Mittelmeerraum. Hier besiedelten die Wildformen sowohl die Küstengebiete als auch die Gebirge. Da sämtliche Kohlvarietäten die gleiche Chromosomenzahl besitzen, können sich alle Varietäten untereinander kreuzen, was zu einer Vielzahl Mutationen, Hybriden und schließlich auch Sorten geführt hat. In unseren Breiten gelangte der Kohl erst verhältnismäßig spät. So fehlt in der „Capitulare de villis" (Landgüterverordnung Karls des Großen ca. um das Jahr 812) eine Anbauempfehlung. Erste Zeichnungen und Nennungen des Kohls finden sich in den naturbeschreibenden Büchern des Mittelalters, etwa in den Aufzeichnungen des deutschen Botanikers Otto Brunfels (1488–1534).

Die Familie der Kohlgewächse ist recht groß und zum Teil auch sehr unterschiedlich im Wuchs. Einige Kohlarten bilden Köpfe – wie Weißkohl, Wirsing oder Spitzkohl, andere Blüten – wie Blumenkohl oder Brokkoli – und wieder andere lediglich Blätter – wie Grünkohl – oder Knollen, wie es beim Kohlrabi der Fall ist. Kohlgemüse zählen zu den Gemüsen, die eine weltwirtschaftliche Anbaubedeutung erlangt haben. Dies mag sich auch mit der relativen Anspruchslosigkeit begründen lassen; bei uns gedeiht Kohl noch in Höhen über 2000 m.

Die Familie der Kohlgewächse ist zum Teil sehr unterschiedlich im Wuchs.

Der starke Strunk ist das Synonym für kräftige Knochen, für Stehkraft im Leben und – die Wildformen machen es deutlich – Anpassungsfähigkeit. Die lebensbildenden Kräfte, die in den Kohlpflanzen wirken, bleiben über die Ernte erhalten. Überwinterte Köpfe treiben im Frühjahr wieder aus und bilden Blüte und Samen. Die Wildform ist mehrjährig und wurde früher ähnlich dem Salat verwendet. Kohl ist eine Gemüseart, die man als Geschenk bezeichnen kann; der Verzehr ist bedeutsam für Gesundheit und Wohlergehen. Durch häufigen Genuss kann die Vitalität erheblich gesteigert, Nervosität vorgebeugt bzw. bereits vorhandene Nervosität deutlich gemindert werden.

Nicht alle Kohlarten verursachen Blähungen. Der Verzehr aller Kohlgemüsevarietäten ist sehr gesund; Kohl sollte den Speiseplan so oft wie möglich bereichern.

Nicht blähend

- Blumenkohl
- Brokkoli
- Kohlrabi
- Wirsing

Blähend

- Weißkohlvarietäten
- Rosenkohl
- Rotkohl

Die Verträglichkeit rohen Kohls kann durch Zugabe von Essig verbessert werden, gedünstet kann durch Hinzufügen von Kümmel Blähungen entgegengewirkt werden.

Kohl entwickelt erst durch Erhitzen Vitamin C. Der Verzehr von Kohlgemüse soll knochen- und nierenstärkende Eigenschaften aufweisen.

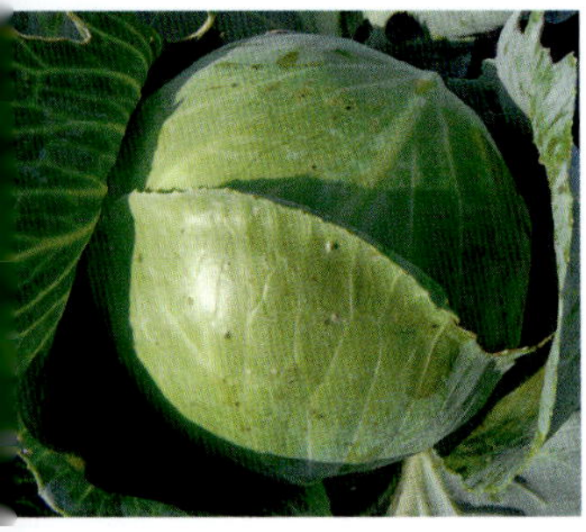

Erntereifer Weißkohlkopf

Weißkohl – Bewährt gegen Schmerzen

Weißkohl wirkt blutbildend, cholesterinsenkend und stoffwechselanregend, die Senföle können bei einem Rohverzehr von Weißkohl entgiftend auf Leber, Lunge und Nieren wirken und Nitrosamine (krebserregende Substanzen) ausschalten. Deswegen sollte zu Gegrilltem ein Weißkohlsalat gereicht werden. In der Volksmedizin werden Weißkohlblätter gegen Gelenkschmerzen und Kopfschmerzen und bei Geschwüren und Furunkeln verwendet. Das im Weißkohl (*Brassica oleracea* convar. *capitata* var. *alba*) enthaltene Zink ist ein wichtiger Baustein unserer Vitalität, der für die Steuerung des Zellstoffwechsels von großer Bedeutung ist. Reger Verzehr beugt Stressbegleiterscheinungen vor und reguliert den Schlaf auf angenehme Weise. Personen, die unter Konzentrationsschwierigkeiten leiden, können von den im Kohl enthaltenen Zuckern profitieren, da diese über Stunden abgebaut und in dieser Zeitspanne in die Zellen transportiert werden. Besonders empfehlenswert ist der Verzehr am Abend, da die essenzielle Aminosäure Tryptophan von der Zirbeldrüse in Melatonin (Schlafhormon) umgewandelt werden kann. Personen, die schlecht schlafen, sollten eine Weißkrautkur vornehmen.

Empfehlenswert ist der Verzehr von Weißkohl am Abend.

Weißkohlsaft hat sich einen guten Namen bei Magengeschwüren gemacht; bei entsprechenden Kuren sollte täglich 1 l Weißkohlsaft getrunken werden.

Tipp!

Bereiten Sie Weißkohlsaft mit einem Rohentsafter; das senkt die Kosten erheblich.

Heilwirkung

- Blutbildend
- Entgiftend
- Stresskiller
- Schlaffördernd
- Cholesterinsenkend
- Vitalitätssteigernd
- Konzentrationsstärkend
- Immunsystemstärkend

Sauerkraut ist nicht nur sauer, sondern gesund

Der Rohverzehr ist empfehlenswert. Bedeutend ist der Gehalt des Vitamin B-Komplexes. Reichlich vorhanden sind die Vitamine B3, B5, B6 und B12. Der Verzehr sorgt für geistige Frische, steigert die Belastbarkeit und unterstützt zahlreiche Funktionen wie das Gehirn- und Nervensystem, den Eisenstoffwechsel, Knochenbau und die Sauerstoffversorgung der Zellen. Besonders wirksam soll es auf den Herzmuskel wirken. Sauerkraut ist reich an Kalium, wodurch es entwässernd wirkt. Bei Ödemen kann reger Verzehr ungewürzten frischen Sauerkrautes – als Salat zu einer Mahlzeit oder als Sauerkrautsaft genossen – Abhilfe schaffen und die Beine spürbar entlasten.

Sauerkraut wirkt entwässernd.

Eeva-Liisa Ryhanen von der MTT-Nahrungsmittelforschung in Jokioinen (Finnland) hat im Sauerkraut übrigens Substanzen gefunden, die bei Tierversuchen Krebszellen aktiv an der Bildung hinderten.[11]

Heilwirkung

- Abführend
- Immunsystemstärkend
- Antioxidans
- Fördert die Fettverbrennung
- Regt die Hirntätigkeit an
- Hilfreich bei Depressionen
- Entgiftet den Organismus
- Entspannt das vegetative Nervensystem

Die beste Wirksamkeit weist frisches Sauerkraut auf. Dieses kann recht unproblematisch selbst hergestellt werden. Würzen und verfeinern Sie dieses Geschenk der Natur mit Verstand und Herz. Man benötigt hierzu: einen Gärtopf, einen Hobel oder ein scharfes Messer, ein weithalsiges/offenes Gefäß, in dem der geschnittene Kohl (vor)gestampft werden kann, und einen Gegenstand, mit dem man den gestampften Kohl im Gärtopf festpressen kann. Möglich ist auch ein Steintopf mit einem festen und belastbaren Deckel, ein Baumwolltuch und ein Gewicht (gereinigter Stein).

Eine Portion Sauerkraut – für kreative und denkende Menschen ein Muss

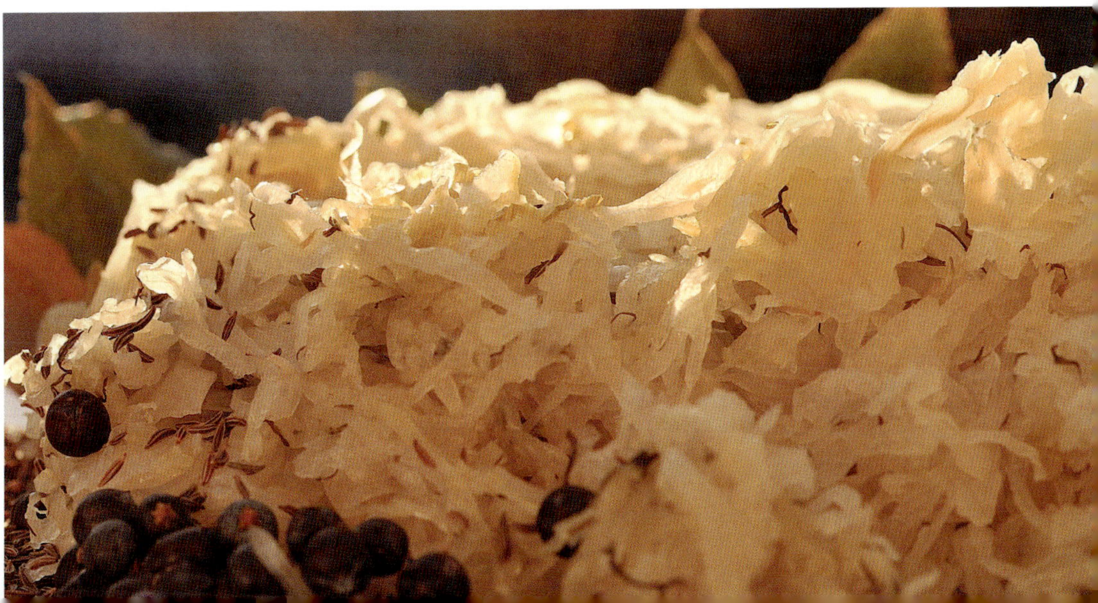

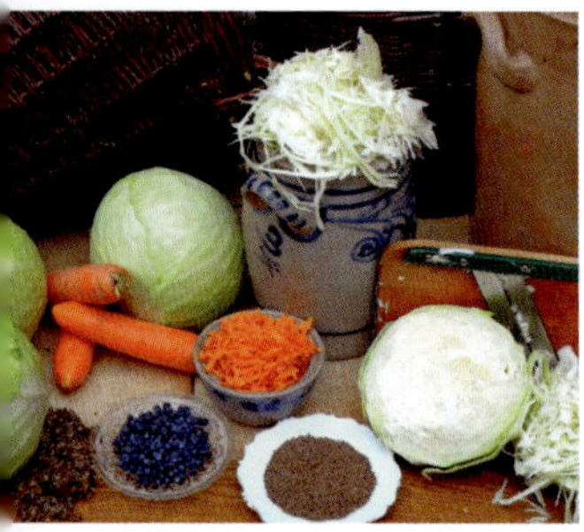

Alles was man für die Zubereitung eines gesunden Sauerkrautes benötigt

Sauerkraut
Zutaten: Kohl, Möhren, Salz
Gewürze: Dillsamen, Wacholderbeeren, Kümmel; auf 10 kg Kohl können 150–200 g Salz gegeben werden.
Zubereitung: Verwendet werden erntefrische Weißkohlköpfe – je fester, desto besser. Von diesen werden sämtliche schadhaften Blätter entfernt; die starken Strunke werden abgetrennt. Mit einem „Krauthobel" werden die Köpfe in feine Streifen zerteilt. Natürlich kann auch ein scharfes Messer Kohlköpfe zerteilen, jedoch wird das Ergebnis ungleichmäßiger, was sich auf die Gärdauer und die Stampfdauer auswirkt. Wer dies berücksichtigt, kann den Kohl und die Möhren in feine Streifen schneiden. Nach dem Schneiden werden die Streifen gewogen und in das Behältnis gegeben, in dem sie vorgestampft werden. Fügen Sie nun auch das abgewogene Salz hinzu, das Sie auf und in den Streifen verteilen. Es sollte so lange gestampft werden, bis der Weißkrautsaft austritt. (Bei einer kleinen Menge benötigt man kein Vorstampfgefäß.) Die tropfnassen Streifen werden in den Gärtopf geschichtet; es eignen sich Steintöpfe oder Gärtöpfe, die im Handel erhältlich sind. Streuen Sie beim Einschichten die Gewürze gleichmäßig unter die Gemüsestreifen und stampfen Sie die nassen Streifen samt den Gewürzen sehr fest ein. Falls Sie einen Gärtopf befüllt haben, können Sie dessen Randvertiefung mit Wasser befüllen und den Deckel aufsetzen. Das Wasser erlaubt das Austreten von Gärgasen und unterbindet dabei gleichzeitig den Eintritt von Sauerstoff.
Bei Verwendung eines Steintopfes legen Sie als Abschluss ein sauberes Baumwolltuch auf die Kohlstreifen und bedecken Sie dieses mit etwas Passendem (Teller). Beschweren Sie den „Deckel" zusätzlich durch ein Gewicht. Dadurch soll erreicht werden, dass der Weißkrautsaft die Oberfläche abschließt und eine ähnliche Wirkung eintritt wie bei der Verwendung eines herkömmlichen Gärtopfes.

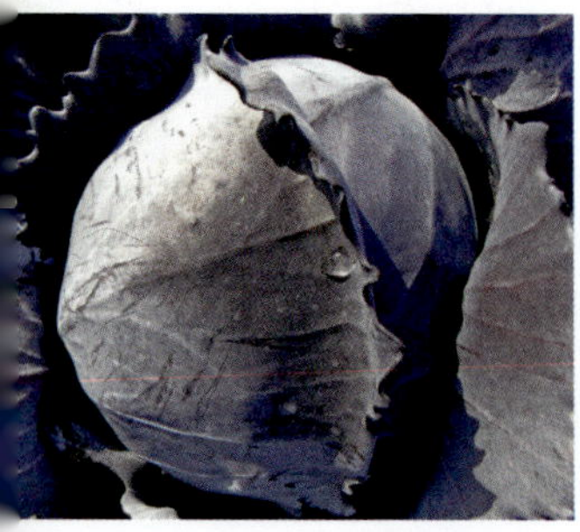

Der hohe Vitamin-B-Gehalt macht Rotkohl zu einem Nerventonikum.

Rotkohl – Das Nerventonikum

Rotkohl punktet durch gesteigerte Werte an Antioxidantien und hat einen hohen Ballaststoffwert. Bei Beta-Carotin hingegen weist er die geringsten Werte auf. Der hohe Vitamin B-Gehalt macht Rotkohl hingegen zu einem Nerventonikum. Auch beim Rotkohl (*Brassica oleracea* convar. *capitata* var. *rubra L.*) liegt der Selenwert auf einem hohen Niveau. Selen ist ein für den menschlichen Organismus lebenswichtiges Spurenelement und übt zahlreiche Funktionen in unserem Organismus aus; die wichtigste ist wohl der Schutz der Thymusdrüse, von der aus das Immunsystem und die biologische Uhr (das Altern) gesteuert werden.

Die wertvollsten Rotkohlköpfe stammen aus dem eigenen Anbau: Die Köpfe sind zwar deutlich kleiner, aber erheblich farbintensiver, aromatischer und inhaltstoffreicher als die Köpfe, die durch Stickstoff zu schnellem Wuchs und hohem Ertrag angeregt wurden. Die Wirkungen der dunkelvioletten Varietät sind dem Weißkohl ähnlich. Jedoch weist der violette Farbstoff, der dem Kohl die typische Farbe gibt, deutlich auf das Vorhandensein von Antioxidantien hin. Der Verzehr von Rotkohl kräftigt das Immunsystem, kann den Blutdruck senken, kann die Bildung von Spermien anregen, belebt den Denkapparat, kräftigt und bildet das Bindegewebe, wirkt verjüngend.

Selbst angebaute Kohlköpfe sind zwar kleiner, aber aromatischer und reicher an Inhaltsstoffen.

Ein besonderes Argument für einen gesteigerten Verzehr ist die Wirkung auf den Darm und die Verdauung. Mit der richtigen Gemüsenahrung kann die Darmflora binnen weniger Tage saniert und aufgebaut werden. Ein gesunder Darm ist die Voraussetzung für Gesundheit und Wohlergehen.

Heilwirkung

- Antioxidanz
- Blutdrucksenkend
- Regt die Bildung roter Blutkörperchen an
- Fördert eine gesunde Darmflora
- Immunsystemstärkend

Kohlrabi – Stärkt das Immunsystem

Kohlrabi verdankt seinen milden Geschmack dem erhöhten Gehalt an Zucker und an Fruchtsäuren; der typische Kohlgeschmack wird durch Senfölglykoside verursacht. Diese kommen in unterschiedlicher Konzentration in den Kohlgewächsen vor. Gerade diese Stoffe sollen vor Infektionen schützen, außerdem werden sie mit der Krebsprävention in Zusammenhang gebracht. Frischer Kohlrabi (*Brassica oleracea* var. *gongylodes L.*) enthält Kalzium, Kalium, Magnesium, Eisen, Zink und Phosphor. Außerdem weisen Kohlrabi ordentliche Werte an den Vitaminen B1, B2, B6 und C auf. In den Blättern herrscht das Vitamin A vor. Die Zusammensetzung der Inhaltsstoffe macht den Verzehr auch aus kosmetischen Gründen empfehlenswert: sie bessern das Hauterscheinungsbild, kräftigen Haar und Fingernägel und unterstützen die Zahngesundheit.

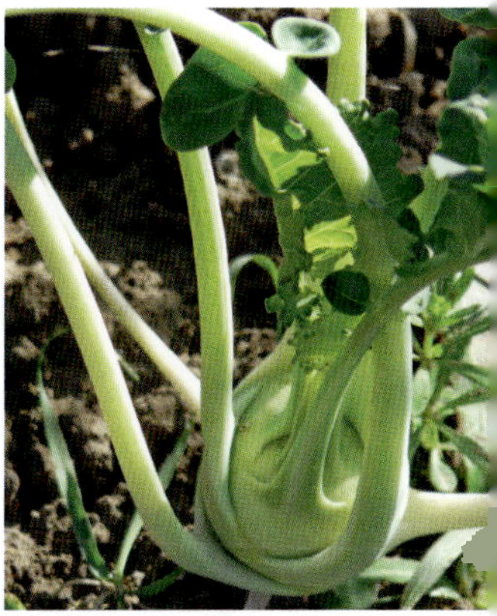

Die Inhaltsstoffe des Kohlrabi unterstützen die Zahngesundheit.

Heilwirkung

- Immunsystemstärkend
- Kräftigt das Herz
- Blutdrucksenkend
- Stresskiller

Die Blätter des Kohlrabi weisen mehr Vitamin C auf als die Knolle.

Kohlrabiblätter weisen deutlich mehr Vitamin C auf als die Knolle. Auch der Carotingehalt ist sehr stark erhöht; Kohlrabi zählt zu den stärksten Carotinträgern unserer Gemüse. Auch die Calcium- und Eisenwerte sind beachtlich; besonders erwähnenswert ist überdies der hohe Gehalt an Phosphor. Wegen des hohen Anteils bioaktiver Substanzen sind Kohlrabiblätter – ganz besonders, wenn diese von unbelasteten Pflanzen aus dem eigenen Garten stammen – zum Wegwerfen viel zu schade; sie sollten verspeist werden! Am besten verzehrt man die jungen Blätter ähnlich Petersilie; ältere können kurz gedünstet und ähnlich Spinat verwendet werden.

Brokkoli – Spitzenposition in der Krebsprävention

Nicht nur für Gesundheit und Wohlergehen, auch für die schnelle und leichte Küche ist der Brokkoli (*Brassica oleracea* var. *italica*) die beste Wahl: nur 28 kcal pro 100 g! Dieses kalorienarme Gemüse ist sehr schnell und somit vitaminschonend zubereitet.

In Anbetracht der Zusammensetzung der Inhaltsstoffe könnte Brokkoli auch als Tonikum bezeichnet werden. Der Eisengehalt ist zum Beispiel deutlich höher als bei Spinat. Brokkoli enthält krebshemmende Substanzen; die Wissenschaft weist Brokkoli eine Spitzenposition bei der Krebsprävention zu. Der hohe Gehalt an Folsäure macht den Verzehr gerade für Schwangere und für Personen in der Rekonvaleszenz hochgradig interessant.

Brokkoli hat einen hohen Gehalt an Folsäure.

Merke!

Brokkoli kann und sollte auch roh verzehrt werden. In den Stielen sind hohe Selen- und Chlorophyllwerte enthalten.

Volksmedizinisch wurde der Brokkoli traditionell zur Verdauungsförderung, Blutdrucksenkung und gegen Übergewicht eingesetzt. Nur wirklich frischer Brokkoli ist für die gesunde Ernährung wertvoll. Die dunkelgrüne Brokkoli-Blume und der aromatische Duft weisen auf die ausreichende Qualität hin.

Heilwirkung

- Antioxidanz
- Wirkt verjüngend
- Bildet rote Blutkörperchen
- Aktiviert die Sauerstoffversorgung
- Entgiftend
- Reguliert die Darmtätigkeit
- Steigert die Denkleistung

Radieschen – Beachtliche Werte an Folsäuren und Selen

Nur Gartenbetreiber wissen, dass Radieschen (*Raphanus sativus* var. *sativus*) aus dem eigenen Anbau allerhöchstens in Farbe und Form mit den Radieschen übereinstimmen, die vom Handel angeboten werden. Im Geschmack übertrumpfen die Exemplare aus dem Garten die Handelsware um Längen, die mitunter stark mit Nitraten angereichert sein kann.

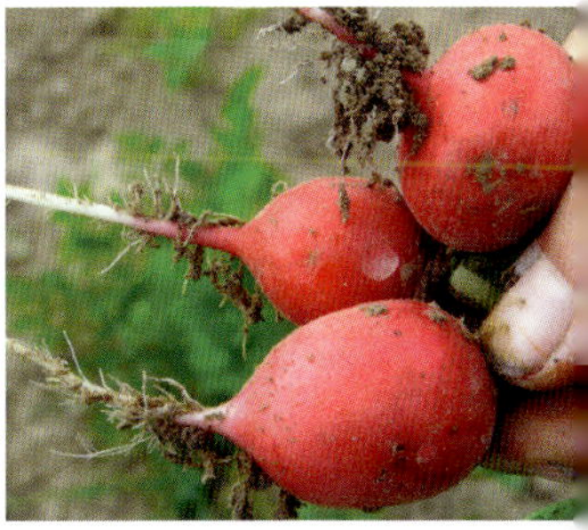

Knackige Radieschen aus dem Garten

Auch wenn kaum über das angenehm scharfe Gemüse berichtet wird, so ist der Verzehr dennoch sehr empfehlenswert: Radieschen sind urgesund! Besonders erwähnenswert sind die beachtlichen Werte an Folsäure und Selen. Doch auch jene „scharfen" Senföle, mit denen sich die kleinen Knollen vor Fraßfeinden zu schützen versuchen, wirken wohltuend und attackieren, sobald man diese einverleibt hat, Bakterien und Pilze.

Es empfiehlt sich, fortlaufend Radieschen anzubauen und diese auch täglich zu verzehren. Radieschen können roh und gegart verzehrt werden. Der Rohverzehr ist allerdings zu bevorzugen. Die zarten Blätter der Gartenradieschen können ebenfalls verzehrt werden. Sie sind im Geschmack dem Radieschen ähnlich, jedoch etwas milder. Eine Kultur auf dem Balkon ist empfehlenswert.

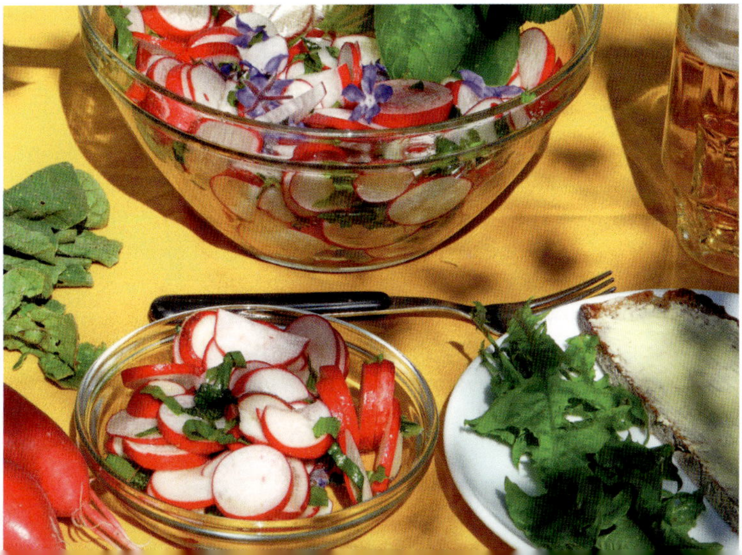

Ein Salat aus Radieschen zusammen mit einem Butterbrot und einigen zarten Löwenzahnblättern ergibt eine supergesunde und schmackhafte Mahlzeit.

Heilwirkung

- Desinfizieren die Schleimhäute
- Entgiftend
- Aktivieren die Hirntätigkeit
- Senken Blutfettwerte
- Verdauungsfördernd
- Schleimlösend
- Blutbildend
- Stimmungsaufhellend

Tipp!

Bei Anfälligkeiten für Schnupfen und Nebenhöhlenerkrankungen sollten während sportlicher Aktivitäten Radieschen bevorzugt geknabbert werden. Dadurch werden die ätherischen Heilöle bestmöglich im gesamten Mund-, Nasen- und Rachenraum verteilt.

Möhren – Das Anti-Aging-Mittel

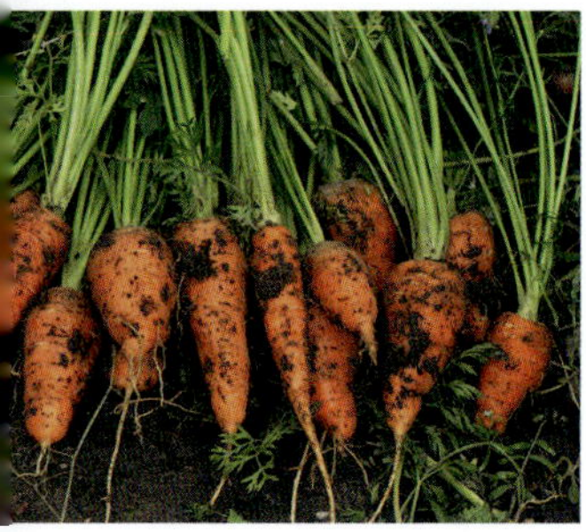

Die Farbe sagt etwas über den Karotingehalt des gesunden Wurzelgemüses aus.

Möhren oder Karotten (*Daucus*) sind zweijährige Doldenblütler, die im ersten Jahr die Wurzel und im zweiten Jahr die Blüte bilden, aus der später die ebenfalls gesundheitsfördernden Samen hervorgehen. Da Möhren nicht winterhart sind, müssen sie zur Samenanzucht frostfrei überwintert werden. Bei Bedarf kann die Samenanzucht im Nutzgarten durchaus eine Berechtigung haben, zumal man historische oder auch aus gesundheitlicher Sicht besonders wertvolle Möhrensorten ohnehin allein aus Kostengründen selbst vermehren sollte.

Besonders wertvoll für den Erhalt der Gesundheit sind jene Möhrensorten, die einen besonders hohen Gehalt an Beta-Carotin haben. Dieses Beta-Carotin wird vom Organismus in Vitamin A umgewandelt, das eine enorme Wirksamkeit gegen Bakterien und Viren aufweist, überdies den Zellstoffwechsel ankurbelt und sich positiv auf das Erscheinungsbild der Haut auswirkt.

Neueste wissenschaftliche Studien haben belegt, dass kein positiver Effekt auf die Steigerung der Sehkraft durch einen regen Möhrenkonsum erreicht wird; vielmehr sollte zur Pflege der Sehschärfe ein Cocktail, bestehend aus Vitamin-E und-C sowie Zink und Beta-Carotin, aufgenommen werden. Britische Wissenschaftler fanden jedoch heraus, dass ein reger Möhrenverzehr präventiv durchaus eine mögliche Krebserkrankung verhindern kann; eine Substanz, die die Wurzel anreichert und mit der sie sich gegen einen vermeintlichen, natürlichen Pilzbefall schützt, wirkt gegen Krebs. Der Name des natürlichen Wirkstoffs lautet Falcarinol.[12]

In der Natur schützen die Carotinoide vor schädlicher Lichteinwirkung. In den Möhren kommen sowohl Beta-Carotin – wird in der Leber in Vitamin A umgewandelt – als auch Lycopin vor. Lycopin spielt in der Krebsprävention eine tragende Rolle. Im Wurzelgemüse kommen zudem Polyine vor; das Wirkspektrum dieser Kohlenstoffverbindungen steht im Fokus der Wissenschaft, da es sich hierbei um natürliche Abwehrstoffe der Möhre handelt, die aktiv Krankheitserreger und Pilzbefall verhindern können. Eine ähnliche Wirksamkeit entfalten diese Stoffe auch nach einem Verzehr. Neben diesen, für den Erhalt der Gesundheit sehr wertvollen Inhaltsstoffen punktet das Wurzelgemüse mit Zuckerverbindungen, die einen raschen Energieschub hervorrufen.

Polyine, natürliche Abwehrstoffe der Möhre, verhindern Pilzbefall.

Die Heilwirkungen der Möhre sind weit gefächert und reichen von Stärkung und Vitalisierung über beste Hautpflegeergebnisse bis hin zur Behebung von unterschiedlichen Magen- und Darmstörungen. Auch Diabetiker sollten täglich Möhren verzehren, da diese einerseits die Zuckerausscheidung positiv beeinflussen, andererseits den Anstieg der Blutzuckerwerte harmonisieren können.

Möhren können sowohl roh als auch gegart verzehrt werden und dadurch ihre Heilkräfte entfalten. Je nach Verzehrart wird den Wurzeln unterschiedlichste Wirksamkeit zugeschrieben: So fördert ein kräftiges Kauen der knackigen Wurzel die Durchblutung des Hirns, wodurch es zu einer Steigerung der Denkleistung kommen kann.

Möhren sollten täglich verzehrt werden, mindestens aber zwei Mal in der Woche. Damit der Körper aus dem Beta-Carotin Vitamin A bilden kann, sollte die Möhrenmahlzeit gemeinsam mit einem hochwertigen Öl verzehrt werden. Auch empfiehlt sich der gemeinsame Verzehr von Möhren und Weizenkeimen oder Weizengras, da das darin enthaltene Vitamin E die Aufspaltung der Möhrenzellen fördert; bei Rohverzehr ist eine gründliche Zerkleinerung die beste Methode, die aktiven Stoffe zu lösen. Werden Möhren richtig verzehrt – gegart, gerieben, gründlich zerkaut –, können die bioaktiven Wirkstoffe aus den Wurzelzellen gelöst werden und ihren wohltuenden Einfluss auf Gesundheit und Wohlbefinden ausüben.

Nach neuesten wissenschaftlichen Erkenntnissen wird die Sehkraft durch einen regen Möhrenkonsum nicht gesteigert. Wer dieses Ziel erreichen will, sollte regelmäßig Heidelbeeren und/oder blaue Kartoffeln (Blue Kongo) verzehren.

Gerade dem Garen des Wurzelgemüses sollte mehr Beachtung geschenkt werden: Möhren sollten zur Immunstärkung länger gegart werden als erforderlich oder mit einer „Apfelreibe" sehr fein gerieben und dann verzehrt werden. Zwar werden die Vitamine beim Garen weitestgehend zerstört, jedoch wird eine Kohlenhydratgruppe durch das Kochen begünstigt. Egal ob gerieben oder gegart: Diese Kohlenhydrate lagern sich an den Schleimhäuten des Verdauungstraktes an und verhindern ein Eindringen oder Anlagern von Krankheitserregern; Möhren spielen deshalb auch in der Krebsprävention eine Rolle.

Reichlicher Möhrenkonsum fördert eine gesunde, leicht gebräunte Hautfarbe.

In der Kinderheilkunde werden Möhren oft erfolgreich gegen Durchfälle eingesetzt. Möhrenbrei stellt für Kleinkinder die erste „feste" Nahrung dar. Kleinkinder, die reichlich Möhren konsumieren, haben eine gesunde, leicht gebräunte Hautfarbe. Dieser Hautfarbton „täuscht" eine Sonnenbräune vor, die das Kleinkind vor schädlicher UV-Strahlung aktiv schützt. Äußerlich kann Möhrenbrei hilfreich zur Behandlung von Geschwüren und zur Verringerung der Narbenbildung eingesetzt werden. Dieser Brei leistet auch gute Dienste bei Verbrennungen.

Wichtige Inhaltsstoffe

Möhren enthalten in unterschiedlichen Mengen reichlich Zucker, Karotin (für die Farbe verantwortlich), die Vitamine B1, B2, B5, B6, D, E sowie verschiedene Spurenelemente. In den Samen herrschen ätherische Öle vor.

Heilwirkung

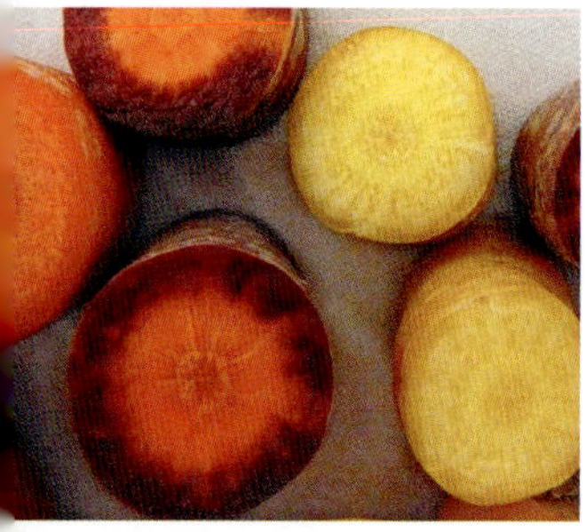

Die Farbe sagt etwas über den Karotingehalt des gesunden Wurzelgemüses aus.

Wurzeln

- Antioxidans
- Immunmodulation
- Gut für Haut, Haar und Fingernägel
- Kräftigung von Herz und Kreislauf
- Vitalisierend
- Leberschützend
- Anti-Aging
- Blutzuckersenkend
- Beruhigt das Nervensystem und entspannt die Verdauungsorgane
- Beeinflusst die Spermienproduktion günstig
- Blutdrucksenkend

Samen

- Schmerz- und Entzündungshemmend

Möhrensamentee

1 Teelöffel Samen wird mit einem ½ l Wasser kalt aufgesetzt und zum Kochen gebracht. 10 Min. ziehen lassen. In kleinen Dosen, über den Tag verteilt, warm trinken.

Möhren können auf dem Balkon angebaut werden. Wichtig ist, dass die Kulturgefäße die nötige Tiefe aufweisen, damit die Wurzeln sich ungehindert ausbilden können. Das Gemüse bevorzugt einen hellen und sonnigen Standort.

Hinweis!

Vitamin A-Pillen (Rauchervitamin) haben in der Vergangenheit auf eine traurige Weise deutlich gemacht, dass das Wirkspektrum der Vitamine in Pillenform nicht identisch ist mit dem jener Vitamine, die die Natur anreichert.
Wer reichlich natürlich gewachsenes und gereiftes Gemüse verzehrt, betreibt die beste Art der Gesundheitsvorsorge.
Vitamin-Pillen gehören absolut nicht in die Vitaminversorgung von Kindern.

Schwarzwurzel – Wohltuende Wirkungen

Im Garten kann die Kultur so manchem Gärtner die Grenzen der Machbarkeit vor Augen führen: Schwarzwurzeln (*Scorzonera*) bohren ihren Fruchtkörper sehr tief in das Erdreich. Doch auch wenn die Ernte einem Kraftakt gleichkommen kann, sollte das beinah vergessene Gemüse vermehrt angebaut werden.

Viele Gärtner wissen nicht, dass der Verzehr des Wurzelgemüses wohltuende Wirkungen aufweist: Die Inhaltsstoffe machen aus der Pfahlwurzel einen wahren Jungbrunnen. Auch Frauen, die sich in den Wechseljahren befinden, sollten das Gemüse vermehrt konsumieren. Schwarzwurzelverzehr kann den Verlauf von Osteoporose-Erkrankungen günstig beeinflussen. Diabetiker profitieren vom Inulin (Vorstufe des Insulin), das in der Wurzel enthalten ist.

Wichtige Inhaltsstoffe

Asparagin, Allantoin, Kalzium, Eisen, Magnesium, Phosphor, Natrium, Kupfer, Inulin und Vitamine.

Heilwirkung

- Anti-Aging
- Vermindert die Schweißbildung
- Bessert das Hautbild
- Fördert die Wundheilung

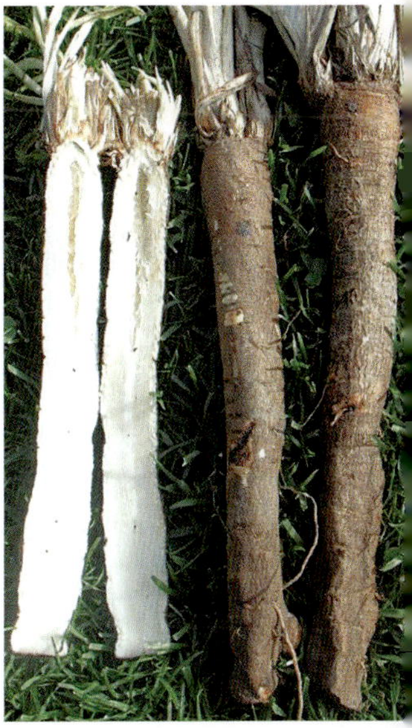

Schwarzwurzel ist gesund für Diabetiker.

Kartoffeln – Sollten in keinem Garten fehlen

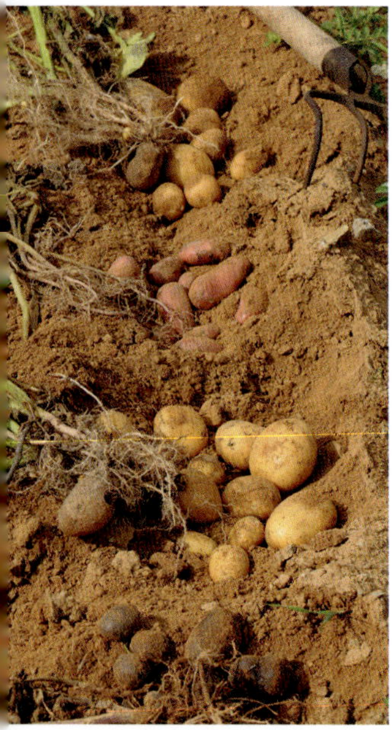

Vielfältige Kartoffelernte im eigenen Garten: Vorne sind blaufleischige Kartoffeln „Blue Kongo" zu sehen, gefolgt von der dünnschaligen „Heideniere"; dann folgt die rotschalige Sorte „Roseval" und als letzte Sorte ist eine mehlig-kochende „Augusta" im Bild.

Kartoffeln (*Solanum tuberosum*) wurden fast aus den modernen Ernährungsgewohnheiten verdrängt und scheinen lediglich noch als „Pommes frites" eine Daseinsberechtigung zu haben. Zu Unrecht! Die Knolle ist eine wichtige Komponente in der ausgewogenen und gesundheitsbewussten Ernährung und sollte in keinem Garten fehlen – zumal Kartoffeln, die in unterschiedlichen Farben und Formen vorkommen, im Garten auch eine Augenweide darstellen. Wissenschaftler haben herausgefunden, dass die „blauen" Kartoffeln den gleichen Farbstoff (Anthocyane) besitzen, wie er in den Heidelbeeren auch vorkommt, ebenso weisen die roten Kartoffelsorten den roten Farbstoff auf, der auch Äpfeln die roten Bäckchen verleiht. Wer Kartoffeln anbaut, sollte Wert auf Vielfalt legen – gerade die Kultur der farbigen Sorten kann sich finanziell besonders positiv auswirken.

Kartoffeln machen nicht nur satt, sondern üben unterschiedliche und sehr wohltuende Wirkungen auf den Organismus aus: sie können innerlich und äußerlich gebraucht werden. Die Fülle der Inhaltsstoffe und deren Gewichtungen machen den Verzehr der Kartoffel für Kinder und Senioren, Sportler und Gesundheitsbewusste gleichermaßen interessant. Doch auch Personen, die unter zu hohem Blutdruck leiden, könnten von einem vermehrten Verzehr profitieren, weil er blutdrucksenkend wirkt. Kartoffelkonsum stärkt Knochen und Bindegewebe, sättigt über längere Zeit und wirkt belebend.

Im Kartoffelanbau sollte auf Chemie verzichtet werden, da die Knollen unter Umständen das Gift aus dem Boden in den Knollen einlagern können. Bei Knollen, die keiner chemischen Behandlung ausgesetzt waren, sollte auf das Schälen verzichtet werden. Gerade in und unter der Schale finden sich zahlreiche bioaktive Substanzen. Kartoffeln, die gemeinsam mit eiweißhaltigen Milchprodukten oder Eiern verzehrt werden, bieten den wertvollsten Ersatz für Fleisch! Kartoffeleiweiß rangiert in seiner Wertigkeit nach dem Soja-Eiweiß auf dem zweiten Platz.

Merke!

Anthocyanen wird eine präventive Wirksamkeit bei chronisch entzündlichen Darmerkrankungen zugeschrieben; sie können jedoch hierfür auch als Heilmittel verwendet werden.

Wichtige Inhaltsstoffe

Mineralien, Spurenelemente, Kohlenhydrate, in der Schale Niacin, Vitamine

Heilwirkung

Gegart

- Blutdrucksenkend
- Verdauungsfördernd
- Wirken stimulierend auf den Wuchs (von Kindern)
- Regulator für Zuckerstoffwechsel
- Begünstigt die Ausscheidung von Harnsäure

Roh

- Kartoffelbrei bei Verbrennungen und geschwollenen Augenlidern

Kartoffelwickel bei Halsschmerzen

Vier bis fünf sehr warme Pellkartoffeln nebeneinander auf ein Baumwolltuch legen und leicht zerdrücken. Dann das Tuch zu einem Schal falten und um den Hals legen – Temperatur auf Verträglichkeit prüfen. Den Abschluss bildet ein Wollschal.

Tipp!

Bei Sonnenbrand oder leichten Verbrennungen kann ein Brei aus rohen Kartoffeln rasche Abkühlung bringen.

Kartoffeln, die keiner chemischen Behandlung ausgesetzt waren, sollten mit der Schale verzehrt werden.

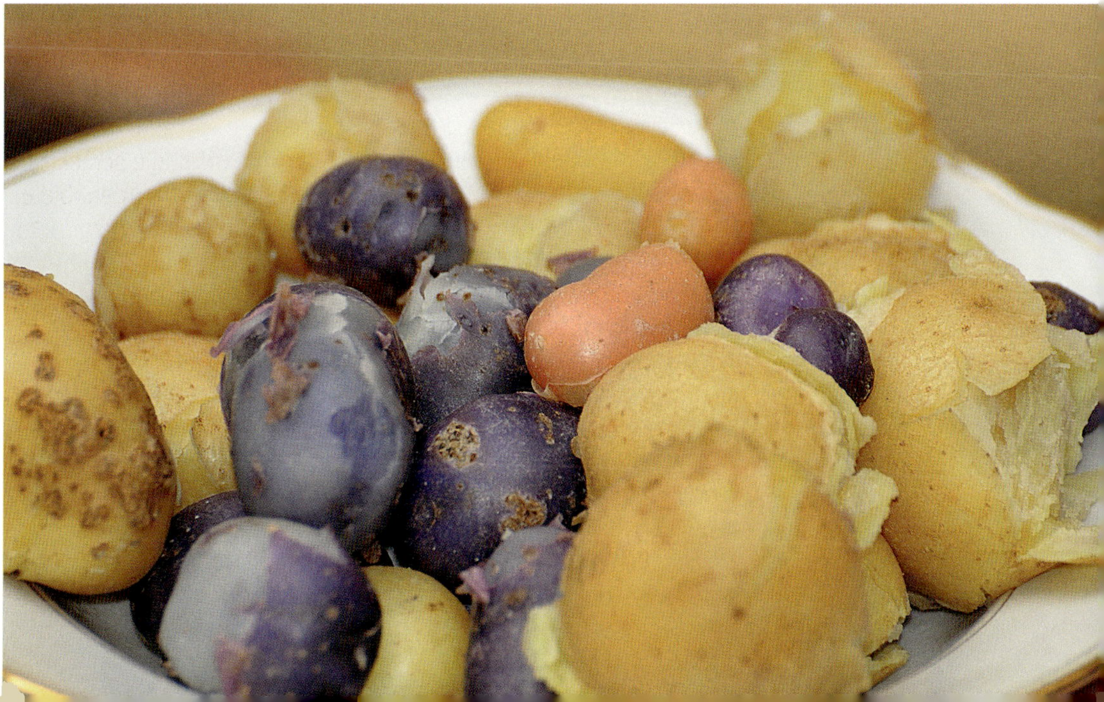

Rote Bete – Verjüngende Wirkungen

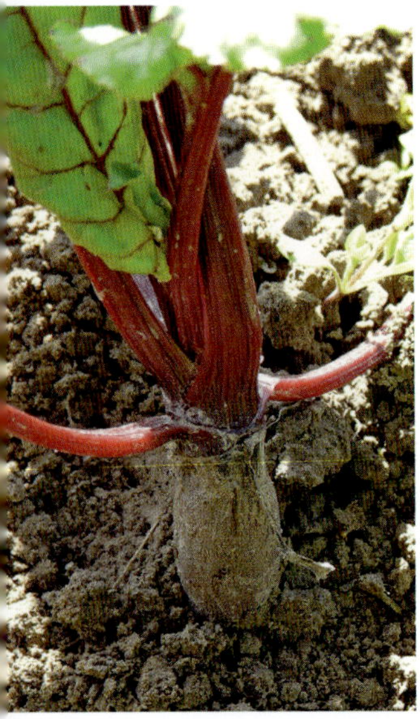

Die Wirkstoffkombination in Roter Beete wirkt verjüngend auf den Organismus.

Wer einen Garten hat und dennoch viel Geld für Verjüngungsmittel zahlt, ist selber schuld: Jener könnte stattdessen Rote Bete (*Beta vulgaris* subsp. *vulgaris*) in seinem Garten anbauen und diese oft und reichlich verzehren. Rote Bete enthält Folsäure und Silizium in hoher Konzentration; diese Wirkstoffkombination übt nachgewiesenermaßen eine zellvitalisierende und verjüngende Wirkung auf den Organismus aus. Jedoch sollten die Rüben dann roh verzehrt werden: Folsäure wird durch Erhitzen zerstört. Neben Spargel kommt Folsäure nur noch in dieser oftmals verpönten roten Rübe in einer derart hohen Konzentration vor. Bereits kurze Zeit nach dem Verzehr aktivieren die bioaktiven Substanzen die Produktion von Bindegewebe. Rote Bete ist auch unschlagbar, wenn es darum geht, das Gehirn zu entgiften. Besonders Aluminium, das bei der Entstehung der Alzheimer-Erkrankung mit verantwortlich ist, wird ausgeleitet. Rote Bete ist aktiv am Bau roter Blutkörperchen beteiligt. Diese transportieren den Sauerstoff durch unseren Organismus. Somit erhöht der Verzehr der kräftig gefärbten Rübe auch den Sauerstoffgehalt im Körper – ein hoher Sauerstoffgehalt aktiviert überdies das Gehirn. Außerdem wirkt der Verzehr Roter Bete stimmungsaufhellend, fördert schönes Haar, kräftigt die Fingernägel und verbessert das Erscheinungsbild der Haut. Der für die kräftige Färbung verantwortliche Farbstoff wird kurz nach dem Verzehr über den Urin ausgeschieden. Die Kultur im Garten ist im Übrigen sehr einfach und selbst Einsteigern anzuraten.

Merke!

Rote Bete kann im Garten ab Mai bis September laufend ausgesät werden. Geerntet werden die etwa faustgroßen Rüben, die weitestgehend roh verzehrt werden sollten.

Heilwirkung

- Entgiftend
- Regulieren die Darmtätigkeit
- Wirken verjüngend
- Kräftigen Haar und Fingernägel
- Bilden rote Blutkörperchen
- Wirken positiv auf die Bildung von Magensäure (bedeutend für die Eiweißverwertung)
- Cellulite-ausgleichend

Rote-Bete-Rohkostteller
Wer den Rote-Bete-Geschmack nicht mag, kann folgendes Rezept versuchen: Rote Bete, Möhre, Apfel und Zwiebel werden zusammen gehobelt; mit etwas Salz, Essig und Öl abschmecken und mit etwas Honig süßen. Nüsse, Mandeln oder Sonnenblumenkerne können hinzugefügt werden. Reichen Sie dazu ein mit Butter bestrichenes, kräftiges Vollkornbrot.

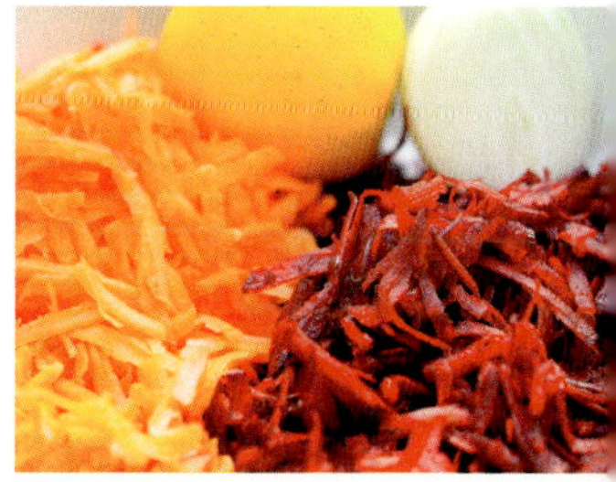

Rote Bete (rechts) und Möhren (links) geraspelt. Zur Steigerung der Verträglichkeit kann mit etwas Kümmel gewürzt werden.

Tomaten – Krebsvorsorge, die essbar ist

Sie schmecken im Vergleich zur Handelsware nicht nur deutlich intensiver, sondern weisen auch viel mehr bioaktive Inhaltsstoffe auf. Gemeint sind die herrlichen Tomaten (*Solanum lycopersicum*), die im eigenen Garten geerntet werden können. Werden ein paar Regeln beachtet, steht der Kultur des gesunden Fruchtgemüses nichts im Weg. Damit man auf Chemie verzichten kann, empfiehlt sich ein vor Niederschlägen geschützter Anbau. Da Tomaten Nachtschattengewächse sind, sind die grünen Teile giftig und können heftige Reaktionen auslösen. Die Ausnahme bilden die Früchte einer grünfruchtigen Sorte. Tomaten im Garten verraten viel von ihrem robusten Wesen. Man kann sie in Kübel pflanzen und braucht sie nicht gegen Abknicken sichern – sie entwickeln einen eindrucksvollen, beinah akrobatisch anmutenden Wuchs, biegen sich tief über den Kübelrand, blühen dabei, als ob es das normalste wäre und bilden in dieser Kopf-über-Situation Früchte. Es gilt das Prinzip: Fortpflanzung um jeden Preis. Eine derartig lebensbejahende Pflanze bildet natürlich ganz besondere Früchte aus.

Auch die Frucht ist etwas Besonderes

Im unreifen Zustand ist sie ungenießbar und für Fraßfeinde giftig; nicht einmal Insekten befallen eine unreife Tomate. Im reifen Zustand avanciert sie durch ein harmonisches Aroma zur Delikatesse, die derart reichlich köstlich-delikates Fruchtfleisch um die reifen Samen bildet, das kaum jemand widerstehen kann. Die Samen überstehen schließlich unbeschadet die Verdauung und werden auf diese Weise von den Verzehrern verbreitet. Damit diese Verbreitung funktioniert, belohnt die Tomate den Verzehrer jedoch nicht nur mit einem wunderbaren Aroma, sondern schenkt ihm „Gesundheit“ dank der wertvollen, in der Frucht enthaltenen Inhaltsstoffe. Dass Tomaten präventiv gegen einige Krebserkrankungen wirksam sind,

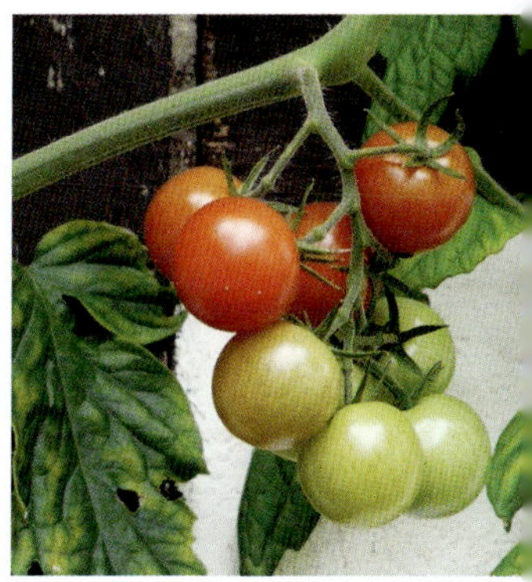

Tomaten: Im unreifen Zustand ungenießbar, avanciert sie im reifen Zustand zur Delikatesse.

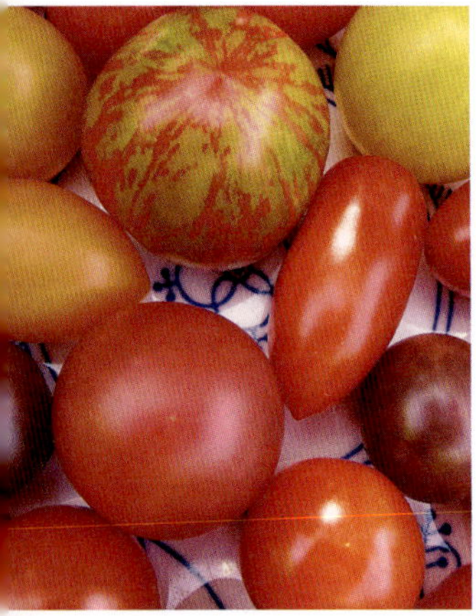

Das Sortiment der Tomaten ist sehr umfangreich.

ist wissenschaftlich erwiesen. Verantwortlich für diesen schützenden Effekt sind die zellschützenden Lykopene, die hochdosiert in reifen roten Tomaten vorkommen. Ferner stecken in den drallen Beerenfrüchten Substanzen, die die Stimmung aufhellen, was gerade während der grauen und tristen Herbst- und Wintertage für unser Wohlgefühl genau das Richtige ist. Wer Tomaten verzehrt, kräftigt aber auch das Herz und den Kreislauf, schützt sich vor Infektionen, kräftigt das Bindegewebe und belebt das Hirn. Verantwortlich für diese Wirkungen sind der beachtliche Anteil an Vitaminen der Vitamin B-Gruppe und die Vitamine C und E. Das in Tomaten enthaltene Kalium hilft Wasser aus dem Körper auszuscheiden, entlastet dadurch das Herz und kann Ödeme beseitigen.

Tomaten sollten so oft wie möglich den Speiseplan bereichern. Am besten, man verzehrt einen Teil roh und einen Teil gegart. Gegarte Tomaten sind die beste Krebsvorsorge, da der Organismus die Lykopene so am besten aufnehmen kann. Beim Rohverzehr sollte die siliziumreiche Schale unbedingt mitverzehrt werden; Tomaten aus dem eigenen Anbau weisen keine chemische Verunreinigung auf, sodass man die Schale auch wirklich unbesorgt verzehren kann. Das Silizium kräftigt im Übrigen die Adern – bei Neigung zu Krampfadern und Besenreisern sind Tomaten somit genau die Früchte, die das saisonbedingte Fehlen der Stachelbeeren ausgleichen.

Heilwirkung

- Anti-Aging
- Immunmodulation
- Leichtes Diuretikum
- Bindegewebebildend
- Antioxidans
- Gefäßstärkend
- Belebend auf Nerven und Hirn

Um Vitamine zu schonen, können Tomaten auf Milchsäurebasis – ähnlich Sauerkraut oder der „saure Gurken" – eingelegt und auf diese Weise konserviert werden.

Konservierung von Tomaten

Auf 1 l Wasser, das zuvor abgekocht werden und wieder erkalten muss, werden 50 g Salz gegeben. Die reifen Tomaten werden zusammen mit Zwiebeln, Knoblauch, Wacholderbeeren, Meerrettich und Dill – je nach Geschmack können die Zutaten verändert werden – in ein Gefäß gegeben und mit dem Salzwasser begossen, bis es übersteht. Den Abschluss bildet ein beschwerter Deckel, der alles unter die Salzlake zwingt. Die weiße Schicht (Kam), die sich später auf der Flüssigkeit bildet, ist ab und an zu entfernen, um eine Schimmelbildung zu vermeiden.

Achtung!

Bei der Milchsäurevergärung treiben aufsteigende Gase die Lake aus dem Gefäß, wenn dieses zu voll gefüllt wurde. Unbedingt etwas unterstellen, damit kein Mobiliar ruiniert werden kann.

Tipp!

Aus reifen Tomaten können Ketchup oder Tomatensaft für den Winter zubereitet und bevorratet werden. Ein interessantes Ketchup-Rezept, mit Blick auf die Gesunderhaltung, ist die Kombination von Möhre und Tomate.

Zwiebel – Pflanzliches Antibiotikum

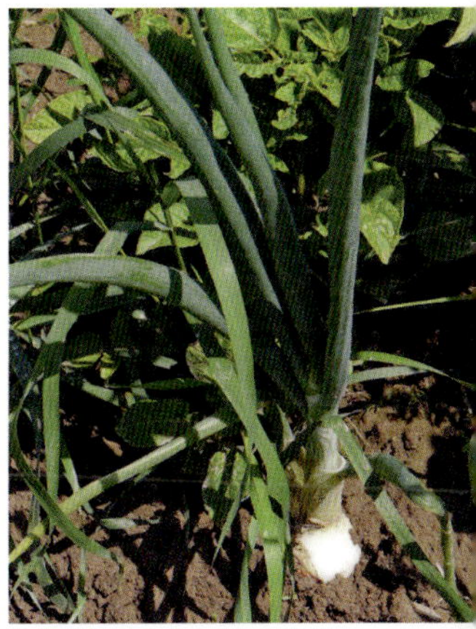

Die Zwiebel enthält Inhaltsstoffe, die blutzuckersenkend wirken.

Um die enorme Stärke der Zwiebel (*Allium cepa*) begreifen zu können, müssen wir einige tausend Jahre in der Geschichte zurückgehen, bis wir im alten Ägypten in jener Zeit angekommen sind, in der unzählig viele Menschen wundersam Pyramiden bauten, ohne auf heutige technische Hilfsmittel zurückgreifen zu können. Auf den Baustellen muss eine unvorstellbare Betriebsamkeit geherrscht haben: Um nämlich derartige Bauwerke errichten zu können, bedarf es vieler starker Helfer. Die mussten ernährt und gesunderhalten werden. Bei den damaligen hygienischen Bedingungen und den in der Wüste herrschenden Temperaturen sicher eine ebenso große Herausforderung, ähnlich wie das Bewegen der tonnenschweren Steine. Noch immer wissen die Wissenschaftler nicht, wie man die Steine verbauen konnte, nur womit die Arbeiter ernährt wurden, steht in Stein gemeißelt, nämlich mit Zwiebeln! Diese waren den Ägyptern so bedeutsam, dass sie diese sogar Verstorbenen als Grabbeigaben mit auf den Weg gaben. Auch im Garten demonstriert die Zwiebel ihre Stärke: In der mittelbaren Nachbarschaft von Möhren vertreibt das Gemüse die Möhrenfliegen.

Tipp!

Die Zwiebel enthält neben zahlreichen Enzymen, die Verdauung und Stoffwechsel anregen, und weiteren, sehr gesundheitsfördernden Inhaltsstoffen, das pflanzliche Hormon Glukokinin, das den Blutzuckerspiegel senkt.

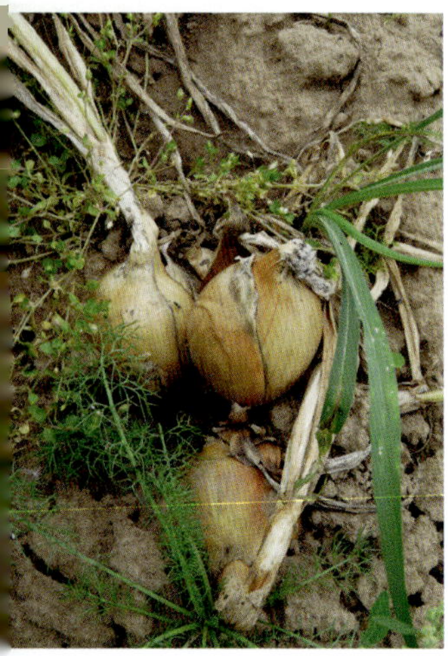

Die schewefelhaltigen Verbindungen in Zwiebelgewächsen wirken keimtötend.

Auch für uns birgt der Verzehr nur Vorteile: Bedeutend sind die antibakteriellen Eigenschaften, die eine Zwiebel aufweist. Verantwortlich für den keimtötenden Effekt sind die schwefelhaltigen Verbindungen, die übrigens in allen Zwiebelgewächsen vorkommen. Bereits beim Zerteilen einer Zwiebel werden diese Verbindungen mit der Atemluft aufgenommen und wirken auf den Schleimhäuten sofort desinfizierend. Die Augen tränen, weil sie desinfiziert werden – aus diesem Grund läuft beim Zerteilen auch die Nase. Gelangen diese Verbindungen in den Stoffwechsel, wirken sie noch im Körper und können die Verdauungsorgane und die Harnwege reinigen, Entzündungen vorbeugen sowie Bakterien abtöten. Personen, die anfällig für Harnweginfekte sind, sollten Zwiebeln häufig roh verzehren. Ihre Eigenschaft, die Blutfettwerte und den Blutdruck zu senken, macht die Zwiebel für jene Personengruppe interessant, die damit Probleme hat. Zwiebelkonsum kann die Gefäße reinigen und sich bei Durchblutungsstörungen positiv auswirken. Eine gute Kombination zur Anregung der Durchblutung besteht darin, während einer Mahlzeit Buchweizenkrauttee gemeinsam mit rohen Zwiebeln einzunehmen und betroffene Partien mit einem kräftigen Brennnesseltee ergänzend abzuwaschen. Bei Husten und grippalen Infekten kann die Zwiebel rasche Besserung bringen; ein guter und schmackhafter Hustensaft kann nämlich ganz einfach selbst hergestellt werden.

Hustensaft

Zwiebeln schälen, würfeln, in ein Glas füllen und die Zwiebelstücke mit Zucker vermischen. Fest verschlossen über mehrere Stunden ziehen lassen. Den Saft löffelweise einnehmen.

In Osteuropa wird dieser Hustensaft übrigens anders zubereitet: Auf 1 kg geschälte und in Stücke zerteilte Zwiebeln werden 500 g Kandiszucker gegeben. Bei mittlerer Wärmezufuhr wird ein Sirup gekocht, der heiß in ein sauberes und verschließbares Glas gefüllt wird und eine gute Lagerfähigkeit aufweist. Bei Erkältungssymptomen oder grippalen Infekten wird die stündliche Einnahme eines EL Sirups empfohlen.

Heilwirkung

- Antioxidans
- Blutdrucksenkend
- Hustenlösend
- Verdauungsfördernd
- Kreislaufstärkend
- Appetitanregend
- Blutbildend
- Immunmodulation
- Antibakteriell
- Senkt Blutfettwerte
- Stressabbauend
- Gefäßstärkend
- Stimmungsaufhellend

Anhang

Der Dschungel der Fachbegriffe

Im heutigen Dschungel der Ernährungsempfehlungen werden ständig neue Begriffe verwendet, mit denen für das eine oder andere Produkt geworben werden soll – der Begriff „Bio“ allein ist leider schon etwas abgenutzt.

Oftmals werden Begriffe aus dem Englischen durch die heimische Medienlandschaft geschickt oder es werden Abkürzungen verwendet, die kaum ein Mensch kennt; meistens haben diese Abkürzungen auch noch einen fremdsprachigen Hintergrund. Im Folgenden werden die wichtigsten Fachbegriffe erläutert:

Acetylcholin

Acetylcholin ist eine chemische Substanz, die der Signalübertragung zwischen den Nervenzellen dient. Dank dieser Substanz können Bienen, Wespen oder Hornissen Tiere durch einen Stich lähmen. Außerdem findet sich Acetylcholin in den Brennhaaren der Brennnesseln. Ein traditionelles Heilmittel, das die Leistung des Gedächtnisses positiv beeinflussen soll, ist Brennnesselöl. Acetylcholin obliegt eine zentrale Aufgabe bei der Regulierung vieler Körpervorgänge.

Adaptogen

Dieser Begriff wird für eine pflanzliche Zubereitung verwendet, die gegen Stress und dessen Symptome wirksam ist. Wie der Name schon sagt, hilft ein Adaptogen dem Körper, sich besser an negative Einflüsse anzupassen (adaptieren) und mindert dadurch aktiv die Auswirkungen. Außerdem ist ein Adaptogen ein Verjüngungsmittel. Ein bekannter Adaptogen-Träger ist zum Beispiel der Shitake-Pilz.

Alkaloide

Hier handelt es sich um natürlich vorkommende chemische Verbindungen des pflanzlichen Stoffwechsels. Im Grunde dienen diese Substanzen dem Selbstschutz der jeweiligen Pflanze; das Wirkspektrum jedoch geht weit darüber hinaus, sodass Alkaloide ebenso auf den tierischen oder menschlichen Organismus wirken. Dem Begriff „Alkaloid" werden mehr als 10.000 verschiedene pflanzliche, tierische oder von Mikroorganismen produzierte Substanzen zugeordnet.

Anti-Aging

Dieser Begriff bezeichnet Maßnahmen, mit denen biologische Alterungsprozesse verlangsamt werden sollen; sie sollen insgesamt einen lebensverlängernden Effekt haben. Heute weiß man, dass ein Anti-Aging-Effekt durch eine gezielte Ernährung möglich ist. Der Begriff wird in der Ernährung, Medizin und Kosmetik verwendet.

Antioxidantien („Radikalfänger")

Hiermit sind Verbindungen gemeint, die den Körper vor schädlichen Einwirkungen ⇨ freier Radikale schützen. Antioxidantien sind Substanzen, die Oxidationsvorgänge unterbinden oder verzögern. Inwieweit sie vor den Auswirkungen freier Radikale generell schützen, ist indes umstritten. Unterschieden wird zwischen natürlichen Antioxidantien, worunter körpereigene Enzyme und mit der Nahrung aufgenommene Schutzstoffe verstanden werden. Daneben gibt es aber synthetisch hergestellte Antioxidantien, so etwa Zitrate und Gallate. Fast alle bekannten Antioxidantien finden sich in pflanzlichen Nahrungsmitteln.

Anthocyane

Ist der Sammelbegriff für die roten, blauen und schwarzen Farben, die in allen Pflanzenteilen vorkommen können. Der Begriff „Anthocyan" leitet sich von den griechischen Wörtern *anthos* = Blüte und *kyanos* = blau ab. Es gibt etwa 250 unterschiedliche Anthocyane. Diese Stoffe werden in der Lebensmittelindustrie als Farbstoffe verwendet. Die Wirkung der Anthocyane ist der Wirkungsweise der Flavonoide ähnlich.

Ascorbinsäure

Diese Säure und ihre Ableitungen (Derivate) mit gleicher Wirkung werden unter der Bezeichnung Vitamin C zusammengefasst.

Ballaststoffe

Wie der Name vermuten lässt, sind Ballaststoffe Stoffe, die nicht verdaut werden können. Jedoch sind diese Ingredienzien der Nahrungsmittel für die Gesunderhaltung des Organismus von hoher Bedeutung, da sie die Aufnahme von Kohlenhydraten im Darm verlangsamen, was den Blutzuckerspiegel nach einer Mahlzeit nicht so schnell ansteigen lässt. Außerdem schleusen sie Giftstoffe aus dem Körper.

Biotin

Hier ist wasserlösliches Vitamin aus dem B-Komplex gemeint, das sich aus acht Vitaminen zusammensetzt. Der B-Komplex ist eine Gruppe von sehr unterschiedlichen B-Vitaminen (auch Folsäure), die, zusammengefasst, sehr wichtige Funktionen im Körper übernehmen. In sehr vielen Lebensmitteln ist Biotin in geringem Maß enthalten. Den höchsten Wert an diesem Vitamin-Komplex enthält Trockenhefe, gefolgt von Sojabohnen, Nüssen und Haferflocken.

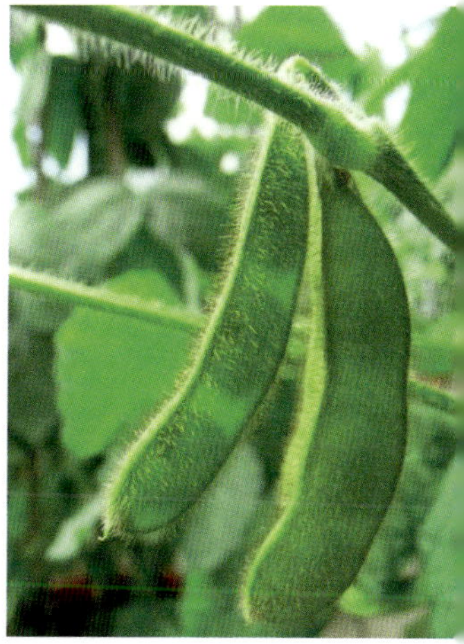

Sojabohnen enthalten Wirkstoffe, die als „Krebszellen-Killer" fungieren können. Hierfür werden die Sphingadienen verantwortlich gemacht, die unter die Gruppe der pflanzlichen Fette fallen.

Bovis

In Bovis, einer Begriffsentlehnung aus dem Bereich der Radiästhesie (parawissenschaftliche Lehre von der Strahleneinwirkung auf einen Organismus), wird die Wertigkeit eines Lebensmittels angegeben. Der höchste erreichbare Wert, den ein Lebensmittel erreichen kann, wird mit 18.000 angegeben. Einem Wert von 9.000–18.000 Bovis werden therapeutische Wirkungen zugeschrieben; Werte hingegen, die deutlich unter 6.500 liegen, gelten als krankmachend.

Carotinoide

Unter Carotinoiden versteht man jene Farbstoffe, die für die gelbe, orange oder rote Farbe von Obst und Gemüse verantwortlich sind. Diese Stoffe sind in Pflanzen in gebundener Form enthalten und müssen erst für eine Verwertung unseres Körpers vorbereitet werden. Erst wenn der betreffende Carotinoid-Träger durch Zerkleinerung oder Garen aufgespalten worden ist, kann der Körper das Carotinoid aufnehmen.

Chlorophyll

Mit diesem Begriff wird der grüne Farbstoff der Pflanzen bezeichnet. Chlorophyll wird in den Pflanzen für die Photosynthese gebildet. Ein Mangel an chlorophyllhaltiger Nahrung kann gesundheitliche Störungen bewirken. Der wissenschaftliche Beweis für die bedeutende Wirksamkeit des Chlorophylls wurde bereits Anfang dieses Jahrhunderts von dem Chemiker Richard Willstätter erbracht. Chlorophyll transportiert den Sauerstoff zu den Zellen – auch ins Gehirn; außerdem wurden im Anderson Cancer Center an der Universität von Texas krebshemmende Wirkungen bestätigt. Der grüne Pflanzenfarbstoff ist ein bewährtes Mittel gegen Mundgeruch.

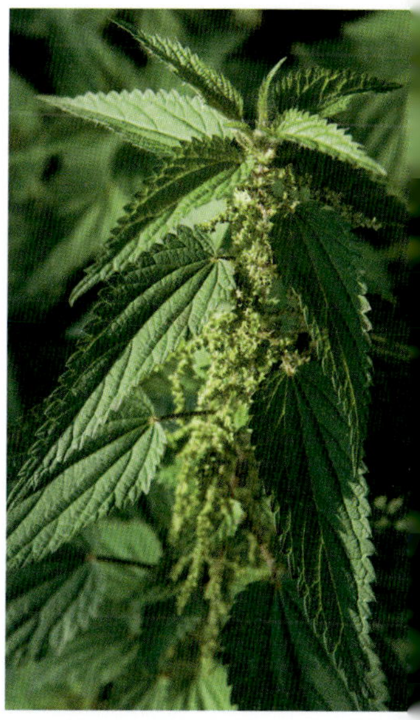

Brennnesseln weisen sehr hohe Chlorophyllwerte auf.

Co-Enzym Q10

Bei diesem Enzym handelt es sich um eine körpereigene Substanz, die auch durch Nahrung aufgenommen werden kann. Die Bildung geschieht in den Zellen, die aufgenommene Nahrung in Energie umwandeln. Eine gute Versorgung steigert die Vitalität, kommt der Herzfunktion zugute und verhindert die Ablagerung von schlechtem Cholesterin in den Gefäßen. Dieses Enzym wird jedoch größtenteils beim Kochen zerstört.

Enzyme

Regulieren als Katalysator den Stoffwechsel und sind auch an der Reizübermittlung beteiligt. Eine Störung im Enzymhaushalt würde drastische Folgen für den Stoffwechsel mit sich bringen.

Essentielle Fettsäuren

Essentielle Fettsäuren sind solche, die vom menschlichen Körper benötigt, aber vom Organismus nicht selbst synthetisiert werden können. Sie müssen über die Nahrung zugeführt werden. Zu diesen Fettsäuren gehören z. B. die Linol- und die Linolensäure, für deren Synthese im menschlichen Körper keine Enzyme vorhanden sind.

Freie Radikale

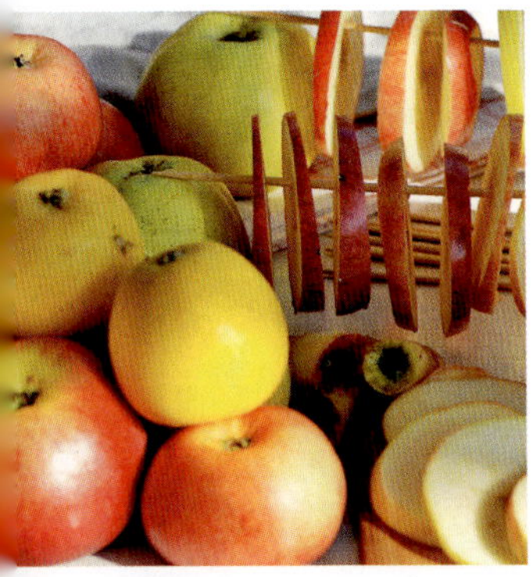

In frischem Obst und Gemüse finden sich reichlich Antioxidantien.

Als freie Radikale werden schädliche Nebenprodukte des Stoffwechsels bezeichnet, die die menschlichen Zellen schädigen können. Diese Schädigungen können unter anderem zu Krebs, Herz-Kreislauferkrankungen oder rheumatischen Erkrankungen führen, beschleunigen aber auch den Alterungsprozess.

Freie Radikale sind zwar notwendig, um zum Beispiel schädliche Mikroorganismen abzuwehren. Insbesondere Menschen in Industrieländern sind erhöhten Angriffen von freien Radikalen ausgesetzt; so zum Beispiel durch unsere moderne Ernährung, die reich an Farb- und Geschmackstroffen, Konservierungsstoffen, Transfettsäuren usw. ist, die bei der Verbrennung im Körper große Mengen an freien Radikalen freisetzen. Gleiches gilt für Suchtgifte, wie Alkohol, Nikotin über Drogen, aber auch für Stress oder Umweltgifte. Um diese freien Radikale unschädlich zu machen, bedarf es der ⇨ Antioxidantien, die sich zum Beispiel im frischem Obst oder Gemüse finden.

Glykämischer Index

Vor etwa 30 Jahren wurde dieser Begriff im Rahmen der Diabetes-Forschung eingeführt; er ist das Maß zur Bestimmung der Wirkung eines kohlehydrathaltigen Nahrungsmittels auf den Blutzuckerspiegel.

Kokosblütenzucker

Wird aus Kokospalmen gewonnen und wurde von der FAO (Ernährungs- und Landwirtschaftsorganisation der Vereinten Nationen) zum nachhaltigsten Zucker gewählt.

Omega-3-Fettsäuren

Es handelt sich hier um ungesättigte Fettsäuren, die vom Körper nicht selbst hergestellt werden können, jedoch von enormer Bedeutung für das Wohlbefinden und die Gesunderhaltung sind. Die europäische Behörde für Lebensmittelsicherheit (EFSA) empfiehlt eine tägliche Aufnahme von 250 mg Eicosapentaensäure (EPA) und/oder Docosahexaensäure (DHA), der sich die Deutsche Gesellschaft für Ernährung (DGE) anschließt (Stand: März 2010). Omega-3-Fettsäuren kommen in fetten Seefischen (Hering, Lachs, Heilbutt) und verschiedenen Pflanzenölen vor.

ORAC

Ist die Abkürzung für Oxygen Radical Absorbing Capacity. Der ORAC-Wert drückt die antioxidative Kapazität eines Lebensmittels oder Kosmetikums aus. Bei Obst wurde festgestellt, dass spät geerntete Früchte einen bis doppelt so hohen ORAC-Wert aufwiesen, als sehr früh geerntete Früchte, z. B. wegen langer Transportwerte. Deshalb sollte man Obst, das vor Ort produziert wird und voll ausgereift ist, den Vorzug geben.

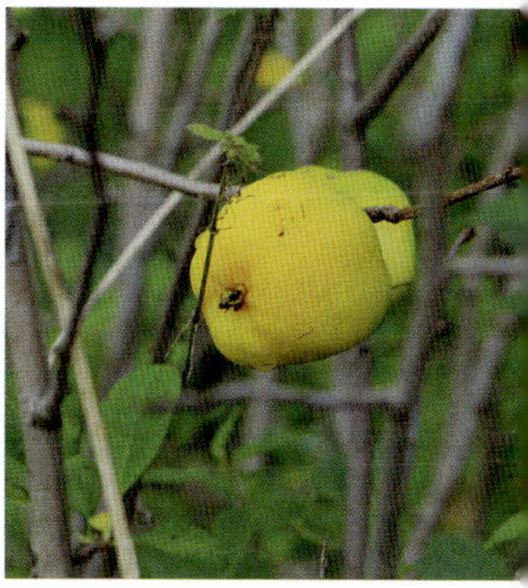

Quitten sind reich an Pektin.

Pektin

Bei der Gruppe der Pektine (pflanzliche Polysaccharide) handelt es sich um Ballaststoffe. In der Pflanze haben sie die Funktion der Wasserregulierung und der Stabilisierung. Der Gehalt in den Pflanzen ist sehr unterschiedlich und lässt sich anhand der Festigkeit – beispielsweise von Früchten – relativ unkompliziert ermitteln: Je weicher die Frucht (Druckprobe bei Erdbeere oder Stachelbeere), desto geringer bzw. höher ist der Pektingehalt. Pektine erfüllen zahlreiche gesundheitsfördernde Funktionen. Sie sind ein Tonikum für das Herz, stimulieren die Därme, ohne zu reizen, senken Cholesterin, schützen die Gefäße, halten den Blutzuckeranstieg in Grenzen und leiten Schwermetalle aus. Pektin ist in der EU als Lebensmittelzusatzstoff mit der Nummer E 440 ohne Höchstbegrenzung zugelassen.

Probiotisch

Hierunter versteht man verschiedene Bakterienarten, die die Verdauung im Darm positiv beeinflussen und diese unterstützen.

Provitamin

Inaktiver Stoff, der im Körper erst in ein Vitamin umgewandelt werden muss.

Sekundäre Pflanzenstoffe (Polyphenole)

Vorzugsweise unter der Oberfläche/Schale der Pflanzen reichern sich die sekundären Stoffe an. Es gibt über 30.000 sekundäre Pflanzenstoffe, die die Pflanzen vor Krankheiten, Pilzbefall, Verletzungen, Sonnenstrahlen und Schädlingen schützen. Sekundäre Pflanzenstoffe und Vitamine stellen zusammen einen optimalen Zellschutz dar. Deswegen sollte Obst und Gemüse weitestgehend mit Schale oder nur sehr dünn geschält verzehrt werden. Das Wirkspektrum der Polyphenole ist sehr weit gefächert; eine vermehrte Einnahme soll das Risiko, an Krebs zu erkranken, deutlich senken.

Sterine/Sterole

Sterole bzw. Sterine werden den pflanzlichen Fettbegleitstoffen zugerechnet. Neben dem Cholesterin gilt Beta-Sitosterol (Beta-Sitosterin) als wichtigster Vertreter. Letzterer hemmt die Cholesterinaufnahme aus dem Darm.

Tocopherol

Bezeichnet vier der bekannten Vitamin-E-Formen. Vitamin E wirkt antioxidativ, d. h. es schützt zum Beispiel Zellmembranen und beugt Atherosklerose – unter anderem Ursache von Schlaganfall und Herzkrankheiten – vor. Es hat überdies Radikalfängereigenschaften (so zum Beispiel im Bereich der Haut, wo es vor Hautalterung schützt).

Nützliche Adressen zum Thema

Informationsquellen zum Thema Lebensmittelsicherheit

Verbraucherportal:
http://www.lebensmittelklarheit.de

Netzwerk global Compact
http://www.globalcompact.de

Albert-Schweizer-Stiftung
http://albert-schweitzer-stiftung.de

Foodwatch
http://www.foodwatch.de

Greenpeace
http://www.greenpeace.de/

Bezugsquellen für ein umfassendes Sortiment an charakterstarken vitalen Gemüsesorten

Deutschland

Bio-Saatgut
Ulla Grall
Eulengasse 3
35288 Arnsheim
Tel.: +49/6734/96 03 79
Fax: +49/6734/96 00 14
E-Mail: mehrInformation@bio-saatgut.de
Internet: www.bio-saatgut.de

Dreschflegel GbR
Postfach 1213
37202 Witzenhausen
Tel.: +49/5542/50 27 44
Fax: +49/5542/50 27 58
E-Mail: info@dreschflegel-saatgut.de
Internet: www.dreschflegel-saatgut.de

VEN
Ursula Reinhard
Sandbachstrasse 5
38162 Schandelah
Tel.: +49/53 60-14 02
Fax: +49/53 60-14 02
E-Mail: Kontaktformular auf der Homepage
Internet: www.nutzpflanzenvielfalt.de

Bingenheimer Saatgut
Kronstrasse 24
61209 Echzell
Tel.: +49/6035/18 99-0
Fax: +49/6035/18 99-40
E-Mail: info@bingenheimersaatgut.de
Internet: www.bingenheimersaatgut.de

Grüner Tiger
Versandhandel
Fallerstr. 18
82433 Bad Kohlgrub
Tel./Fax: +49/8845/7 57 99 88
E-Mail: info@gruenertiger.de
Internet: www.gruenertiger.de

Natur & Design
Roßwiesenweg 25
71364 Winnenden-Birkmannsweiler
Telefon: 07195/91 00 84
Telefax: 07195/91 00 86
E-Mail: info@wachstumspakete.de
Internet: www.wachstumspakete.de

Österreich
Arche Noah – Gesellschaft zur Erhaltung und Verbreitung der Kulturpflanzenvielfalt
Obere Strasse 40
3553 Schloss Schiltern
Tel.: +43/2734/86 26-0
Fax.: +43/2734/86 27
E-Mail: info@arche-noah.at
Internet: www.arche-noah.at

Schweiz
Sativa Rheingau GmbH
Klosterplatz
8462 Rheingau
Tel.: +41/5230/4 91 60
Fax: +41/5230/4 91 61
E-Mail: sativa@sativa-rheinau.ch
Internet: www.sativa-rheinau.ch

Pro Specie Rara
Engelsgasse 12 a
9000 St. Gallen
Tel.: +41/71/2 23 74 00 (vormittags)
Fax: +41/71/2 23 74 01
E-Mail: info@prospecierara.ch
Internet: www.prospecierara.ch

Bezugsquellen für ein umfassendes Sortiment an exotischen Kräutern

Deutschland
Gärtnerei Rühlemann's Kräuter und Duftpflanzen
Auf dem Berg 2
27367 Horstedt
Tel.: +49/4288/92 85 58
Fax.: +49/4288/92 85 59
E-Mail info@ruehlemanns.de
Internet: www.kraeuter-und-duftpflanzen.de

Raritätengärtnerei Treml
Eckerstr. 32
93471 Arnbruck
Tel.: +49/9945/90 51 00
Fax: +49/9945/90 51 01
E-Mail: treml@pflanzentreml.de
Internet: www.pflanzentreml.de

Bezugsquellen für ein umfassendes ortiment an Wildobstgehölzen

Deutschland

Natur Pur
Bioland-Gärtnerei für Kräuter und
Wildpflanzen Strickler
Lochgasse 1
55232 Alzey-Heimersheim
Tel.: +49/6731/38 31
Fax: +49/6731/39 29
E-Mail: strickler@t-online.de
Internet: www.gaertnerei-strickler.de

Gartenrot
Kräuter und Wildobst
Hauptstr. 1a
27356 Rotenburg-W.
Tel.: +49/4269/95 10 62
E-Mail: hallo@gartenrot.com
Internet: www.gartenrot.com

Endnoten

1 Zitiert in Wilhelm Pelikan: Heilpflanzenkunde. Der Mensch und die Heilpflanzen, Band I, 1999, S. 10.

2 Vgl.: www.youtube.com

3 Vgl. Dian-Kun Hung, Wen-Bin Wu, Bing-Huei Chen: Anti-inflammatory effect of bio-active constituents from Lyciumbarbarum linnaeus on human umbilical vein endothelial cells, Fu Jen Catholic University, Taiwan, Journal of Biotechnology, Volume 150, Supplement, November 2010.

4 Ganzheitsmedizin, 2008; 20:399–405. (DOI: 10.1159/000286353).

5 Thujon ist ein Nervengift, das in hoher Dosierung Schwindel, Halluzinationen oder epileptische Anfälle auslösen kann.

6 Vgl. hierzu mein Buch „Schätze aus dem Bauerngarten. Alte Kulturpflanzen: Anbau, Geschichte, vegetarische Rezepte“, Pala Verlag, 2002.

7 Die Rezeptur findet sich in meinem Buch „Holunder, Dost und Gänseblümchen“.

8 Pamela Maher u. a.: Flavonoid fisetin promotes ERK-dependent long-term potentiation and enhances memory; Proceedings of the National Academy of Sciences of the United States of America 103 (44) (2006), S. 16568–16573, PMID 17050681.

9 Er berichtete über die Studienergebnisse am 12. April 2011 auf der Konferenz der American Society for Nutrition „Experimental Biology 2011“.

10 Vgl. Udelgart Körber-Grohne: Nutzpflanzen in Deutschland, Stuttgart–Aalen 1987, S. 101.

11 Vgl. Spiegel-Online-Artikel vom 19. 10. 2002: Finnische Forscher: Krebszellen mögen kein Sauerkraut; im Netz untern: http://www.spiegel.de/wissenschaft/mensch/0,1518,218912,00.html [eingesehen im Dezember 2011].

12 Vgl. Journal of Agricultural and Food Chemistry (Online-Vorabveröffentlichung DOI: 10.1021/jf048519s).